Arbeiten mit der
Polyvagal-Theorie

Deb Dana

Arbeiten mit der Polyvagal-Theorie

Übungen zur Förderung von Sicherheit und Verbundenheit

Mit einem Vorwort von Stephen W. Porges

Aus dem amerikanischen Englisch von Theo Kierdorf & Hildegard Höhr

G.P. PROBST VERLAG
Lichtenau/Westfalen

Hinweis für Leser: Standards der klinischen Praxis und Behandlungsverfahren ändern sich im Laufe der Zeit, und keine Technik oder Empfehlung kann in jedem Fall und unter allen denkbaren Umständen als garantiert ungefährlich und wirksam bezeichnet werden. Das vorliegende Buch ist als Informationsquelle für Psychotherapeuten gedacht und kann keine adäquate Ausbildung und/oder klinische Supervision ersetzen. Weder der Verlag noch die Autorin kann die absolute Zutreffendheit, Wirksamkeit oder Angemessenheit irgendeiner konkreten Empfehlung in jeder Hinsicht garantieren. Autorin und Verlag übernehmen keine Verantwortung für Verluste oder Schädigungen, die angeblich durch Informationen oder Empfehlungen aus diesem Buch entstanden sind.

Certified by Polyvagal Institute as accurately representing the principles described in Polyvagal Theory

VERLAGSKONTAKT:
G. P. Probst Verlag GmbH
In den Rauten 3
D–33165 Lichtenau
Tel.: +49(0)5295 99 57 81
eMail: verlag@gp-probst.de

3. Aufl. 2025

Die Originalausgabe (»POLYVAGAL EXERCISES FOR SAFETY AND CONNECTION. 50 Client-Centered Practices«) ist bei W. W. Norton & Company, Inc., New York/London erschienen

Übersetzung aus dem amerikanischen Englisch: Theo Kierdorf & Hildegard Höhr, Köln
Umschlaggestaltung: Mareile Gropengießer, Paderborn
Coverfoto: © Marco2811 – stock.adobe.com
Satz: SpaceType, Köln

ISBN 978-3-944476-37-7

Bibliographische Information der Deutschen Nationalbibliothek
Die Deutsche Nationalbibliothek verzeichnet diese Publikation in der Deutschen Nationalbibliografie; detaillierte bibliografische Daten sind im Internet über *http://dnb.d-nb.de* abrufbar.

Inhalt

Meinen Mitreisenden
auf dieser autonomen Reise …

Vorwort

von Stephen W. Porges

Während meiner Forschungstätigkeit in fünf Jahrzehnten hatte ich reichlich Zeit, mich mit meinen persönlichen Zielen zu beschäftigen. Daneben habe ich auch die Lebensläufe von Kollegen verfolgen können, ihren Reifungsprozeß und ihren Weg durch die akademischen Hierarchien. Einige begrüßten ihre Emeritierung und beteiligten sich danach dennoch weiter am Wissenschaftsbetrieb, indem sie forschten, Bücher und Aufsätze schrieben und Vorträge hielten. Andere verließen die akademische Welt völlig und genossen den Ruhestand.

Das Leben eines Professors ist sehr anstrengend; es umfaßt komplexe Aufgaben wie die Leitung von Laboratorien, das Unterrichten von Studenten, die Betreuung von Doktoranden und jüngeren Kollegen, das Beantragen von Stipendien und Forschungsgeldern, die Pflege von Kontakten innerhalb des Fachgebiets, die Begutachtung von wissenschaftlichen Aufsätzen, Manuskripten und Anträgen für Forschungsgelder und schließlich die Mitarbeit in institutionellen Gremien. Einige unter uns haben außerdem administrative Funktionen in Institutionen und Berufsorganisationen erfüllt, während andere sich um Verbindungen zu Regierungsbehörden und Wirtschaftsunternehmen bemühten.

Die vielen Aufgaben und Tätigkeitsfelder, mit denen ich im Laufe meines Lebens konfrontiert wurde, haben mir einen tiefen Einblick in meine Entwicklung ermöglicht und mir geholfen meine persönlichen Ziele zu akzeptieren. Die Beobachtung von Kollegen hat mir gezeigt, daß viele Professoren am Ende ihres Berufslebens frustriert sind. Sie haben dann oft das Gefühl, keinen Erfolg gehabt und nichts von Bedeutung erreicht zu haben. Diese Selbstbeurteilung beruhte oft darauf, daß die Institutionen, für die sie gearbeitet hatten, ihnen den Wechsel in den Ruhestand nahegelegt hatten. Deshalb hatten sie das Gefühl, man habe ihnen die Anerkennung vorenthalten, die sie verdient zu haben glaubten. Sie litten unter der Vorstellung, daß niemand sie selbst und ihre Leistungen in Erinnerung behalten werde. Diese Kollegen hatten sich über Jahrzehnte im Sinne akademischer Beurteilungen definiert, und weil sie ihre Forschungsprojekte nicht mehr durch öffentliche Gelder finanzieren konnten, fühlten sie sich gedemütigt und vernachlässigt. Im Sinne der Polyvagal-Theorie hatte die akademische Welt mit ihren allgegenwärtigen Evaluationsstrategien Körper und Geist dieser Menschen in einen permanenten Defensivzustand versetzt. Für viele unter ihnen, die keine positive Sicht ihres Wechsels in die Emeritierung entwickelt hatten, endete das Leben als Professor demütigend und in einem Zustand der Isolation. Im Sinne der Polyvagal-Theorie müssen solche Erlebnisse eigener Verletzlichkeit und eine chronische Defensivhaltung den autonomen Zustand verändern und Probleme im Bereich der psychischen und physischen Gesundheit verursachen. Insofern ähnelt die Lebenssituation eines Professors in vielerlei Hinsicht der Situation in dysfunktionalen Familien und Beziehungen. Allerdings gibt es einen wichtigen Unterschied: Professoren können ihre Kompetenzen auch außerhalb der akademischen Welt nutzen. Gelingt es ihnen, das im Beruf Erlebte als vorbereitende Erfahrungen zu verinnerlichen – die es ermöglichen, mit Herausforderungen in der Welt außerhalb der Universität fertig zu werden –, wechselt der Charakter ihrer persönlichen Erzählungen von demütigenden Empfindungen zu einem Gefühl adaptiver Resilienz. Diese Resilienz ist mit autonomen Zuständen verbunden, die nicht nur die psychische und physische Gesundheit verbessern, sondern auch eine gewisse Kühnheit im Denken und befriedigende soziale Interaktionen fördern können.

Professoren verschwinden altersbedingt infolge ihrer Pensionierung und wegen zunehmender gesundheitlicher Probleme mitsamt ihrer Peergroup aus den Universitäten. Durch diese Veränderung ihrer sozialen Interaktionen werden sie aus ihrem Wirkungskreis gedrängt, und ihre Narrative nehmen einen negativen Charakter an. Als ich etwa fünfzig Jahre alt war, fing ich an, mir über Möglichkeiten der Veränderung meiner Rolle im akademischen Bereich Gedanken zu machen. Mir wurde klar, daß eine passive Haltung gegenüber dem, was die Institution Universität als Erfolg definiert, mit zunehmendem Alter nur zu Enttäuschung und Frustration führen konnte. Deshalb dachte ich darüber nach, was ich persönlich tun konnte, um das Gefühl aufrechterhalten zu können, daß ich in meinem Beruf erfolgreich gewesen war. Ich konzentrierte mich auf den Gedanken, mein persönliches Ziel müsse die Übertragung meiner Ideen in einen konkreten Anwendungsbereich sein. Allerdings war ich schlecht darauf vorbereitet, die Resultate meiner Forschungsarbeit in der klinischen Praxis, im Ausbildungsbereich oder in der Wahrnehmung der Öffentlichkeit sichtbar zu machen. In der Zeit meiner Tätigkeit als Akademiker hatte ich die Werkzeuge, über die ich verfügte, benutzt, um eine Möglichkeit zu finden, meine Ideen und neu entwickelten Methoden der Nachwelt zu erhalten. Mein Ziel war gewesen, wissenschaftliche Aufsätze zu publizieren, die eine integrative Theorie vorstellten und Methoden beschrieben, welche zum Studium meiner theoretischen Erkenntnisse erforderlich waren.

In der Zeit, in der ich in diesem Sinne über die Dimensionen akademischen Erfolgs nachdachte, entstand eine erste Formulierung der Polyvagal-Theorie. Diese wurde in der Welt der klinischen Psychologie interessiert aufgenommen und fand in Kreisen, die sich der Erforschung und Behandlung psychischer Traumata widmeten, starke Beachtung. Dies war ein Glücksfall, der meinem persönlichen Bedürfnis entgegenkam, meine Ideen praktisch nutzbar zu machen. In den 25 Jahren, die seit jener ersten Präsentation der Polyvagal-Theorie vergangen sind, hatte ich oft Gelegenheit, intelligente und talentierte Psychotherapeuten zu unterstützen, die in der Polyvagal-Theorie eine Möglichkeit sahen, die Reaktionen des menschlichen Körpers auf sichere, gefährliche und lebensbedrohliche Situationen zu verstehen. Als Therapeuten sich für die Polyvagal-Theorie zu interessieren begannen, gewann diese Einfluß auf ihre therapeutische Arbeitsweise. Diese mutigen, passionierten und mitfühlenden Praktiker haben die Informationen über die Polyvagal-Theorie genutzt, um ihren Klienten zu helfen, ihre Reaktionen auf Gefahr und Lebensgefahr zu verstehen und neu zu strukturieren.

Deb Dana ist eine Therapeutin, die sich von meiner Theorie besonders angesprochen fühlt. Ihre Bücher basieren auf den Prinzipien der Polyvagal-Theorie und erschließen Kollegen einen speziellen Werkzeugkasten therapeutischer Fertigkeiten, der es Klienten – und oft auch deren Therapeuten – ermöglicht, ihre körperlichen Reaktionen zu erforschen und sich auf diese Weise wieder mit ihrem häufig empfindungstaub gewordenen Körper vertraut zu machen. Ihre klare und erhellende Anwendung der Polyvagal-Theorie auf die therapeutische Praxis und deren Erfordernisse leitet Klienten dazu an, sowohl auf die nach schweren Traumata auftretende adaptive Empfindungstaubheit einzugehen als auch mit der Verletzlichkeit besser fertig zu werden, die sie empfinden, wenn ihr Nervensystem durch Signale für Sicherheit wieder aufgeweckt wird. Mit Hilfe der in diesem Buch vorgestellten Übungen können Klienten eine bisher unerkannte Intelligenz des Nervensystems erleben, das die Validität von Signalen für Sicherheit zunächst bezweifelt. Diese skeptische Reaktion veranschaulicht die Unterschiede zwischen der persönlichen Erzählung und der Erzählung des Körpers (d. h. des Nervensystems). Die persönliche Erzählung, die den Klienten dazu bringt, sich in eine Therapie zu begeben, drückt die Sehnsucht nach einer vertrauensvollen Beziehung aus, wohingegen die Erzählung des Körpers nachdrücklich verkündet, sie werde sich nicht mehr zum Narren halten lassen und den Überlebenden deshalb schützen, indem sie sich weigere, darauf zu vertrauen, daß die Signale, die sie auffängt, tatsächlich positiv sind und Sicherheit anzeigen.

In diesem Buch wird die Polyvagal-Theorie zu einem lebendigen, empfindbaren Prozeß, den Klienten und ihre Therapeuten gemeinsam erleben. Deb Dana beschreibt darin Übungen, die systematisch Schicht um Schicht adaptiver neuronaler Regulation des Autonomen Nervensystems (ANS) entblättern, welche unsere Sicht von Geschehnissen und anderen Menschen beeinflussen und manchmal verzerren. Mit Hilfe dieser Übungen können wir unseren autonomen Zustand verändern und zu verstehen lernen, daß die persönliche Erzählung keine Dokumentation von Ereignissen, sondern von Gefühlen ist. Damit soll die Bedeutung von Ereignissen nicht geschmälert werden, sondern die besondere Rolle, die Gefühle bei der Verzerrung, Verstärkung oder Abpufferung der Wirkung von Ereignissen spielen, hervorgehoben werden.

Deb Danas kreativer und mitfühlender Vision und der Aufgeschlossenheit einer ständig wachsenden Familie von Therapeuten, die von der Polyvagal-Theorie beeinflußt werden, ist es zu verdanken, daß diese neue Sichtweise für die praktische therapeutische Arbeit erschlossen und in die Entwicklung von neuen Ansätzen des Umgangs mit traumatisierten Klienten integriert wird. Als Beobachter dieses Transformationsprozesses beeindruckt mich, wie sehr eine neue Sicht unseres evolutionären Erbes in den Händen von Deb Dana und anderen begabten Therapeuten Schmerz und Leiden von Traumatisierten verringern kann. Ich verfolge ihre unermüdlichen Bemühungen und ihre erstaunlichen Erfolge bei der Übersetzung der Prinzipien der Polyvagal-Theorie in eine allgemeinverständliche Sprache und deren Anwendung mittels eines praxistauglichen therapeutischen Werkzeugkastens mit großem Interesse.

Danksagung

Im Leben gibt es »Vorher-und-Nachher«-Momente. In solchen Augenblicken verändert sich die Welt, in der wir leben, und wir befinden uns plötzlich auf unbekanntem Gebiet. Die Veröffentlichung meines ersten Buches, *Die Polyvagal-Theorie in der Therapie*, war für mich einer jener Augenblicke, die unser ganzes Leben verändern. Andere Menschen konnten nun etwas über meine Arbeitsweise lesen und wollten mehr darüber herausfinden. Ich fing an, zu reisen und zu unterrichten, und meine bis dahin kleine Polyvagal-Familie entwickelte sich zu einer weltweiten Gemeinschaft. Sowohl in Gesprächen mit Klienten als auch in Form von eMails hörte ich zahlreiche Beschreibungen klinischer Fälle und ebensoviele persönliche Leidensgeschichten. Gemeinsam war ihnen allen, daß die Betrachtung aus der Perspektive des Autonomen Nervensystems sich darauf auswirkte, wie die Betroffenen ihre Geschichten verstanden und wie sie sich auf die Welt einließen.

Mir wurde klar, daß die einfachen Aktivitäten des Alltagslebens ständig Möglichkeiten boten, den autonomen Zustand zu beeinflussen. In den Alltag integrierte Übungen, die das Nervensystem nähren, sind die Grundlage des vorliegenden Buches. Deshalb erscheint es mir als passend, daß ich es nicht in einer einzigen, zusammenhängenden Zeitspanne in ruhiger Abgeschiedenheit geschrieben habe, sondern in vielen kürzeren Zeitabschnitten, die ich im Alltag dafür erübrigen konnte. Weil ich das von mir selbst ersonnene System während dieser Arbeit gleichzeitig erprobt habe, gelang es mir, Muster zu entdecken, die ich genießen wollte, und andere, die zu verändern ich bereit war. So lernte ich durch eigenes Erleben, daß die Umgestaltung des Nervensystems Geduld und Beharrlichkeit erfordert – und daß sie möglich ist.

Die Arbeit am vorliegenden Buch war ein autonomes Abenteuer, das ich ohne die Unterstützung vieler anderer Menschen nicht hätte bewältigen können. Die Teilnehmer meiner Workshops waren bereit, die von mir entwickelten Übungen zu erproben, und sie haben sich dadurch einen besonderen Platz in meinem Herzen gesichert. Gemeinsam haben wir herausgefunden, daß einige der Übungen, die mir als nützlich erschienen, sich in der Praxis nicht bewährten, wohingegen andere nach gewissen Änderungen ihren Zweck erfüllten. Tina Zorger hat mich bei diesem Abenteuer von Anfang an begleitet; ihr habe ich meine zeitweilige Frustration anvertraut, und sie hat mir immer wieder geholfen, einen Weg zu finden, der mich weiter brachte. Sie wußte, wann ich meine Bemühungen zügeln mußte, um das schon Erreichte genießen zu können, und wie sie mich in meinem ständigen Bemühen, Neues zu entwickeln, unterstützen konnte. Linda Graham lud mich als meine vertraute Begleiterin ein, über die Punkte, an denen ich nicht weiter wußte, hinauszublicken und meiner inneren Weisheit zu vertrauen. Mein Autorenkollege Gary Whited half mir mit seiner Gabe tiefen Zuhörens und bot mir einen sicheren Ort, an dem ich mit ihm über meine Probleme beim Schreiben sprechen konnte. Meine Freundin Marilyn Sanders teilte mit mir die Liebe zu den frühen Morgenstunden, und wo auch immer wir beide in der Welt aufwachten, begannen wir den Tag mit einer Tasse Kaffee und einem von der Polyvagal-Theorie inspirierten Gespräch.

Dieses Buch hätte ohne die Unterstützung meiner wunderbaren Lektorin Deborah Malmud und ihres großartigen Teams beim Verlag Norton gar nicht entstehen können. Sie glaubte an das Projekt, machte mich mit Trish Watson bekannt (die mir half, die Übungen so zu organisieren, daß sie leicht zu verstehen und umzusetzen sind) und war immer bereit, sich mit neuen Ideen auseinanderzusetzen. Sie zeigte Verständnis für meine Augenblicke dorsal-vagaler Verzweiflung und versäumte es nie, mit einer Botschaft ventral-vagaler Hoffnung darauf zu reagieren.

Mein Leben wurde auf ebenso wunderbare wie unerwartete Weise durch meine Freundschaft mit Stephen Porges beeinflußt. Steve war immer bereit, mir das Wesen der Verbundenheit eingehender zu erläutern; er meldete sich, ohne darum gebeten worden zu sein, um mir einen dringend benötigten Augenblick der Co-Regulation zu ermöglichen, wenn ich den Weg aus dem Blick verloren hatte, und er überrascht mich immer wieder durch Einladungen, ihn zu neuen von der Polyvagal-Theorie inspirierten Abenteuern zu begleiten.

Meine tiefste Wertschätzung gilt meinem Mann Bob, der mich während der manchmal scheinbar nicht enden wollenden Arbeit an diesem Buch Tag für Tag unterstützte. Er war für mich da und feierte mit mir, wenn ich einmal wieder die richtigen Worte gefunden hatte, und half mir, am Ball zu bleiben, wenn ich kurz davor stand aufzugeben. Seine Liebe erfüllt mein Herz unablässig mit Freude.

Während meiner Arbeit tauchten immer wieder Menschen bei mir auf und ermöglichten mir Erlebnisse der Verbundenheit, wenn ich sie dringend brauchte. Freunde meldeten sich, Kollegen probierten Übungen aus, und ich hörte die Geschichten vieler Menschen. Allen, die mich auf dieser Reise begleitet haben, wünsche ich von ventral-vagalem Überschwang erfüllte Tage.

Einleitung

»Was wäre, wenn Ihre Neurophysiologie Sicherheit und Verbundenheit unterstützen könnte?« Diese Frage stelle ich meinen Klienten zu Beginn einer Behandlung. Das offizielle Diagnosehandbuch (DSM-5) beschreibt zwar viele potentielle Störungen, aber die meisten Klienten kommen wegen einer Beeinträchtigung ihrer Fähigkeit, ihre autonomen Reaktionen zu beeinflussen, zur Behandlung. Ein auf der Polyvagal-Theorie basierender Behandlungsansatz geht davon aus, daß das ANS durch frühe Erlebnisse geprägt wurde und durch laufendes Erleben ständig modifiziert wird und daß habituelle Reaktionsmuster unterbrochen werden und neue Muster entstehen können. Man kann Klienten beibringen, ihren autonomen Erzählungen zuzuhören und ihr System zur Förderung von Sicherheit und Verbundenheit anzuregen.

Der Prozeß des Lernens umfaßt das Element des Entdeckens und das der Meisterung, und beider Förderung unterscheidet sich häufig (Gopnik 2005). Die Therapiesitzung lädt zum Entdecken ein, und die Zeit zwischen den Sitzungen kann genutzt werden, um die Meisterung zu fördern. Ein Therapieansatz im Sinne der Polyvagal-Theorie hilft Klienten zunächst zu erforschen, inwiefern das ANS das Erleben sowohl ermöglicht als auch bezeugt, und leitet sie dazu an, dieses wichtige System aktiv zu nutzen. In der Therapiesitzung erleben sie zuverlässig Co-Regulation und Verbundenheit mit ihrem ventral-vagalen Zustand, und sie können den Zustand der Mobilisierung und des Kollaps erforschen, ohne sich zu gefährden. Der Prozeß der autonomen Reorganisation, der in der Therapie beginnt, wird durch das Ausführen von Übungen in der Zeit zwischen den Therapiesitzungen unterstützt. Das vorliegende Buch erläutert, wie Sie Klienten helfen können, sich in ihr Nervensystem einzustimmen und ihre Reaktionsweise mit Hilfe vielfältiger erlebensbasierter Übungen zu verändern, die Sie in den Therapiesitzungen vorstellen und die Ihre Klienten in der Zeit zwischen Sitzungen anwenden können.

Schrittweise Veränderung führt zur Transformation. Kok und Fredrickson (2011) haben eine aufwärtsstrebende Spirale beschrieben, in der sich kleine und oft flüchtige Augenblicke ventral-vagaler Regulation im Laufe der Zeit summieren und so allmählich die autonome Flexibilität verbessern. Diese extrem kurzen Momente, die ich *Glimmer* nenne, bilden die Grundlage für das physiologische und psychische Wohl der Klienten. Entscheidend sind die Kipppunkte, Momente, in denen ein Gleichgewichtszustand gestört und durch einen neuen ersetzt wird. In solchen magischen Augenblicken wird eine Schwelle überschritten (Gladwell 2000/2000). Die Übungen in diesem Buch sollen Ihre Klienten in der Zeit zwischen den Therapiesitzungen auf dem Weg zu einem ventral-vagalen Kipppunkt unterstützen.

Das vorliegende Buch besteht aus zwei Teilen und einem Anhang. Teil I beschreibt die Prinzipien der Polyvagal-Theorie. Sie sollten ihn zuerst lesen, weil er die theoretische Grundlage für die in Teil II vorgestellten Übungen erläutert. In Teil I werden Begriffe wie [autonome] Hierarchie, Neurozeption und Co-Regulation erklärt. Falls Sie das erste Mal eine Einführung in die Polyvagal-Theorie lesen, finden Sie in den Kapiteln 1 bis 3 eine Erläuterung der Organisation und Aktivität des ANS aus Sicht der Polyvagal-Theorie. Aber ganz unabhängig davon, ob die Sicht der Polyvagal-Theorie für Sie völlig neu ist oder ob Sie sich mit den Implikationen dieses Verständnisrahmens für die Psychotherapie schon länger beschäftigen, sollten Sie sich unbedingt die Zeit nehmen, die in jedem dieser drei Kapitel enthaltenen »Mini-Übungen« auszuführen. Diese Aktivitäten sollen Ihnen helfen, eine Verbindung zwischen den Prinzipien der Polyvagal-Theorie und Ihrem persönlichen Erleben herzustellen und so eine solide Grundlage für die Arbeit mit Klienten aus der Perspektive des ANS zu schaffen.

Untersuchungen über die Herausbildung von Gewohnheiten haben ergeben, daß durchschnittlich 66 Tage des Übens erforderlich sind, um eine Aktivität zu automatisieren, wobei gelegentliches Auslassen eines Tages kein Problem und kontinuierliche Unterstützung über die gesamte Zeitspanne eine wichtige Voraussetzung für den Erfolg ist (Lally, van Jaarsveld, Ports & Wardle 2010). Untersuchungen zeigen, daß verteilte Wiederholung beim Lernen langfristig dauerhafte Resultate erzielt und daß sich anhaltende Erlebnisse im Laufe der Zeit ausbreiten und die Ausweitung des Erlernten auf neuartige Situationen ermöglichen (Kang 2016). Verbinden wir diese Information mit dem Wissen darum, daß Freude Menschen zum Lernen motiviert (Lucardie 2014), so können Sie das vorliegende Buch als eine an Sie und Ihre Klienten gerichtete Einladung zu dem verstehen, was meine Kollegin Amber Gray *Hausspiel (home-play* – Gray 2018/2019) nennt. Im Gegensatz zu den Hausaufgaben (engl.: *homework),* die als belastend empfunden werden, autonome Schutzreaktionen aktivieren und viele Erzählungen über Mißerfolge in Erinnerung rufen können, begegnet *home-play* dem Interesse Ihrer Klienten mit der unmißverständlichen Einladung, sich darauf einzulassen und es zu genießen, sowie mit subtilen Übungen in autonomem Zuhören und Skill-Building.

Basierend auf Erkenntnissen darüber, wie wir Menschen lernen, bietet Teil II Übungen an, die die klinische Arbeit ergänzen und Ihren Klienten die Möglichkeit geben, sich auch außerhalb der Therapiesitzungen aktiv dem Prozeß der autonomen Reorganisation zu widmen. Teil II basiert auf jener grundlegenden Mapping-Sequenz, die ich in meinem ersten Buch beschrieben habe, und ergänzt die dortigen Tracking- und Tonisierungsübungen. Die Einleitung gibt einen Überblick über den BASIC-Rahmen *(**B**efriend, **A**ttend, **S**hape, **I**ntegrate, **C**onnect)* und erläutert, wie die vorgestellten Übungen Ihren Klienten helfen können, ihre Fähigkeit zu verbessern, auf gefahrlose Weise zu ihren autonomen Reaktionen in Verbindung zu treten und auf neue Art mit ihrem alltäglichen Erleben umzugehen. Die Kapitel 4 bis 8 beziehen sich jeweils auf ein Element des BASIC-Rahmens und stellen vielfältige Übungen vor, die Ihre Klienten in der Zeit zwischen den Therapiesitzungen nutzen können. Jedes Kapitel beginnt mit einem Überblick über die für den thematisierten Aspekt wichtigen Forschungsergebnisse, woran sich eine Folge von Übungsbeschreibungen anschließt. Darin wird jeweils der Vorgang und der angestrebte Nutzen beschrieben, gefolgt von ein wenig Hintergrundinformation und einer schrittweisen Darstellung der Ausführung; den Abschluß bilden Tipps für Therapeuten.

Teil II stellt den BASIC-Rahmen in einer Sequenz vor, in der jedes Kapitel auf dem vorherigen aufbaut. Beginnen Sie mit ***B**efriend*, und arbeiten Sie sich in der angegebenen Reihenfolge durch die folgenden Kapitel vor. Unter den Übungen in einem Kapitel können Sie wählen, was Klienten die Möglichkeit gibt, sich für die zu entscheiden, die ihnen besonders liegen. Klienten, die den Ansatz der Polyvagal-Theorie noch nicht kennen, ermöglichen die Übungen, den Zustand autonomer Verbundenheit kennenzulernen. Wenn Sie mit einem Klienten schon eine Weile in diesem Sinne gearbeitet haben und der Betreffende schon ein gewisses Verständnis seiner eigenen autonomen Muster entwickelt hat, können die Übungen Erleben und Verständnis vertiefen. In jedem Fall erschließen die Übungen einen Pfad zur autonomen Reorganisation.

Der Anhang rundet das Buch ab. Er enthält Instrumente zur Verfolgung persönlicher Fortschritte hinsichtlich der einzelnen BASIC-Komponenten, präsentiert in einem Format, das Sie kopieren und Ihren Klienten für die Arbeit zu Hause mitgeben können. Ein wichtiges Indiz für das Bevorstehen von Veränderungen ist die Wahrnehmung, daß man sich auf ein Ziel zubewegt. Untersuchungen haben ergeben, daß Menschen selbst dann, wenn sie ein Ziel als wichtig ansehen, nicht automatisch die stattfindenden Veränderungen verfolgen, und daß sie, selbst wenn sie dies tun, nur einige Informationen beachten und andere ignorieren (Webb, Chang & Benn 2013). Schon die bloße Existenz einer Möglichkeit, Fortschritte zu messen, fördert Veränderungen. Die Tracker für persönliche Fortschritte, die sich auf die Kapitel 4 bis 8 beziehen, sind simple Evaluationswerkzeuge. Diese sollen Ihren Klienten helfen, ihre Aufmerksamkeit auf die subtilen Veränderungen zu richten, die zeigen, daß ihr ANS dabei ist, sich zu reorganisieren. Klienten sollten die Tracker in regelmäßigen Abständen benutzen, zunächst während der Arbeit an den Übungen in den einzelnen Kapiteln und später um festzustellen, wie sich permanente autonome Veränderungen weiter auf Verhalten und Überzeugungen auswirken. Benutzen Sie die Tracker in den Therapiesitzungen, kommen Sie später immer wieder darauf zurück, und empfehlen Sie Ihren Klienten, die Kontrollen auch selbst zu Hause durchzuführen.

Das vorliegende Buch unterstützt Sie darin, Ihren Klienten zu helfen, den Prozeß autonomen Gewahrseins und autonomer Reorganisation auch außerhalb der Therapiesitzungen lebendig zu halten. Die in Teil I beschriebenen Prinzipien der Polyvagal-Theorie werden Ihnen zu verstehen helfen, wie das ANS arbeitet, und die Voraussetzungen für die Arbeit mit den Übungen in Teil II schaffen. Mit Hilfe der BASIC-Übungen können Ihre Klienten in der Zeit zwischen den Therapiesitzungen die Aktivitäten ihres ANS verfolgen; außerdem werden sie dadurch in ihrem Streben nach Sicherheit und Verbundenheit bestärkt. »Freude senkt die neuronale Schwelle für die Fähigkeit, Ereignisse als positiv und Hoffnung verheißend wahrzunehmen, und erhöht die Schwelle für die Wahrnehmung von Ereignissen als negativ« (Lucardie 2014, S. 440). Mit diesem Buch verfügen Sie über eine Anleitung zur Stärkung der autonomen Basis für ventral-vagal inspirierte Freude.

TEIL I

Das Autonome Nervensystem: Muster und Pfade

Mir wurde klar, daß es im Nervensystem von Säugetieren ein hochinteressantes unbekanntes Land zu erforschen gab.

— Wilder Penfield

Die Fähigkeit, die Schwierigkeiten des Alltagslebens zu bewältigen und sich von ihnen zu erholen, ist ein Marker für Wohlbefinden und von den Aktivitäten des ANS abhängig. Wenn Sie an das ANS denken, was kommt Ihnen dann in den Sinn? Vielleicht haben Sie noch eine vage Erinnerung an Fakten, die Sie vor vielen Jahren im Biologieunterricht kennengelernt haben, und Sie wissen noch vage, daß dieses System irgendwie für das Überleben wichtig ist. Mit seiner Polyvagal-Theorie hat Stephen Porges eine moderne Beschreibung des Autonomen Nervensystems entwickelt und ein neues Verständnis dessen gefördert, wie das ANS in jedem Augenblick das Erleben von Verbundenheit und Geschütztheit beeinflußt.

Die drei wichtigsten der Polyvagal-Theorie zugrunde liegenden Prinzipien sind:

1. **Die autonome Hierarchie**
   Das ANS umfaßt drei Teile, die zu jeweils eigenen schützenden Aktivitäten in der Lage sind.
   - Das am frühesten entstandene dorsal-vagale System verfügt über Immobilisierungsstrategien.
   - Das als nächstes entstandene Sympathische Nervensystem (SNS) erweitert das Spektrum möglicher schützender Aktivitäten um Kampf und Flucht.
   - Das zuletzt entstandene ventral-vagale System erschließt die Möglichkeit, durch soziale Verbundenheit einen Zustand der Sicherheit zu erreichen.

   Zu erkennen, in welchen Bereich der autonomen Hierarchie das ANS Ihren Klienten geführt hat, ist für den Erfolg einer Therapie ausschlaggebend. Befindet es sich in einem dorsal-vagal oder sympathisch geprägten Zustand der Dysregulation, verharren Körper und Gehirn des Klienten in einer der reinen Überlebenssicherung dienenden Reaktion. Ist der ventral-vagale Zustand aktiviert, arbeiten Körper und Gehirn zusammen, und Verarbeitung und Veränderung sind möglich.

2. **Neurozeption**
   Neurozeption, Wahrnehmung unter Ausschluß des Bewußtseins, bezeichnet, wie das ANS zur Welt in Kontakt tritt.
   - Das ANS agiert unter dem Radar des Bewußtseins, indem es in den Körper sowie in die Umgebung und in die Beziehungen zwischen Menschen hineinhorcht.
   - Um das ANS umzugestalten, muß das implizite Erleben explizit gemacht werden, und dazu wird zunächst die Wahrnehmung auf die Neurozeption gerichtet und dem dann der durch die Linse des Unterscheidungsvermögens betrachtete Kontext hinzufügt.
   - Die Neurozeption ist in jedem Augenblick einer Therapiesitzung aktiv. Die Fähigkeit, sich in die impliziten autonomen Gespräche zwischen Ihnen und einem Klienten einzustimmen, ist im Therapieprozeß ein wichtiger Teil der Arbeit am Aufbau von therapeutischer Präsenz und Vertrauen.

3. **Co-Regulation**
   Co-Regulation ist aus biologischer Sicht unverzichtbar. Ohne sie ist es nicht möglich, das Überleben zu sichern.
   - Die Fähigkeit zur Selbstregulation basiert auf anhaltenden Erlebnissen der Co-Regulation. Durch Co-Regulation treten wir zu anderen Menschen in

Verbindung und entwickeln mit ihnen gemeinsam ein Gefühl der Sicherheit.

- Zusammen mit einem zuverlässigen, regulierend wirkenden anderen Menschen stimmen wir uns in den Rhythmus der Reziprozität ein und lassen Erlebnisse von Sicherheit in der Verbundenheit entstehen. Viele Klienten haben solch ein frühes Erlebnis des Zusammenseins mit einem Sicherheit ausstrahlenden Menschen nie kennengelernt.
- Als Therapeut sind Sie dafür verantwortlich, daß Sie selbst sich in einem regulierten Zustand befinden und regulierend auf Ihre Klienten einwirken. Ohne Ihr zuverlässiges ständiges Angebot von Co-Regulation in der Therapiesitzung wird es Ihren Klienten schwerfallen, sich auf den therapeutischen Veränderungsprozeß einzulassen.

Im Laufe der Evolution haben sich sowohl das Gehirn als auch das ANS weiterentwickelt und verändert. John Hughlings Jackson postulierte das Bestehen einer Hierarchie der Gehirnstrukturen, innerhalb derer die höher entwickelten Areale die Funktion der niederen beeinflussen; er benutzte den Begriff *Dissolution*, um eine Art rückläufiger Evolution zu bezeichnen, zu der es kommt, wenn die höheren Gehirnstrukturen die niederen nicht mehr hemmen (Franz & Gillett 2011; York III & Steinberg 2011). Sie können dies beobachten, wenn der Präfrontalkortex eines Klienten in Reaktion auf eine als überwältigend empfundene Reaktion abschaltet, mit der Folge, daß es dem limbischen System überlassen bleibt, eine Reaktion zu initiieren. Wir können das ANS auch im Sinne der Begriffe Hierarchie und Dissolution betrachten. Es entwickelte sich zu einem eigenständigen dreigliedrigen System, das eine Hierarchie vorhersehbarer Reaktionen möglich machte (Porges & Carter 2017). Außerdem folgt es zuverlässig einem Pfad der Dissolution, der von ventral-vagaler Sicherheit und Verbundenheit in der Hierarchie abwärts zur sympathischen Mobilisierung der Kampf- und Fluchtreaktion und von dort weiter hinunter zum frühesten Zustand, dem dorsal-vagalen Shutdown, verläuft.

Man kann mit Hilfe von Bildvorstellungen dem speziellen Geschmack jedes autonomen Zustandes nachspüren. Menschen entwickelten sich aus vorzeitlichen Reptilien, die Schildkröten ähnelten (Porges 2015a). Die Schildkröte, die sich unter ihrem Panzer versteckt, ist für den dorsal-vagalen Zustand der Unverbundenheit ein passendes Bild. Dem Sympathischen Nervensystem (SNS) würde das Bild eines Fisches, der plötzlich aus dem Wasser springt, um einem Raubfisch zu entgehen, entsprechen. Und als Sinnbild für den charakteristischen ventral-vagalen Zustand der Säugetiere könnte eine Szene gelten, in der Menschen in einem Augenblick der Verbundenheit miteinander reden und einander zulächeln.

Darwin wußte, daß Gehirn und Herz miteinander verbunden sind und sich über den damals »pneumogastrisch« genannten Vagusnerv austauschen, der auch zehnter Kranialnerv genannt wird (Darwin 1872/1872). William James (1890) schrieb: »Eine menschliche Emotion ohne jeden Körperbezug gibt es nicht« (S. 194), und intellektuelle Empfindungen müßten mit »irgendeiner Art von körperlichem Echo« verbunden sein (S. 201). Dieser frühe Hinweis auf den bidirektionalen Austausch zwischen Körper und Gehirn geriet jedoch in Vergessenheit und wurde durch die Vorstellung ersetzt, das Gehirn sei im täglichen Erleben die dominierende Kraft. Erst die Polyvagal-Theorie rückte wieder in den Vordergrund, daß psychische Prozesse aufgrund des bidirektionalen Austauschs den Körperzustand beeinflussen, der wiederum auf die Wahrnehmung einwirkt (Porges 2009/2010). Sensorische Nervenfasern übermitteln Informationen zum Gehirn, motorische Fasern von dort in den Körper, wo sie eine Reaktion initiieren. Kortikobulbare Pfade *(cortico* für Cortex und *bulbar* für eine Region in der Medulla) verbinden über den Vagus den Motorcortex des Gehirns mit dem ANS, was dem Cortex eine gewisse Kontrolle über Reaktionen des Hirnstamms ermöglicht (Porges 2011/2010).

Bis vor kurzem konnten Wissenschaftler ihre Hypothesen über die Existenz einer solchen Verbindung zwischen Gehirn und Herz nur mit Hilfe von Tiermodellen und Post-mortem-Studien über Körpersysteme erklären. Heute ist es möglich, das ANS und Muster der Gehirnaktivität an lebenden Menschen in Echtzeit zu untersuchen. Mit Hilfe von EEG, Biofeedback und tragbaren Meßgeräten können wir die Kommunikation auf Pfaden zwischen dem ANS und dem limbischen und kortikalen Netzwerk verfolgen. Die Herzratenvariabilität (HRV), die natürliche Veränderung des Abstandes zwischen den Herzschlägen, gibt Aufschluß über den Zustand des ANS und könnte als Biomarker für Streß und den allgemeinen Gesundheitszustand verstanden werden (Evans et al. 2013). Starke und schwache Herzratenvariabilität werden mit Veränderungen der Fähigkeit des Gehirns (des Präfrontalkortex) zur kognitiven und emotionalen Selbstregulation in Verbindung gebracht (Park & Thayer 2014). Ein weiterer biologischer Rhythmus, die respiratorische Sinusarrhythmie (RSA), dokumentiert Veränderungen der Herzfrequenz in Verbindung mit bestimmten Atemmustern (Sahar, Shalev & Porges 2001). Der Rhythmus des Herzschlags und der Atmung variiert in Reaktion auf physische und psychische Bedürfnisse. Bei der klinischen Arbeit können Sie die Kommunikation zwischen Körper und Gehirn eines Klienten aufgrund dessen spüren, wie tief der Betreffende auf ein Erlebnis reagiert, wie lange seine Reaktion anhält und wie oft sie auftritt. So können Sie den kommunikativen Austausch zwischen Körper und Gehirn zum Zeitpunkt des Geschehens verfolgen. Technische Fortschritte könnten es bald ermöglichen, Veränderungen des autonomen Zustandes im Laufe einer Therapiesitzung anhand von Zahlen und Farbwechseln zu verfolgen, die Veränderungen Augenblick für Augenblick dokumentieren, welche das aktuelle autonome Erleben veranschaulichen. Man sollte sich einmal Gedanken darüber machen, wie sich die parallele Beobachtung von Körper und Verhalten eines Klienten in Verbindung mit der nächsten Generation physiologischer Meßinstrumente auf die klinische Interaktion auswirken könnte.

Das ANS beeinflußt unser aller Erleben. Überzeugungen, Verhaltensweisen und Körperreaktionen unterliegen dem Einfluß der autonomen Hierarchie. Physiologie und Psychologie sind eng miteinander verbunden. Zustand und Erzählung arbeiten permanent und, wenn sie nicht unterbrochen werden, dauerhaft zusammen. Die Polyvagal-Theorie lädt Sie ein, die Kunst, sich sicher zu fühlen, so gut zu erlernen, daß Sie sich in das Leben verlieben und die mit ihm verbundenen Risiken anzunehmen bereit sind. Indem Sie Ihr explizites Gewahrsein auf das implizite Wirken des ANS richten, können Sie lernen, zu einer regulierten und regulierenden Ressource für Ihr eigenes Wohl und das Wohl der Menschen in Ihrer Umgebung zu werden. In den nächsten Kapiteln werden wir uns anschauen, was unter Verhaltensweisen und Überzeugungen verborgen liegt, und wir werden uns mit der Frage beschäftigen, wie die Physiologie Voraussetzungen für die Unterstützung von Sicherheit und Verbundenheit schaffen kann.

KAPITEL 1

Die autonome Hierarchie

Der Körper reorganisiert sich,
wenn er sich sicher fühlt.
— Stephen Porges

Das Alltagsleben fordert uns allen eine komplexe autonome Navigation ab. Man könnte ein Trauma definieren als »etwas, das ein Mensch erlebt, wobei das Erlebte entweder zuviel zu schnell, zuviel zu lange oder zu lange nicht genug ist« (Duros & Crowley 2014, S. 238). Die dadurch entstehende autonome Herausforderung führt das System vom Zustand der Verbundenheit weg und orientiert es auf die Schutzsuche hin, bei der es nur um das Überleben geht. Das ANS reagiert dann von Augenblick zu Augenblick auf die oft konkurrierenden Bedürfnisse, sich sozial zu verhalten und zu überleben. Für Verbundenheit und Veränderung ist das System in diesem Zustand nicht zugänglich. Und nur im Zustand der Verbundenheit sind Gesundheit, Entwicklung und Genesung erreichbar.

Im Dienste des Überlebens

Klienten sehen sich mit der Notwendigkeit konfrontiert, ihren Überlebenstrieb mit ihrem Bedürfnis nach Verbundenheit in Einklang zu bringen. Ihre in der Vergangenheit notwendigen überlebenssichernden Reaktionen erzeugen in der Gegenwart Leiden. Traumaerzählungen werden auf autonomen Pfaden konserviert, die mit einem leicht aktivierbaren Reaktionsmuster von hoher Intensität verbunden sind. Wenn Ihr Klient das Aufkommen einer adaptiven Überlebensreaktion spürt, sollten Sie ihn fragen: »Kommt Ihnen diese Veränderung Ihres autonomen Zustandes bekannt vor?« Eine solche Aktivierung in der Gegenwart führt Klienten oft zum autonomen Ursprung des Phänomens in der Vergangenheit.

Das ANS lernt durch Erleben. Schon vor der Geburt nimmt es Informationen aus der Umgebung auf und reagiert auf sie. Vorgeburtliche Konfrontationen mit vielfältigen unzuträglichen Erlebnissen, darunter sozioökonomische Notlagen, unzureichende soziale Unterstützung und Substanzmißbrauch, beeinflussen die autonome Funktion des Babys (Alkon et al. 2014; Fifer, Fingers, Youngman, Gomez-Gribben & Myers 2009; Hambleton et al. 2013). Die Stimmungslage der Mutter überträgt sich auf das Kind, wobei Angst und Depression das Aktivitätsniveau eines Babys und seine Herzfrequenz beeinflussen (Kinsella & Monk 2009). Zunächst im Mutterschoß und später in der Familie wirken frühe Erlebnisse auf das ANS und lassen habituelle Reaktionsmuster entstehen. Durch wiederholte Erlebnisse gemeinsamer Regulation (Co-Regulation) prägen intime Interaktionen zwischen Mutter und Baby das autonome System des Kindes (Ostlund, Measelle, Laurent, Conradt & Ablow 2017). Indem Mutter und Kind »auf der autonomen Ebene im Einklang« sind, erzeugen sie das Erlebnis der Eingestimmtheit (Manini et al. 2013, S. 2). In einer Beziehung zu einer aufgeschlossenen Bezugsperson schafft der dyadische Tanz der Verbundenheit, des Wechsels zwischen Auflösung der Verbindung und Rückkehr in sie, die Grundlage für einen regulierten Zustand des Nervensystems. Im Kontakt mit einer zuverlässig regulierten und regulierend wirkenden Person ermöglichen Rhythmen der Reziprozität Erlebnisse von Sicherheit in der Verbundenheit. Basieren Familiendynamiken auf Erlebnissen autonomer Fehleinstimmung, ist die Wahrscheinlichkeit, daß es zu Wiederverbindungserlebnissen kommt, sehr gering. Haben die Erwachsenen in einer Familie eigene Dysregulationsmuster entwickelt und werden sie regelmäßig in Zustände der Schutzsuche versetzt und sind nicht in der Lage, in einen regulierten Zustand zurückzukehren und Sicherheit und Verbundenheit zu vermitteln, reagiert das ANS des Kindes darauf, indem es eigene Muster der Schutzsuche entwickelt. »Wenn ein Mensch nie eine organisierend wirkende andere Person erlebt hat, ist sein Nervensystem wie gelähmt« (Fisher 2014). Ohne therapeutische Intervention wird dann das Erbe dysregulierter autonomer Organisation von einer Generation an die nächste weitergegeben.

Traumatisierte leiden häufig unter unvorhersehbaren, schnell eintretenden, intensiven und lange anhaltenden Zuständen der Dysregulation. Diese autonomen Ungleichgewichtszustände und der damit einhergehende Mangel an Flexibilität führen zur Entstehung gesundheitlicher Probleme. Zu den körperlichen Störungen, die in solchen Fällen auftreten können, zählen Beeinträchtigungen der Immunfunktion, Verdauungsstörungen, Atemprobleme, Diabetes sowie eine erhöhte Gefahr von Herzerkrankungen, Schlaganfällen und chronischer Erschöpfung (Andersson & Tracey 2012; Dorrance & Fink 2015; Mazur, Furgała, Jablonski, Mach & Thor 2012; Merz, Elboudwarej & Mehta 2015; Thayer & Sternberg 2006; Vaillancourt et al. 2017; Van Cauwenbergh et al. 2014). Neben der Physiologie kann auch die Psyche betroffen sein. Soziale Isolation und Einsamkeit, eine Vigilanz gegenüber wütenden Gesichtern, Abgelenktheit bei der Erledigung anstehender Aufgaben, Unfähigkeit, wichtige von belanglosen Signalen zu unterscheiden, und die Verstärkung von Depression und Angst sind einige der möglichen Folgen, wenn das ANS eines Menschen aus der Balance gerät (Grippo, Lamb, Carter & Porges 2007; Hawkley & Cacioppo 2010).

Grund zur Hoffnung gibt Ihnen und Ihren Klienten der Umstand, daß neue Erlebnisse das autonome System verändern können. Habituelle Reaktionsmuster können unterbrochen und durch neue Muster abgelöst werden. In einer Therapie autonome Flexibilität zu erreichen ist zwar sehr schwer, aber möglich, wenn Sie Ihren Klienten helfen, ihre autonomen Schwächen zu entdecken, und wenn Sie gemeinsam an der Förderung der autonomen Resilienz arbeiten.

Die evolutionäre Hierarchie

Abbildung 1.1 zeigt, daß das ANS aus zwei Zweigen (dem parasympathischen und dem sympathischen) besteht und aufgrund der Teilung des parasympathischen Systems in zwei weitere Zweige (den dorsal-vagalen und den ventral-vagalen) über drei separate Pfade verfügt, die alle der Sicherung des Überlebens dienen. Entstand ein neuer Pfad, blieb der ältere erhalten und konnte weiterhin

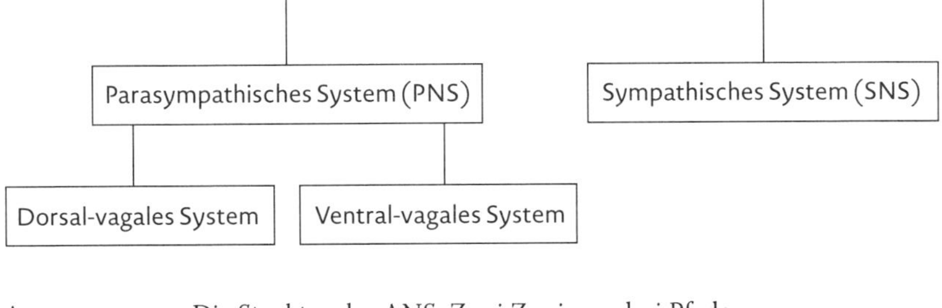

Abbildung 1.1. Die Struktur des ANS: Zwei Zweige – drei Pfade

seine spezielle überlebenssichernde Funktion erfüllen (Porges 2006). Folgen Sie der Entwicklung der drei Pfade des ANS, haben Sie eine autonome Hierarchie vor Augen und damit das erste organisierende Prinzip der Polyvagal-Theorie; und Sie finden auch die emergenten Eigenschaften und adaptiven Strategien jedes der drei autonomen Zustände.

Stellen Sie sich das ANS als ein geschachteltes System vor. Im Laufe der Evolution wurde dem dorsal-vagalen Immobilisierungssystem, das unseren Reptilien-Vorfahren zu überleben half, zunächst das sympathische Mobilisierungssystem hinzugefügt, das die Möglichkeiten des Kampfes und der Flucht erschloß. Noch später kam das ventral-vagale System sozialer Kommunikation und Verbundenheit hinzu. Da bei der Entstehung des jeweils neuen Systems das ältere erhalten blieb, entstand die autonome Hierarchie (Abbildung 1.2).

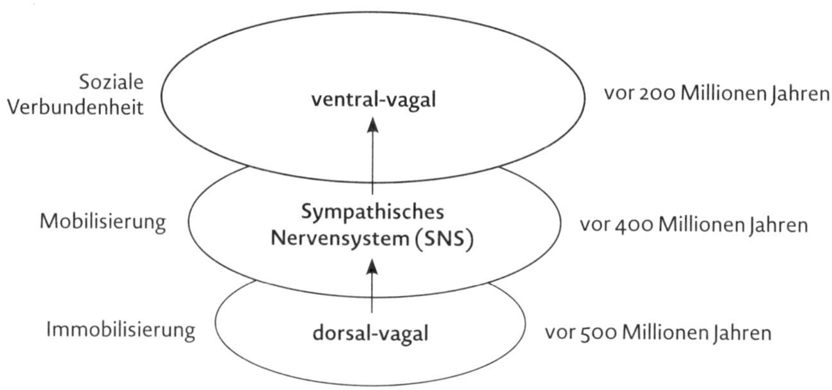

ABBILDUNG 1.2. Geschachtelte evolutionäre Beziehung zwischen den drei Pfaden

Das am frühesten entstandene dorsal-vagale System wirkt im Hintergrund, indem es die Organe unter dem Zwerchfell einschließlich des Verdauungssystems beeinflußt. Das als nächstes entstandene SNS steuert den Blutkreislauf und den normalen Herzrhythmus, reguliert außerdem die Körpertemparatur, reagiert auf Haltungsveränderungen und stellt Energie zur Verfügung, um Leidenschaft und Spiel zu ermöglichen. Das zuletzt entstandene ventral-vagale System erschließt die Fähigkeit zu sozialer Verbundenheit. Der ventrale Vagus überwacht das ANS und hält – metaphorisch formuliert – das sympathische und dorsal-vagale System in einer wärmenden Umarmung. Unterliegt das gesamte System dem Einfluß des neuesten autonomen Pfades, entsteht eine gesunde Homöostase.

Der Vagus ist die wichtigste Komponente des parasympathischen ANS-Zweiges. Er ist kein einzelner Nerv, sondern eher eine »Familie neuronaler Pfade«, die durch den Körper »schweifen« (*vagus* ist ein lateinisches Wort mit der Bedeutung »schweifend«) (Porges 2011/2010, S. 51 f.). Der dorsale Vagus, der aus dem Hirnstamm austritt, beeinflußt primär die Organe unter dem Zwerchfell, wohingegen der ventrale Vagus hauptsächlich auf die Organe oberhalb des Zwerchfells einwirkt. Der dorsale und ventrale Vaguspfad übermitteln Botschaften in zwei Richtungen. Sensorische Informationen gelangen aus dem Körper ins Gehirn und motorische Informationen aus dem Gehirn in den Körper – eine insgesamt sehr ergiebige bidirektionale Datenbahn. Die beiden Vaguspfade repräsentieren die beiden Endpunkte der Entwicklungsgeschichte des ANS. Der älteste, dorsal-vagale Pfad (unserer Reptilien-Vorfahren) und der neueste, ventral-vagale Pfad (der nur bei Säugetieren existiert) bilden die entgegengesetzten Enden des Reaktionsspektrums, das sich von der dorsal-vagalen Immobilisierung und Unverbundenheit bis zur ventral-vagalen sozialen Verbundenheit erstreckt. Dies spiegelt sich in der Reifung dieser Pfade beim Baby. Die autonome Funktion entwickelt sich im Laufe der Schwangerschaft, wobei der dorsalvagale Pfad und das sympathische System zuerst funktionsfähig werden und der ventral-vagale Pfad erst im letzten Drittel der Schwangerschaft und im ersten Lebensjahr mit einer Myelinschicht umgeben wird (Fukushima, Nakai, Kanasugi, Terata & Sugiyama 2011; Porges & Furman 2011).

Die Aktivität des ventralen Vagus, die oft vagaler Tonus genannt wird, läßt sich mit Hilfe der Herzratenvariabilität (HRV) messen. Während man die Herzfrequenz anhand der Zahl der Herzschläge pro Minute mißt, ist für die HRV die Variabilität der Zeitspanne zwischen zwei Herzschlägen ausschlaggebend. Eine starke Variabilität deutet auf einen aktiven ventralen Vagus hin, was wiederum auf Flexibilität des ANS hinweist und zeigt, daß die betreffende Person mit den Anforderungen ihres Alltagslebens fertig wird (Laborde, Mosely & Thayer 2017). Seit einigen Jahren werden HRV-Messungen nicht mehr nur in wissenschaftlichen Laboren durchgeführt, sondern sind mit kostengünstigen und leicht bedienbaren Geräten möglich, die Menschen während ihrer Tätigkeit im Alltag tragen können (Georgiou et al. 2018). Mittlerweile gibt es ein umfassendes Verständnis der Wirkung des ANS auf das allgemeine Wohlbefinden und der Notwendigkeit, den Zustand der ventralen Vaguspfade im Blick zu haben.

Während sympathische und dorsal-vagale Zustände eine Entweder/Oder-Reaktion hervorrufen, die unsere Fähigkeit, über begrenzte Möglichkeiten hinauszublicken, einschränkt, erweckt der ventral-vagale Zustand am höchsten

Punkt der autonomen Hierarchie die weitläufige Welt des Sowohl-als-auch zum Leben, in der zahlreiche Möglichkeiten und Alternativen zur Wahl stehen. Charakteristisch für ventral-vagales Erleben ist, daß man sich als Teil der Welt sieht, mit sich selbst verbunden, in der Lage, zu anderen in Kontakt zu treten, offen für Veränderung und bereit, Möglichkeiten zu prüfen. Hier sind Alleinsein und soziale Verbundenheit, Begeisterung und Ruhe, Freude und Traurigkeit sowie Frustration und Flow gleichermaßen zu finden. Die unterschiedlichen Arten ventral-vagalen Erlebens verbindet ein Gefühl der Sicherheit.

MINI-ÜBUNG

- Kommt Ihnen ein Erlebnis ventral-vagaler Energie in den Sinn?
- Wurde es von Ihnen selbst oder von anderen hervorgerufen?

Philosophen und Dichter haben das Gesicht immer wieder als Spiegel der Seele bezeichnet. Was das Herz empfindet, kann man im Gesicht ablesen. Während sich das ANS entwickelte und der ventrale Vagus an der Spitze der autonomen Hierarchie auftauchte, vereinigten sich die Wurzeln von fünf Kranialnerven (Trigeminusnerv, Gesichtsnerv, Zungenschlundnerv, Akzessorius und Vagusnerv) im Hirnstamm und kreierten dort gemeinsam das System für soziale Verbundenheit. Der vom Herzen ausgehende ventrale Vaguspfad verband sich mit Pfaden, welche die Gesichts- und Kopfmuskeln innervieren und beeinflussen, wie wir sehen, hören, sprechen, durch die Mimik Emotionen ausdrücken und unseren Kopf wenden und kippen, und auf diese Weise entstand eine »Gesicht-Herz«-Verbindung (Porges 2003/2010). Dieses System für soziale Verbundenheit sendet und empfängt ständig Informationen über Verbundenheit. Auf diesem Weg übermitteln wir ständig Informationen über uns selbst und sammeln Informationen über andere Menschen. Jedes Element des Systems für soziale Verbundenheit übermittelt Signale, welche die Herstellung einer Verbindung entweder befürworten oder mißbilligen, und gleichzeitig kontaktiert es andere Systeme für soziale Verbundenheit und hält dort nach Warn- und Willkommenszeichen Ausschau.

Stellen Sie sich das System für soziale Verbundenheit als eine Art persönlichen autonomen Sicherheitsschaltkreis vor. Ihre Augen übermitteln Signale für Sicherheit und suchen in den Augen anderer Menschen nach Willkommenszeichen. Ihre Ohren stimmen sich in Gespräche ein, versuchen freundliche Schwingungen zu erkennen, und Ihre Stimme übermittelt unterdessen die Bedeutung, die Ihren Worten zugrunde liegt. Ihre Schultern bewegen sich, Ihr Kopf dreht und neigt sich und signalisiert so, daß es ungefährlich ist, zu Ihnen in Kontakt zu treten. Wenn Sie Blicke, Geräusche und Gesten auffangen, die einladen, zu einem anderen Menschen in Verbindung zu treten, nähern Sie sich. Bemerken Sie hingegen Blicke, Geräusche und Gesten, die eine unsichere Situation vermuten lassen, werden Sie in einen Zustand der Wachsamkeit versetzt. Das System für soziale Verbundenheit mit seiner ausgezeichneten Fähigkeit, die von Augenblick zu Augenblick wechselnden Aktivitäten in anderen Systemen zu erkennen, filtert den Strom der Signale, die mit sozialen Interaktionen verbunden sind, und reagiert, indem es körperliche Nähe willkommen heißt oder meidet (Porges & Furman 2011).

Der Weg abwärts in der Hierarchie

Manche Ereignisse überfordern die Regulationsmöglichkeiten des ventralen Vagus. Daß Krankheit und traumatische Ereignisse das System überlasten, ist absehbar, aber auch alltägliche Erlebnisse können einen Zustand der Dysregulation hervorrufen. Einsamkeitsgefühle, zu viele Verpflichtungen an einem Tag, die Arbeit in einer problematischen Umgebung und das Zusammenleben in einer belastenden Beziehung sind nur einige Beispiele für Situationen, die das ventral-vagale System überfordern können.

MINI-ÜBUNG

- Welche alltäglichen Probleme überfordern absehbar Ihr System?
- Gibt es eine außergewöhnliche Belastung, die Ihr System überfordert?

Wenn Ihre ventral-vagale Fähigkeit erschöpft ist, wechseln Sie auf dem vorgegebenen Pfad der autonomen Hierarchie eine Stufe abwärts zur Energie des SNS und der für sie charakteristischen Kampf- oder Fluchtreaktion. Diese der Überlebenssicherung dienende Reaktion wird durch Adrenalin und Kortisol hervorgerufen. Sie sind nun ein System in Bewegung oder, zutreffender, ein System im Aufruhr. Überflutet von mobilisierender Energie, bemühen Sie sich nicht mehr um Verbundenheit; es geht Ihnen nur noch um das nackte Überleben. Ihr Körper geht zur Aktion über, und Ihre Fähigkeit zu komplexem und flexiblem Denken ist beeinträchtigt (Maran et al. 2017).

MINI-ÜBUNG

- Wie äußert sich der Zustand der Mobilisierung bei Ihnen?
- Wohin führt Sie die Mobilisierung?
- Zum Kampf? Zur Flucht?

Führt die Mobilisierung nicht zur Auflösung des belastenden Zustandes, bewegt sich das ANS die letzte Stufe abwärts in der Hierarchie und verfällt in den dorsal-vagalen Zustand der Leblosigkeit. Die dorsal-vagale Reaktion, die manchmal auch primitiver Vagus genannt wird, schaltet das gesamte System ab und versetzt es in einen Energieerhaltungsmodus. Das dorsal-vagale Erleben ist eine Reaktion auf etwas als unausweichlich Erscheinendes. Das ANS sucht durch Betäubung, Abbruch jeder Verbindung und Dissoziation auf kreative Weise einen Ausweg. Aus dem dorsal-vagalen Zustand in den Zustand ventral-vagaler Verbundenheit zurückzugelangen ist schwierig. Zu Beginn des Rückwegs aus dem dorsal-vagalen Kollaps wird einen Moment lang das SNS mobilisiert. Wird diese notwendige Energieinfusion nicht reguliert, ruft sie weitere typische sympathische Kampf- und Fluchtaktivitäten hervor. Ohne einen regulierenden Einfluß (in Form der Aktivierung innerer Ressourcen, durch eine Verbindung zu einer anderen Person, durch eine organisierte Art der Energienutzung) ist die Mobilisierung zu stark. Die Aktivität führt dann nicht zur Rückkehr in den Zustand ventral-vagaler Verbundenheit, sondern zum Rückfall in den dorsal-vagalen Shutdown.

MINI-ÜBUNG

- Haben Sie schon einmal einen dorsal-vagalen Shutdown erlebt?
- Wie äußert sich das Gefühl der Unverbundenheit bei Ihnen?

Den Anforderungen des Alltags gerecht werden

Die Fähigkeit, in einen Zustand der Regulation zurückzukehren, ist das Wesen von Resilienz. Indem Sie Pfade zur ventral-vagalen Regulation bahnen und mit Ressourcen ausstatten, stellen Sie Ihre natürlichen Fähigkeiten zur Resilienz wieder her. Der ventrale Vagus ist mit dem Sinusknoten verbunden, dem Schrittmacher des Herzens, der den Herzrhythmus reguliert. Dieser Pfad wurde Vagusbremse genannt, was die Aktivitäten des ventralen Vagus, die Verlangsamung oder Beschleunigung des Herzschlags, beschreibt, durch die flexible Reaktionen auf die Belastungen des Alltagslebens möglich werden (Porges 2017a/2017). Eine gut funktionierende Vagusbremse ermöglicht eine schnelle Aktivierung und Deaktivierung, eine verstärkte Bereitstellung von Energie und deren Verringerung und eine unproblematische Bewältigung dieser Wechsel. Eine flexible Vagusbremse versetzt in die Lage zu reflektieren und zu antworten, statt zu reagieren. (In Kapitel 7 folgt eine ausführliche Beschreibung der Vagusbremse in Verbindung mit einer Übung zu deren Stärkung.)

Norman Doidge (2015/2015) erwähnt in seiner Beschreibung von fünf Stadien neuroplastischer Heilung den Einfluß des ANS auf die Neuromodulation und die Wiederherstellung eines Balancezustandes in einem stark beschäftigten Gehirn. Wenn das ventrale Vagussystem die sympathischen und dorsalen Vagusreaktionen überwacht, beruhigt sich das Gehirn, und eine starke Heilungswirkung wird hervorgerufen. Doidge erklärt, der Zustand parasympathischer Erholung und Wiederherstellung *(rest and repair)* »... lädt auch die Mitochondrien wieder auf, die Energiequellen in den Zellen ...« (S. 147). Das ventral-vagale System verleiht der Reise zum Wohlbefinden die entscheidende Kraft.

> *Die natürliche Heilkraft in uns allen ist die stärkste Kraft,*
> *die unser Wohlbefinden wiederherstellt.*
>
> — HIPPOKRATES

MINI-ÜBUNG

Reflektieren Sie anhand der folgenden Stichworte über Ihr ANS. Verwenden Sie ein wenig Zeit darauf, diese wichtige und oft nicht beachtete Beziehung zu erforschen.

- Mein Autonomes Nervensystem ist ...
- Wenn ich über mein ANS nachdenke, dann ...
- Ich bin meinem ANS dankbar, weil ...
- Ich wünschte mir, mein ANS würde ...

KAPITEL 2

Neurozeption

Lausche dem Wind; er spricht. Lausche der Stille; sie spricht. Lausche deinem Herzen; es weiß.

— SPRUCHWEISHEIT der amerikanischen Ureinwohner

Seit wir Menschen auf der Erde weilen, bemühen wir uns um Möglichkeiten, uns sicher in der Welt zu bewegen. Seit den uralten ersten Navigationshilfen, etwa dem Nordstern und dem Sonnenstein der Vikinger, bis hin zu den Geräten des 20. Jahrhunderts, die das Echo von Radiowellen, Klangwellen und Licht benutzen, versuchen wir, das Unsichtbare zu kartieren und in Sicherheit zu navigieren. Mit Hilfe der Neurozeption, des zweiten organisierenden Prinzips der Polyvagal-Theorie, verfolgt das ANS genau das Geschehen und hält nach Signalen für Sicherheit und Anzeichen für Gefahr Ausschau, um uns zu helfen, uns zu orientieren und aktiv zu werden.

Unter dem Gewahrsein

Mit Hilfe der Neurozeption hört das ANS *innerlich*, was in Ihren inneren Organen vor sich geht; beobachtet *äußerlich* das Geschehen in der Umgebung und spürt *zwischen* Innen und Außen der Verbindung zu einem anderen Nervensystem nach. Registriert es Signale für eine lebensbedrohliche Situation, kommt es zum Wechsel in den dorsal-vagalen Zustand der Immobilisierung oder des Kollaps. Beim Auftauchen von Gefahrensignalen findet ein Wechsel in die für das sympathische System charakteristischen Zustände Kampf oder Flucht statt. Signale für Sicherheit aktivieren den ventralen Vagus und das System für soziale Verbundenheit. Ein Hungergefühl, die Größe und Temperatur eines Raumes, eine von einem Stuhl hervorgerufene Empfindung, ein lächelndes oder die Stirn runzelndes Gesicht – all diese Erlebnisse werden von der Neurozeption registriert, und alle rufen eine autonome Reaktion hervor.

MINI-ÜBUNG

Denken Sie an Ihre persönlichen neurozeptiven Signale.

- Welche Signale aus dem Inneren Ihres Körpers zeigen einen Zustand der Sicherheit oder Unsicherheit an?
- Welche Signale aus der Umgebung?
- Welche Signale, die zwischen Ihnen und einer anderen Person auftauchen?

Die Neurozeption ist ein ständig im Hintergrund gegenwärtiger passiver Pfad, der bewirkt, daß sich Ihre Klienten in der autonomen Hierarchie unablässig aufwärts und abwärts bewegen. Der bewußten Wahrnehmung verborgen, schätzt sie die Erfordernisse des gegenwärtigen Augenblicks ein, initiiert dieser Einschätzung gemäß bestimmte Aktivitäten und unterbindet andere. Eine Neurozeption von Sicherheit wirkt beruhigend, verbindet und verringert das Schutzbedürfnis. Durch die anfängliche Regulierung der passiven Pfade der Neurozeption entsteht eine Plattform der Sicherheit, welche die Nutzung der beim Veränderungsprozeß wichtigen willkürlichen Pfade unterstützt (Porges & Carter 2017).

Die Neurozeption ist ein subkortikales Geschehen in einem Bereich unter dem des bewußten Denkens und außerhalb der bewußten Wahrnehmung (Porges 2017a/2017). Dieses Überwachungssystem registriert ständig Informationen und reagiert auf sie, indem es den autonomen Zustand entweder in Richtung Verbundenheit oder in Richtung Geschütztheit anpaßt. Die Neurozeption wirkt stets im Dienste des Überlebens und aktiviert »das adaptive [Verhalten], das in der Situation möglich ist« (Porges 2017a, S. 176). Schon lange bevor die Information das Gehirn erreicht hat und ein Gedanke entstehen kann, ist die Biologie aktiv geworden. Auch wenn wir die Signale für Sicherheit oder Gefahr oft nicht bewußt wahrnehmen, spüren wir die autonome Reaktion auf sie. Diese äußert sich in Form innerer physischer Empfindungen wie Wärme im Bereich des Herzens, Leichtigkeit beim Atmen, Magen- oder Bauchschmerzen, Trockenheit der Kehle, und manchmal sind die Signale auch äußerlich zu erkennen (z. B. in Form von Lächeln, Erröten, einer entspannten oder steifen Haltung).

MINI-ÜBUNG

Denken Sie darüber nach, wie Sie autonome Reaktionen erleben.

- Welche dieser Erlebensweisen sind nur Ihnen bekannt?
- Welche sind auch für andere Menschen erkennbar?

Sicherheit im Gegensatz zu Gefahr

Die Neurozeption ist durch das individuelle Erleben eines bestimmten Menschen darauf eingestellt, Signale als Hinweise auf Sicherheit, Gefahr oder Lebensgefahr zu deuten. Aufgrund von Interaktionen mit Menschen und Orten erzeugt die Neurozeption habituelle Muster der Verbundenheit und des Schutzes. Ihr innerer Radar wird mit der Zeit so kalibriert, daß er auf bestimmte Weisen reagiert. Wurde das System in einer sicheren und unterstützenden Umgebung geprägt, erkennt es Signale zutreffend und hemmt die Defensivsysteme in sicheren Umgebungen oder aktiviert sie in Gefahrensituationen (Porges 2004/2010). Wird die Neurozeption hingegen in einer unberechenbaren Umgebung geprägt, in der ständig unerwartete Dinge geschehen, einer Umgebung, in der wir uns nicht sicher oder nicht gesehen fühlen, bevorzugt sie generell den Selbstschutz, so daß eine Diskrepanz zwischen dem autonomen Zustand und der tatsächlichen Sicherheit oder Gefahr entsteht (Porges 2015a). Diese Diskrepanz aktiviert Strategien, die verhindern, daß wir uns sicher fühlen, wenn dies eigentlich angemessen ist, und aufgrund dessen Defensivreaktionen hemmen oder daß wir Gefahren erkennen und daraufhin schützende Reaktionen initiieren. Diese früh entstandenen autonomen Muster bleiben weiter in Form neurozeptiver Tendenzen bestehen, aus denen ein autonomes Profil resultiert.

Eine Neurozeption von Sicherheit ist mit einer Neurozeption von Gefahr oder Lebensgefahr unvereinbar, weshalb es sich hier um ein Entweder-Oder-Erlebnis handelt (Porges 2015a). Aufgrund der aktuellen Neurozeption ist Ihr

ANS entweder für Verbundenheit und die Möglichkeit einer Veränderung offen oder in einer Schutzreaktion und einer Überlebenserzählung gefangen. Muster der Verbundenheit resultieren aus Signalen für Sicherheit, die unsere Defensivsysteme beruhigen und das System für soziale Verbundenheit aktivieren (Porges 2015a). Untersuchungen haben ergeben, daß die Auswirkungen von positivem Affekt auf die Gesundheit – unter anderem eine längere Lebenszeit und eine bessere Immunfunktion – nicht nur durch den Mangel an negativem Affekt zu erklären sind (Segerstrom & Sephton 2010). Ein verkörpertes Gefühl von Sicherheit erfordert sowohl die Verringerung oder vollständige Auflösung von Gefahrensignalen als auch das Erleben von Signalen für Sicherheit (Porges & Lewis 2009/2010). Das eine ohne das andere reicht nicht immer aus, um einen Menschen aus einem Zustand der Schutzsuche in einen der Bereitschaft, Verbindung aufzunehmen, zu versetzen. Das Nervensystem braucht das aktive In-Erscheinung-Treten von Signalen für Sicherheit (Porges 2015a).

Die von der Polyvagal-Theorie ausgehende Botschaft der Hoffnung beinhaltet, daß es möglich ist, autonome Muster und Profile zu verändern. Zwar prägen frühe Erlebnisse das System, doch spätere Einflüsse können Signale für Gefahr durchaus verringern und sogar völlig auflösen. Zwar gehen Signale für Sicher-

MINI-ÜBUNG

Halten Sie einen Augenblick inne, um Ihrer Neurozeption bewußt zu werden. Nehmen Sie die Umgebung in Form der Eindrücke, die Sie sehen und hören, in sich auf. Betrachten Sie die Menschen und Dinge, die Sie umgeben.

Welche Signale für Sicherheit und Gefahr fallen Ihnen auf? Reichen die Signale für Sicherheit aus, um bei Ihnen die Bereitschaft, in Verbindung zu treten, zu wecken? Oder halten die Gefahrensignale Sie im Bedürfnis nach Schutz gefangen?

Betrachten Sie die Situation mit Hilfe dieser Fragen im Sinne des Unterscheidungsvermögens: Befinden Sie sich in diesem Augenblick, in Gegenwart dieser Person, an diesem Ort, umgeben von diesen Dingen tatsächlich in Gefahr oder in Sicherheit?

heit inmitten von Gefahrensignalen oft unter, sie können aber erkannt werden und sich im Laufe der Zeit summieren. Eine Möglichkeit, Ihr System zu verändern, besteht darin, die Wahrnehmung zunächst auf die Neurozeption zu richten und dann aus der Perspektive des Unterscheidungsvermögens einen Kontext hinzuzufügen. Indem Sie die Aufmerksamkeit auf den gegenwärtigen Augenblick richten, ermöglichen Sie sich, den Ursprung der Gefahrensignale zu erkennen. Ist ein Signal, das in der Vergangenheit wichtig war, in der Gegenwart aufgetaucht? In der Vergangenheit mag dies eine überlebenssichernde Reaktion gewesen sein, aber ist sie das jetzt auch noch?

Zurück zu den Anfängen

Die Neurozeption initiiert eine Kaskade körperbasierter Ereignisse, die zu einer Erzählung werden. Beim Eintritt in einen autonomen Zustand werden Informationen über diesen auf den autonomen Pfaden zum Gehirn übermittelt. Dort entsteht eine Erzählung, die das Erlebte verständlich machen soll. Der physiologische Zustand bringt eine psychologische Erzählung hervor. Stellen Sie sich einen Fluß des Erlebens vor, an dessen Quelle sich die Neurozeption und an dessen Mündung sich die Erzählung befindet. Dazwischen liegen die Wahrnehmung, der autonome Zustand, Gefühle und Verhaltensweisen (Abbildung 2.1).

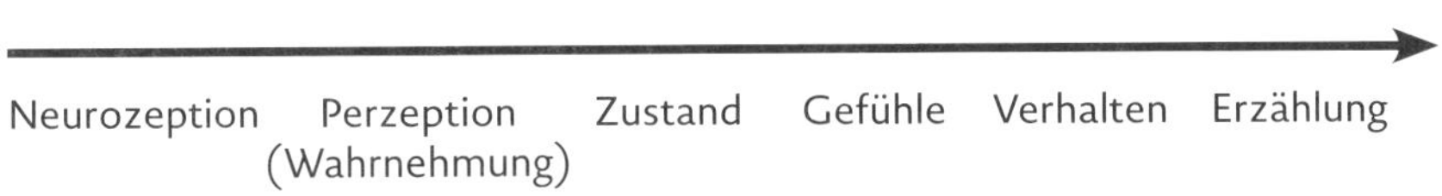

Abbildung 2.1. Von der Neurozeption zu Erzählung

Wir sind es gewöhnt, dort in den Fluß zu steigen, wo sich die Gefühle, das Verhalten oder die Erzählung befinden. Die Neurozeption findet jedoch an seiner Quelle statt. Sie müssen zum Ausgangspunkt zurück, wobei Sie die Erzählung, das Verhalten und die Gefühle zurücklassen, um den autonomen Zustand zu identifizieren und die Wahrnehmung auf die Neurozeption zu richten. Erst wenn Sie zur Quelle zurückkehren, um sich die Neurozeption zu vergegenwärtigen, erkennen Sie, wie Ihr inneres Überwachungssystem die Ereignisfolge initiiert, deren Resultat Ihr spezifisches Fühlen, Handeln und Denken ist.

Einstellungen, Handlungen und Ihre Sicht der Welt sind das Ergebnis des Pendelns Ihres ANS zwischen Zuständen der Verbundenheit und der Schutzsuche. Die Erzählungen, in denen Sie leben, beginnen weit entfernt vom kognitiven Bereich Ihres Gehirns im ANS mit einer Neurozeption von Sicherheit, Gefahr oder Lebensgefahr.

MINI-ÜBUNG

Denken Sie an ein Erlebnis, und machen Sie sich auf den Weg zur Quelle des Flusses. Fokussieren Sie die Wahrnehmung auf die Neurozeption, die der Ausgangspunkt war. Welchem Signal für Sicherheit oder Gefahr sind Sie stromabwärts zum Fühlen und Verhalten und schließlich zur Erzählung gefolgt?

Wenn Sie den Prozeß der Neurozeption verstehen, können Sie würdigen, wie Ihr ANS im Dienste Ihrer Sicherheit und Ihres Überlebens zuhört und handelt. Wenn Ihnen klar ist, daß die Neurozeption den ersten Teil Ihrer Erzählung formt, können Sie beginnen, auf neue Arten zuzuhören, und zu einem erfahrenen Lektor Ihrer Erzählung werden.

KAPITEL 3

Co-Regulation

Wir können nicht für uns allein leben.
Tausend Fasern verbinden uns miteinander.
— Herman Melville

Verbundenheit ist eine für unser Überleben unverzichtbare biologische Notwendigkeit (Porges 2015a). Unsere biologischen Grundlagen prädestinieren uns für die Verbundenheit mit anderen Menschen. Unser ANS sehnt sich danach, mit einem anderen ANS verbunden zu sein, und übermittelt Signale in die Welt, auf deren Beantwortung es wartet. Durch die Co-Regulation, das dritte grundlegende Prinzip der Polyvagal-Theorie, treten wir zu anderen in Verbindung und lassen mit ihnen gemeinsam ein Gefühl der Sicherheit entstehen.

Für Verbundenheit geboren

Einer Gruppe oder einem Stamm anzugehören war in der gesamten Entwicklungsgeschichte der Menschheit eine wichtige Überlebensstrategie. Menschen sind soziale Wesen, und »es entspricht unserem Wesen, zu interagieren und Beziehungen zu anderen Menschen zu entwickeln« (Cacioppo & Cacioppo 2014, S. 1). Wir finden in unseren sozialen Beziehungen einen Sinn, und wenn unsere Bedürfnisse nach Zugehörigkeit nicht erfüllt werden, erscheint uns unser Alltagsleben als weniger sinnvoll (Stillman et al. 2009). Mit anderen Menschen verbunden zu sein ist für uns alle sehr wichtig; Isolation und sogar das Gefühl, sozial isoliert zu sein, beeinträchtigt unsere Fähigkeit, unsere eigenen autonomen Zustände zu beeinflussen, und wirkt sich auf unser körperliches und emotionales Wohlbefinden aus (Porges & Furman 2011). Fühlen wir uns in der Welt allein, leiden wir. Begleitet uns dieses Gefühl ständig, häufen sich physische und psychische Gefährdungen unserer Gesundheit. Kardiovaskuläre Erkrankungen und Tod, übermäßig starke Entzündungsreaktionen, Nachlassen der kognitiven Fähigkeiten, Schlafstörungen und Depression sind nur einige mögliche Konsequenzen des Gefangenseins in Einsamkeit (Cole et al. 2015; Hawkley & Cacioppo 2010).

Von unserem Eintritt in die Welt an entwickelt das ANS eine Erzählung über Beziehungen. Inwieweit diese Erzählung von Verbundenheit handelt und wie sehr von Bemühungen um Schutz, hängt davon ab, ob wir selbst regulierte und regulierend wirkende Menschen um uns haben. Bei unserer Geburt tritt an die Stelle unserer anatomischen Verbindung zu unserer Mutter über die Nabelschnur die autonome Verbindung von Gesicht zu Gesicht durch Co-Regulation von Nervensystem zu Nervensystem. Die Känguruh-Methode, der Haut-zu-Haut-Kontakt zwischen Müttern oder Vätern und ihren Babys, ist mittlerweile auch auf Neugeborenenstationen zu einer anerkannten Praxis geworden. Sie wirkt sich bei Babys unter anderem positiv auf Herz, Atmung und Schlaf aus, stabilisiert außerdem die Körpertemperatur und verbessert die Organisation des Allgemeinzustandes schnell. Eltern, die diese Methode anwenden, berichten außerdem, daß sie ihren Babys gegenüber sensibler werden und sich besser auf die Signale der Kinder einstellen können (Jefferies 2012). Bei diesen frühesten Interaktionen sind die Babys auf den regulierten Zustand des Nervensystems ihrer primären Bezugsperson angewiesen.

In gut eingestimmten Eltern-Kind-Beziehungen erkennen die Eltern die wechselnden autonomen Bedürfnisse ihres Kindes und reagieren adäquat darauf. Durch diese Co-Regulation autonomer Zustände entsteht ein gemeinsames autonomes Empfinden, ein gemeinsames emotionales Erlebnis und ein gemeinsames Erleben von Sicherheit. Die eingestimmte Dyade produziert eine biologische Synchronie und schafft dadurch die Grundlage für die Steuerung interpersonaler Beziehungen (Manini et al. 2013). Ununterbrochene Eingestimmtheit ist für die Entwicklung eines regulierten autonomen Reaktionssystems nicht erforderlich. Der eingestimmte Zustand muß nur während etwa eines Drittels der Zeit bestehen (Ostlund et al. 2017; Tronick & Gianino 1986). Entscheidend ist, was nach einem Moment der Fehleingestimmtheit geschieht. Charakteristisch für ein reguliertes, flexibles und resilientes System ist, daß Beziehungsbrüche erkannt und behoben werden.

Die Fähigkeit zur Selbstregulation basiert auf wiederholt erlebter Co-Regulation. Aber selbst wenn wir die Fähigkeit zur Selbstregulation entwickeln, bleibt während unseres ganzen Lebens die Notwendigkeit zu sozialer Interaktion und Co-Regulation (Porges & Furman 2011). Hinsichtlich der Co-Regulation sind wir auf die Menschen in unserer Umgebung angewiesen, und wir versuchen unsererseits, auch ihnen Erlebnisse der Co-Regulation zu ermöglichen. Manchmal werden wir jedoch feststellen, daß keine Co-Regulation stattfindet, sondern wir einander in einen Zustand der Dysregulation versetzen. Wir folgen einem Freund in einen Angstzustand, verlieren mit unserem Partner die Hoffnung oder verschanzen uns anderen Menschen gegenüber in einem Zustand der Opposition.

MINI-ÜBUNG

Denken Sie an die Menschen, die in Ihrem Leben eine Rolle spielen, und machen Sie sich klar, in welchen Beziehungen am häufigsten Co-Regulation stattfindet und in welchen ein Zustand der Dysregulation dominiert.

- Wann spüren Sie hinsichtlich des autonomen Zustandes eine Übereinstimmung?
- Wann spüren Sie eine Diskrepanz zwischen Ihrem eigenen autonomen Zustand und demjenigen Ihres Gegenübers?

Fehlgeschlagene Verbindungen

Wenn es immer wieder zu Fehleinstimmungen kommt, wenn Beziehungsbrüche unerkannt bleiben und nicht behoben werden, wird das System vom autonomen Erleben anhaltender Gefahr bestimmt und steuert vom Zustand der Verbundenheit weg in Muster der Schutzsuche. Einsamkeit ist ein subjektives Erlebnis. Sie resultiert nicht aus tatsächlich bestehender sozialer Isolation, sondern aus der Wahrnehmung sozialer Isolation (De Jong Gierveld & Van Tilburg 2010). Einsamkeit erleben Menschen häufig. Eine Untersuchung mit 20 000 Teilnehmern (Cigna U. S. Loneliness Index) ergab, daß sich 46 Prozent der Befragten manchmal oder ständig einsam fühlten, 46 Prozent manchmal oder immer ausgeschlossen fühlten und nur 27 Prozent das Gefühl hatten, einer Gruppe anzugehören. Im Rahmen einer in Großbritannien im Jahre 2017 (von der *Jo Cox Commission on Loneliness*) durchgeführten Studie erklärten über neun Millionen Personen, daß sie sich oft oder immer einsam fühlten. Einsamkeit veranlaßt uns, zu anderen in Kontakt zu treten, sie kann aber auch dem Schutz dienende Verhaltensmuster aktivieren (Cacioppo & Cacioppo 2014). Wir verspüren den Drang, zu anderen in Verbindung zu treten, fürchten uns aber auch davor, zurückgewiesen zu werden. Signale für Gefahr und Lebensgefahr beeinträchtigen die Fähigkeit zur Co-Regulation und zum Aufbau von Beziehungen (Porges & Carter 2017). Wenn wir wegen eines Bedrohungsgefühls in einen Zustand der Hypervigilanz wechseln, fällt es uns schwer, anderen Menschen Signale zu übermitteln, die sie willkommen heißen. Die Signale für Sicherheit und Gefahr, die wir in die Welt aussenden, ermöglichen anderen Menschen, unsere aktuelle *soziale Temperatur* zu spüren – ob wir warmherzig und entgegenkommend, ungestüm und gequält oder kalt und berechnend auf sie wirken (Ijzerman et al. 2012).

Soziale Verbundenheit beinhaltet das subjektive Erlebnis des Verbundenseins mit anderen (Seppälä, Rossomando & Dory 2013). Soziale Unterstützung hingegen kann sich in Form eines Austauschs von Diensten, Informationen und Ratschlägen manifestieren. Obwohl soziale Unterstützung im Leben kaum zu umgehen ist, können wir uns sehr einsam fühlen, wenn wir nicht auch soziale Verbundenheit erleben. Aus Untersuchungen über soziale Unterstützung geht hervor, daß die Qualität der Unterstützung, nicht ihre Quantität für unsere Zufriedenheit entscheidend ist (Utz & Breuer 2017). Interessant ist dabei, daß einigen Studien zufolge *wahrgenommene* soziale Unterstützung stärker mit Wohlbefinden korreliert als *tatsächlich erhaltene* Unterstützung (Utz & Breuer 2017). Wenn Angebote sozialer Unterstützung und soziale Interaktionen ein Gemein-

MINI-ÜBUNG

Nehmen Sie sich ein wenig Zeit, um über die Menschen in Ihrer Umgebung nachzudenken. Stellen Sie fest, welcher Kategorie (Unterstützung oder Verbundenheit) sie zuzurechnen sind. Bei einigen trifft vermutlich nur eine der beiden Kategorien zu, bei anderen sind es beide.

- Wer gehört Ihrem sozialen Unterstützungsnetzwerk an?
- Mit wem fühlen Sie sich sozial verbunden?

schaftsgefühl hervorrufen, lindern Co-Regulation und soziale Verbundenheit Einsamkeitsgefühle. Erfolgt die Übermittlung sozialer Unterstützung auf der Grundlage eines Zustandes der Fehleingestimmtheit, beinhaltet das autonome Erleben das Bedürfnis, vor Schädigung geschützt zu werden (Porges 2012). Die »Wahrnehmung von Sicherheit [ist] ausschlaggebend für das Anknüpfen von Beziehungen« (Porges 2003/2010, S. 203).

Die Verbindung wiederherstellen

Die vorliegenden Untersuchungen über Einsamkeit bestätigen, was unser ANS ohnehin weiß: Wir alle brauchen soziale Verbundenheit und leiden körperlich und emotional, wenn wir uns nicht ausreichend mit anderen Menschen verbunden fühlen. Die zwanzig Fragen umfassende *UCLA Loneliness Scale*, die im Internet frei zugänglich ist, schätzt die Wahrnehmung sozialer Isolation ein und wird im Rahmen wissenschaftlicher Untersuchungen häufig benutzt. Wenn Sie sich mit Ihrem Erleben von Einsamkeit befassen wollen, können Sie es mit der kurzen, nur drei Fragen umfassenden Version dieses Untersuchungsinstruments versuchen:

Die Antworten auf die drei Fragen liegen in einem Spektrum, das von »kaum« über »manchmal« bis hin zu »oft« reicht:

1. Wie oft haben Sie das Gefühl, daß Ihnen Gesellschaft fehlt?
2. Wie oft fühlen Sie sich ignoriert?
3. Wie oft fühlen Sie sich von anderen isoliert?

Porges erklärt (2016, S. 5): »Überleben ist von Gelegenheiten zu erfolgreicher Co-Regulation abhängig.« Eine ausreichende Zahl von Erlebnissen der Co-Regulation befähigt zu erfolgreicher Selbstregulation. Er fährt fort: »Das wiederholte Erleben erfolgreicher und zuverlässiger Co-Regulation versetzt das Nervensystem in einen Zustand der Resilienz, der ermöglicht, auch Zeiten des Getrenntseins zu überstehen« (Porges 2016, S. 6). Mit diesem Verständnis von Co-Regulation und Selbstregulation ist die Erkenntnis verbunden, daß Alleinsein nicht immer beinhaltet, daß man sich allein fühlt, und daß es nicht immer mit Leiden verbunden ist. Wenn Sie unter Einsamkeit leiden, bedeutet Alleinsein, daß Sie isoliert sind, aber wenn bei Ihnen ein Fundament sozialer Verbundenheit besteht und klar ist, daß Sie Gelegenheiten zur Co-Regulation haben werden, können Sie sich dem Erleben des Alleinseins stellen. »[Die Sprache] hat das Wort ›Einsamkeit‹ entwickelt, um dem Schmerz Ausdruck zu geben, den Mangel an Gesellschaft erzeugen kann. Und sie hat das Wort ›Alleinsein‹ entwickelt, um die Herrlichkeit dieses Zustandes zum Ausdruck zu bringen« (Tillich 1963/1964). Welche Unterschiede bestehen auf der Ebene des ANS zwischen Isolation und Alleinsein? Isolation resultiert aus einem von der Schutzsuche bestimmten Zustand. Dabei kann es sich um das verzweifelte Bemühen des SNS um Verbundenheit handeln oder um eine Aktivität des dorsal-vagalen Systems, die einen Zustand der Verzweiflung und Unverbundenheit hervorruft. Alleinsein andererseits ist ein ventral-vagal geprägtes Erlebnis gewählter Isolation und ein Gefühl des Friedens in der Getrenntheit.

MINI-ÜBUNG

- Wann fühlen Sie sich einsam?
- Wann empfinden Sie Alleinsein als angenehm?

Wenn ein zentraler Bestandteil des Wohlbefindens die zuverlässig eintretende Gelegenheit zur Co-Regulation in Beziehungen ist, könnte man Traumata als chronische Unterbrechung von Verbundenheit beschreiben (Porges 2014). Ein Trauma erzeugt unablässig adaptive Überlebensreaktionen, die verhindern, daß das ANS im Zustand der Verbundenheit Sicherheit erlebt. Ohne Co-Regulationserlebnisse und ohne Vertrauen darauf, daß es ständig Gelegenheiten zur Co-Regulation geben wird, werden die autonomen Pfade, die den Wechsel aus dem Zustand der Schutzsuche in den Zustand der Verbundenheit ermöglichen, nicht trainiert und gestärkt. Das ANS bleibt dann auf der Hut, jederzeit bereit, im Dienste des Überlebens aktiv zu werden. Wenn sich zwei Menschen gemeinsam der Co-Regulation widmen und in einem Zustand der Sicherheit verbunden sind, ermöglichen die autonomen Nervensysteme beider, Gesundheit, Wachstum und Genesung zu fördern. Eine auf Co-Regulation basierende Beziehung wird Ihrem Streben nach Sicherheit gerecht, und Sie können eine Erzählung über Wohlbefinden entwickeln.

Zusammenfassung zu Teil I

Um das Überleben der Zivilisation zu sichern, müssen wir eine Wissenschaft menschlicher Beziehungen entwickeln.

— Franklin D. Roosevelt

Wir erleben unser Leben von innen durch die Neurozeption und die Wahrnehmung von Zustandsveränderungen und von außen durch co-regulierende und dysregulierende Verbindungen zu anderen Menschen. Erlebnisse werden auf autonomen Pfaden übermittelt: durch Traumaerzählungen, die in Zuständen sympathischer und dorsal-vagaler Dysregulation wurzeln, und durch im ventral-vagalen Zustand der Sicherheit und Verbundenheit verankerte Erzählungen über Wohlbefinden.

Das ANS soll uns helfen, mit den Herausforderungen unseres Alltagslebens fertig zu werden. Geformt durch die Entwicklungsgeschichte des Menschen und individuell durch unser alltägliches Erleben, schätzt es ständig Gefahren ein, hemmt einige Reaktionen und initiiert andere, und all dies geschieht im Dienste des Überlebens. Signale für Sicherheit und Gefahr, die unser Gewahrsein oft nicht zu erkennen vermag, aktivieren autonome Zustände, die zu Mustern der Schutzsuche oder von Verbundenheit werden. Die Sicht der Polyvagal-Theorie macht diese Bewegungen weg von oder hin zu bestimmten Menschen, Orten und Dingen verständlich und vorhersehbar.

Das ANS prägt unser Erleben. Unsere Physiologie drängt uns dazu, uns zu verbinden, und wir spüren eine autonome Reaktion. Wohin führt uns unser ANS? Bringt es uns dazu, uns zu etwas hin oder von etwas weg zu bewegen? Dazu, eine Hand auszustrecken, oder dazu, eine Faust zu ballen? Wenn Sie lernen, mit Ihrem ANS zusammenzuarbeiten, können Sie das System umstrukturieren und Ihre Erzählungen umformulieren. In einem Zustand ventral-vagaler Sicherheit verankert, können Sie die Tür zur Veränderung öffnen.

TEIL II

Navigieren auf autonomen Pfaden: Grundlegende Verfahrensweisen

Es ist mehr Vernunft in deinem Leibe
als in deiner besten Weisheit.
— Friedrich Nietzsche

Überblick: Der BASIC-Rahmen

Wie können wir die Kraft des ANS nicht nur im Dienste des Überlebens, sondern auch im Dienste der Heilung nutzen? Die physiologischen Prozesse, die das System geprägt haben, können uns auch von gewohnheitsmäßig aktivierten Reaktionen befreien und ein in Mustern der Schutzsuche erstarrtes System wieder flexibler machen. Im Sinne der Grundprinzipien der Polyvagal-Theorie können Sie Klienten helfen, ihre Systeme umzustrukturieren und ihre Erzählungen umzuschreiben.

Der BASIC-Rahmen – ***B****efriend,* ***A****ttend,* ***S****hape,* ***I****ntegrate,* ***C****onnect* – hilft Klienten, bezüglich der autonomen Regulation Fertigkeiten zu entwickeln, die ihre Reaktionsflexibilität und ihre Resilienz verbessern. Die Umstrukturierung des Nervensystems gelingt nur, wenn das explizite Gewahrsein auf implizite Erlebnisse gerichtet wird, die automatischen Reaktionsmuster unterbrochen werden und der ventral-vagale Sicherheitsschaltkreis aktiviert wird.

Befriend (*sich vertraut machen*)

Eine zeitweise Unverbundenheit mit dem eigenen Körper erleben viele Menschen, und bei traumatisierten Klienten kommt dies gehäuft vor. Je ausgeprägter die Wahrnehmung körperbasierter Empfindungen ist, um so mehr Einfluß haben Klienten auf ihr Leben. *Befriend* steht für das Erlernen der Fähigkeit, sich in den autonomen Zustand und die eigene Erzählung einzustimmen und sich ihnen mit Neugier und Selbstmitgefühl zuzuwenden.

Attend (*Beachten*)

Attending-Übungen fördern die Fähigkeit, autonome Zustände zu benennen, die Wechsel zwischen ihnen zu verfolgen und die Gewohnheit zu entwickeln, in jedem Augenblick starke Veränderungen und subtilere Wandlungen zu erkennen. Indem man diese autonomen Erlebnisse zu verfolgen lernt, bereitet man sich auf die Formung *(shaping)* des Systems vor.

Shape (*Formung*)

Traumata beeinträchtigen die Fähigkeit, den autonomen Zustand zu beeinflussen und flexibel zwischen verschiedenen autonomen Zuständen zu wechseln. So wie das Gehirn neuronale Verbindungen verändern kann, ist auch das ANS zur Entwicklung neuer Muster in der Lage. Die Umorientierung des Systems von habituellen Überlebensreaktionen zu Mustern der Verbundenheit erfordert, Übungen auszuführen, welche die Fähigkeit verstärken, im ventral-vagalen System verankert zu bleiben.

Integrate (*Integrieren*)

Aus der Perspektive des ANS ist Resilienz die Fähigkeit, nach einem Wechsel in den Zustand sympathischer Mobilisierung oder dorsal-vagalen Shutdowns zur ventral-vagalen Regulation zurückzukehren. Veränderungen des autonomen Zustandes in Reaktion auf Herausforderungen im Alltagsleben sind normal und zu erwarten. Bei vielen Menschen sind diese Veränderungen nur sehr gering, und selbst wenn sie umfangreich sind, reicht die verfügbare Resilienz für die Rückkehr in einen Zustand der Regulation aus. Bei anderen fällt die Reaktion extrem aus, und eine Rückkehr in den Zustand der Regulation erscheint als unerreichbar. Die Aktivität des Integrierens lenkt die Aufmerksamkeit auf neu hervortretende autonome Muster und nutzt sie zur Entwicklung neuer, resilienter Pfade.

Connect (*Kontakt herstellen*)

Das ANS beeinflußt unsere Art, zu anderen Menschen in Verbindung zu treten. Wie unsere Klienten sich selbst erleben, wie sie Beziehungen aufbauen und wie sie sich durch die Welt bewegen, ist von den Eigenarten ihrer autonomen Pfade abhängig. Sobald sie neue Regulationsfähigkeiten entwickelt haben, können sie sichere Verbindungen herstellen.

Wenn das ANS dem Einfluß eines Traumas unterliegt, besteht oft keine Verbindung zwischen dem physiologischen Zustand, der psychologischen Erzählung und der Verhaltensreaktion. Signale für Gefahr werden dann überall gesichtet, und schon der kleinste Hinweis auf ein potentiell traumatisches Ereignis aktiviert eine Überlebensreaktion. Weil die Fähigkeit, in den regulierenden ventral-vagalen Zustand zu gelangen, beeinträchtigt ist, sind betroffene Klienten weder in der Lage, sich zu beruhigen, noch dazu, aktiv zu werden und sich freimütig zu äußern, ohne aus dem Zustand der Verbundenheit in einen Zustand der Schutzsuche zu wechseln (Williamson, E. C. Porges, Lamb & S. W. Porges 2015). Ohne den regulierenden Einfluß des ventral-vagalen Systems fühlen sich die Klienten wie in einem Zustand der Schutzsuche gefangen, unfähig, selbst Kontakt aufzunehmen oder etwas an sich heranzulassen. Die Unterbrechung eines automatisierten Reaktionsmusters mit Hilfe des Gewahrseins unterstützt den Veränderungsprozeß (Neal, Wood, Wu & Kurlander 2011). Wenn es gelingt, die Wahrnehmung auf die Neurozeption zu fokussieren, werden höhere Gehirnstrukturen mobilisiert, und das Gewahrsein wird angeregt. Mit seiner Hilfe können Klienten in der Gegenwart Signale erkennen, statt die aktuelle Situation aus der Perspektive der Vergangenheit zu betrachten.

Bei der Arbeit an den BASIC-Übungen sollte man den Klienten helfen, eine ventral-vagal orientierte Einstellung zum Selbstmitgefühl zu entwickeln. Selbstmitgefühl kann die sympathische Aktivität verringern und beim Reagieren auf belastende Situationen die ventral-vagale Flexibilität verstärken (Homan & Sirois 2017; Kirby, Doty, Petrocchi & Gilbert 2017; Luo, Qiao & Che 2018). Selbstkritik aktiviert alte Defensivsysteme, die Klienten aus dem Zustand der Sicherheit in einen Zustand der Schutzsuche versetzen. In Zuständen, die der Überlebenssicherung dienen, ist der Zugang zu den höheren, kognitiven Gehirnarealen beeinträchtigt – an die Stelle der Reflexion tritt dann die Reaktion –, und die Fähigkeit, sich um eine Veränderung zu bemühen, ist völlig blockiert. Selbstmitgefühl bietet Klienten einen sicheren Pfad zur Erforschung ihrer autonomen Reaktionsmuster.

Über die Nutzung der Übungen in diesem Teil

Untersuchungen darüber, wie es Menschen gelingt, Veränderungen zu erreichen und aufrechtzuerhalten, zeigen, wie wichtig es ist, auf die eigene Fähigkeit, etwas zu verändern, zu vertrauen, positive Erfahrungen mit Veränderungsversuchen gemacht zu haben und daran zu glauben, daß es weniger mühsam ist, Veränderungen aufrechtzuerhalten, wenn man Übung darin hat (Lally, Wandle & Gardner 2011). Indem man sich wiederholt um eine Folge kleiner Veränderungen und deren Aufrechterhaltung bemüht, kann man diese Möglichkeiten zum Leben erwecken.

In den Kapiteln 4 bis 8 werden Übungen vorgestellt, die Sie Klienten in Therapiesitzungen vermitteln können; dabei müssen Sie ihnen klarmachen, daß sie mit der Ausführung der Übungen zwischen den Sitzungen fortfahren sollten. Durch die Übungen werden autonome Muster dem expliziten Gewahrsein zugänglich gemacht, und man sollte die Klienten dazu anregen, Veränderungen in einem Notizbuch oder Tagebuch festzuhalten. Im Sinne der klinischen Maxime, derzufolge Therapeuten Klienten nicht zu etwas auffordern sollten, das sie selbst noch nicht erprobt haben, empfehle ich Ihnen dringend, die Übungen selbst auszuführen, bevor Sie damit an Klienten herantreten. Der BASIC-Rahmen erfordert, daß die in einem Kapitel erläuterten Übungen die Grundlage für die Übungen im nächsten Kapitel bilden. Eine natürliche Zuversicht erwächst, wenn die Klienten mit der Nutzung neuer autonomer Muster beginnen, die ihr Wohlbefinden fördern. Ich empfehle Ihnen, die Kapitel in der vorgegebenen Reihenfolge mit Klienten durchzuarbeiten. Sicherlich werden Sie manchmal zu der Überzeugung gelangen, daß ein Klient in einer bestimmten Phase der Arbeit von einer anderen Übung profitieren könnte. Sie könnten diese Übung dann ungeachtet der regulären Reihenfolge verwenden und anschließend zu früheren Übungen zurückzukehren. Die Übungen sind auch nicht nur zur einmaligen Nutzung gedacht, sondern sollten über längere Zeit ausgeführt werden, um eine bestimmte Fertigkeit kompetent und voller Selbstvertrauen anwenden zu können. Einige Übungen können Sie auch später immer wieder verwenden.

Hilfen für das Verfolgen persönlicher Fortschritte, die sich auf die Kapitel 4 bis 8 beziehen, finden Sie im Anhang. Sie ermöglichen das Verfolgen subtiler Veränderungen, die ein integraler Bestandteil autonomer Veränderung sind. Empfehlen Sie Ihren Klienten, diese Hilfen selbständig zu nutzen, und vergewissern Sie sich auch selbst, welche Fortschritte erzielt wurden, indem Sie die Tracker von Zeit zu Zeit in Therapiesitzungen verwenden. Veränderung ist kein einmaliges Ereignis, sondern ein lebenslanger Prozeß, und die Reorganisation des autonomen Zustandes findet permanent statt. Mit Hilfe der Tracker für persönliche Fortschritte können Ihre Klienten sich regelmäßig ein Bild von den ständigen Veränderungen des Status ihrer Systeme machen.

Erwartete Resultate

Der BASIC-Rahmen geleitet Ihre Klienten zu neuen Erlebnissen aktiver Beeinflussung ihres ANS. Die Übungen geben ihnen Gelegenheit, mit Fertigkeiten zu experimentieren, die ihnen ermöglichen, anders zu navigieren, als sie es bisher gewöhnt sind. Im Laufe der Zeit werden die neu entwickelten Fertigkeiten zum Praxisstandard. Lernen Ihre Klienten, mit dem ANS zusammenzuarbeiten, fühlen sie sich kompetenter, entwickeln mehr Selbstvertrauen und erleben das für ein integriertes Körper-Geist-System charakteristische positive Gefühl. Wenn es ihnen gelingt, in der ventral-vagalen Regulation verankert zu bleiben, entdekken sie, daß sie sich sicherer fühlen und besser zur inhärenten Weisheit des ANS in Kontakt treten können. Viele Klienten hoffen, genau dieses Resultat in ihrer Therapie zu erreichen, und sobald sie sich in der Lage fühlen, sich verläßlich selbst zu regulieren, sind sie bereit, ihren Weg fortzusetzen. Anderen Klienten ermöglicht diese Plattform, sich intensiver auf die Traumaverarbeitung einzulassen. Bei allen wirkt sich die Arbeit an den BASIC-Übungen positiv auf die Fähigkeit aus, die Dinge aus Sicht des ANS zu betrachten und zu erkennen, was geschieht. Außerdem geht es darum, einen Ansatzpunkt im Bereich des ventralen Vagus zu finden und um die Entwicklung der Fähigkeit, auf eine neuartige Weise regulierend zu wirken und zu reagieren und schließlich neue Erzählungen über Sicherheit und Verbundenheit zu entwickeln.

KAPITEL 4

Befriending

Sich mit dem Autonomen Nervensystem vertraut machen

Der erste Schritt auf dem Weg zur Veränderung
ist Gewahrsein. Der zweite Schritt ist Akzeptieren.
— Nathaniel Branden

Wie helfen Sie Ihren Klienten, sich einzustimmen und sich ihrem Körper und insbesondere ihrem ANS zuzuwenden? *Befriending* begründet die Fähigkeit, autonome Zustände ungefährdet zu spüren, einzelne Aspekte von ihnen zu identifizieren und während des Prozesses Neugier und Mitgefühl zu entwickeln und aufrechtzuerhalten. Viele Klienten leben in ihren Erzählungen, sind aber mit den körperlichen Zuständen, aus denen diese resultieren, nicht verbunden. Bessel van der Kolk (2014/2015) erinnert uns: »Wir können unser Leben nur dann völlig nach unseren eigenen Vorstellungen führen, wenn wir die Realität unseres Körpers mit all ihren viszeralen Dimensionen anerkennen« (dt. Ausgabe S. 38).

Wenn Klienten Dinge bestimmten Kategorien zuordnen, nehmen sie diese Dinge verändert wahr und entwickeln die Fähigkeit, sie zu erkennen und zu unterscheiden (Petersen, Schroijen, Mölders, Zenker & den Bergh 2014). »Spüren, benennen und erkennen, was in uns vor sich geht, ist der erste Schritt auf dem Weg zur Genesung« (van der Kolk 2014/2015, dt. Ausgabe S. 84). Die sympathische Mobilisierung und die dorsal-vagale Immobilisierung als adaptive überlebenssichernde Reaktionen zu erkennen, die durch ein Zuviel an Gefahrensignalen und ein Zuwenig an Signalen für Sicherheit ausgelöst werden, hilft

Klienten, ihre eigenen Reaktionen als Aktivitäten im Dienste ihres Überlebens zu verstehen. Untersuchungen haben gezeigt, daß die neu entwickelte Fähigkeit, Arousalzustände als funktionale Reaktionen zu sehen, die Intensität der Aktivierung verringert und die Herstellung einer Verbindung zu regulierenden Ressourcen unterstützt – die physiologische Aktivierung als Ressource für die Bewältigung einer Herausforderung zu verstehen führt zu positiven Resultaten (Jamieson, Nock & Mendes 2011). Schon das bloße Benennen von Reaktionen wirkt sich auf die autonome Aktivität aus und unterstützt wahrscheinlich die Vagusfunktion (Kanbara & Fukunaga 2016).

Wenn Klienten lernen, achtsam mit ihrem ANS umzugehen, ihr verkörpertes Erleben mitfühlend aufzunehmen und jede autonome Reaktion zu würdigen, sind sie dabei, sich mit ihrem ANS vertraut zu machen. Die in diesem Kapitel vorgestellten Befriending-Übungen lassen sich drei Kategorien zuordnen: *akkurates autonomes Gewahrsein*, die *Kunst, sich vertraut zu machen (Befriending)* und die *Praxis des Wiederherstellens von Verbundenheit*. Hinsichtlich des *akkuraten autonomen Gewahrseins* wird eine Übung vorgestellt, die Klienten helfen soll, persönliche Archetypen zu jedem autonomen Zustand zu entwickeln, und eine zweite Übung, die ventral-vagale Erlebnisse konkret nutzbar macht. Die *Kunst, sich vertraut zu machen (Befriending)* wird in Form von Übungen vermittelt, die dazu dienen, die Verbindung zur autonomen Hierarchie mit Hilfe von künstlerischen Aktivitäten, Schreiben und Bewegung zu vertiefen. Die letzte Kategorie, die *Praxis des Wiederherstellens von Verbundenheit*, umfaßt vier Übungen, die dazu dienen, das Spektrum der innerhalb jedes autonomen Zustandes möglichen Reaktionen zu erforschen.

Akkurates autonomes Gewahrsein

Bevor Klienten neue Regulationsarten erforschen können, müssen sie in der Lage sein, ihren aktuellen autonomen Zustand zu erkennen. Die Regulationsfähigkeit hängt davon ab, wie zutreffend ein Klient neu eintreffende Informationen deuten kann. Die Fähigkeit, autonome Zustände korrekt zu erkennen, ist für die Umgestaltung des Systems unverzichtbar.

ÜBUNG

Autonome Orientierungspunkte – Erzählungen über entscheidende Augenblicke

Durch diese Übung können Klienten lernen, autonome Reaktionen zu erkennen, indem sie auf für sie besonders wichtige Erlebnisse fokussieren. Sie können über das Erlebte in ihrem Tagebuch berichten und diese Aufzeichnungen in einer späteren Therapiesitzung erläutern.

DER HINTERGRUND

Markante Erscheinungen prägen unsere Umgebung und fungieren als kognitive Anker und Bezugspunkte für die Kommunikation. Markante autonome Phänomene kennzeichnen unser Erleben autonomer Zustände. Wir alle orientieren uns an individuellen Besonderheiten, die unser Erleben eines Zustandes verkörpern und in unserem Gedächtnis gespeichert sind. Der jetzige Augenblick unterscheidet sich von allen anderen Augenblicken, und Sie können auf ihn als auf ein entscheidendes Erlebnis einer autonomen Reaktion zurückblicken. Den für jeden Zustand entscheidenden Augenblick zu identifizieren hilft, schnell die Eigenschaften zu erkennen, die den betreffenden Zustand ausmachen.

DIE SCHRITTE

1. Welche Erzählungen sind mit Ihren entscheidenden dorsal-vagalen (Kollaps oder Shutdown), sympathischen (Kampf oder Flucht) und ventral-vagalen (sicher und verbunden) Augenblicken assoziiert? Um Ihnen das Nachdenken über Ihre autonomen Zustände zu erleichtern, können Sie diesen zusätzlich zu den physiologischen auch deskriptive Namen geben. Nehmen Sie sich Zeit, um zurückzuschauen und die betreffenden Augenblicke in Ihrem Gedächtnis zu lokalisieren. Fahnden Sie nach besonders markanten Situationen, die als Archetypen für die verschiedenen autonomen Zustände gelten können.

2. Orientierungspunkte sind an ihren Namen und Eigenarten erkennbar. Schreiben Sie eine Erzählung über solch einen wichtigen Augenblick. Bemühen Sie sich, die konkreten Einzelheiten des Geschehens zu beschreiben – was geschehen ist, wie Sie darauf reagiert haben, wie sich Ihr Körper anfühlte und was Sie dachten.

3. Lesen Sie die Geschichte anschließend noch einmal, und stellen Sie fest, was der entscheidende Augenblick war. Benennen Sie die Geschichte nach diesem Augenblick.

TIPPS

Durch das Identifizieren entscheidender autonomer Augenblicke und das Benennen derselben können nützliche Anker entstehen, die Sie in Therapiesitzungen nutzen können, um die Erlebnisse Ihrer Klienten zu erforschen. Klienten profitieren auch von Beispielerzählungen, die ihnen einen Eindruck von der Art der Erlebnisse, um die es geht, vermitteln (nämlich einen Eindruck von der autonomen Hierarchie in ihrem Verlauf vom dorsal-vagalen über den sympathischen zum ventral-vagalen Zustand) und davon, wie detailliert ihre Beschreibungen sein sollten. Sie können dazu eigene Beispiele benutzen oder eine der im folgenden beschriebenen Geschichten verwenden.

Der dorsal-vagale Moment, in dem die Salatschale zerspringt

Im Rahmen meiner Bemühungen um eine gesündere Ernährung hatte ich mir zu Mittag einen Salat zubereitet. Dazu benutzte ich eine besondere Schale, die ich aus Frankreich mitgebracht hatte. Es hatte mir große Freude gemacht, verschiedene Gemüsesorten mundgerecht zu schneiden, sie in der Schale zu schichten und so ein ebenso nahrhaftes wie appetitanregendes Mahl zuzubereiten. Dann verließ ich die Küche, streifte dabei mit einem Arm die Arbeitsplatte und ließ die Schale fallen. Sie zersprang, und das Gemüse landete mit Teilen der Schale vermischt auf dem Küchenboden. Ich stand regungslos da und starrte auf die Bescherung. Nach einiger Zeit raffte ich mich auf, ging ins Wohnzimmer und setzte mich auf die Couch. Ich sah das, was geschehen war, wie eine gewaltige Katastrophe, nicht wie das relativ harmlose Zerbrechen einer Salatschale, und verfiel infolge dessen in einen massiven Kollaps. Ich saß da, starrte vor mich hin und fühlte mich benommen. Mir kam nur über die Lippen: »Ich bin fertig« – ich hätte aber nicht zu sagen gewußt, was das bedeutete. Erst nach 15 Minuten hatte ich das Gefühl, wieder über genug Energie zu verfügen, um den Küchenboden reinigen zu können. Ich dachte nicht mehr daran, daß ich zu Mittag hatte essen wollen; meine Aufmerksamkeit war nur noch darauf gerichtet, einen Fuß vor den anderen zu setzen. Zwar ergab die Intensität des Kollaps, den ich in Reaktion auf das Mißgeschick erlebt hatte, isoliert betrachtet keinen Sinn, aber in einem größeren Zusammenhang betrachtet war dies für mein Nervensystem der Tropfen gewesen, der das Faß zum Überlaufen gebracht und mir deutlich gemacht hatte, daß mir die Anforderungen des Alltagslebens über den Kopf wuchsen. Das Zerspringen der Salatschale ist für mich der Inbegriff eines dorsal-vagalen Erlebnisses.

Sympathischer Springteufel

Als Kind lernte ich, daß es besser war, gesehen statt gehört zu werden – und zwar immer. Es hat mich große Mühe gekostet, als Erwachsene meine Stimme zu finden. Wenn ich heute den Eindruck gewinne, daß jemand mein persönliches Empfinden und Erleben kleinredet, verfalle ich nicht mehr in einen Shutdown wie in meiner Kindheit, sondern wechsle augenblicklich in den Zustand der Mobilisierung und bin bereit, für meine Sicht zu kämpfen. Im Grunde bin ich wie ein Springteufel – jederzeit bereit, aus meiner Schachtel zu springen. Sobald ich spüre, daß sich der Deckel hebt, springe ich los. Ein Augenblick, den ich mit diesem Effekt assoziiere, war ein Anruf meines Bruders während eines Urlaubs. Ich hatte mich schon seit einiger Zeit von meiner Schwester distanziert, und mein Bruder machte am Telefon eine treuherzige Bemerkung über Feiertage und Familientreffen, und schon reagierte ich. Ich hörte gar nicht, was er sonst noch sagte, sondern legte den Hörer auf und warf das Telefon durch den Raum. Nachdem ich mich wieder ein wenig beruhigt hatte und mir den Augenblick meiner explosiven Reaktion noch einmal vor Augen führen konnte, wurde mir klar, daß nicht die Äußerungen meines Bruders ausschlaggebend gewesen waren, sondern daß es darum ging, daß mein Bruch mit meiner Schwester nie anerkannt und somit meine Empfindungen als unwichtig abgetan worden waren.

Die ventral-vagale weise Frau

Ich befand mich in einer zweiwöchigen Meditationsphase und rang mit Zweifel, Furcht, Selbstkritik und Langeweile – mit all den Gefühlen und Empfindungen, die sich melden, wenn man täglich viele Stunden lang schweigend dasitzt. Als mich an einem dieser Tage eine ungeheuer starke Traurigkeit überkam, hatte ich plötzlich das Bild einer alten Frau vor Augen, die still in einem warmen, dunklen Raum saß, unmittelbar neben einem riesigen glühenden und pulsierenden Gebilde, das, wie ich wußte, mein Herz war. In diesem Moment wurde mir klar, daß nichts in der Welt sie davon abhalten würde, neben jenem Herzen zu sitzen. Ihre Präsenz war bedingungslos, ihre Wärme und Aufmerksamkeit unwandelbar. Sie saß bei meinem Herzen. Die starke Traurigkeit, die ich spürte, verschwand nicht, sie wurde aber gelindert, und ich konnte sie nun auf eine nicht mehr belastende Weise sehen. *Mit-Sein* wurde für mich in diesem Augenblick zur Essenz des ventral-vagalen Zustandes.

Halten Sie Ihre Klienten dazu an, die Details ihrer Erlebnisse zu erforschen. Falls sie Schwierigkeiten haben, zu einem bestimmten Zustand in Kontakt zu treten, können Sie mit ihnen über ihre Erinnerungen reden. Fordern Sie sie auf, ein paar Worte, kurze Phrasen oder Sätze aufzuschreiben, um die Geschichte über ihren Orientierungspunkt zu beginnen. An diesem Anfang können sie dann zu Hause weiter arbeiten. Greifen Sie die Übung in den folgenden Wochen immer wieder auf, und kommen Sie später im Laufe des Therapieprozesses darauf zurück, um die Erzählungen Ihrer Klienten und ihr Verständnis zu erweitern.

ÜBUNG

Ventral-vagale Verankerung in der Sicherheit

Diese Übung hilft Ihren Klienten herauszufinden, durch welche Erlebnisse sie in einem ventral-vagalen Zustand verankert werden. Dabei benutzen sie die Kategorien Wer, Was, Wo und Wann. Empfehlen Sie den Klienten, zu Hause an dieser Übung zu arbeiten und Ihnen in einer der nächsten Sitzungen über ihre Anker zu berichten. Sie können später auf diese Übung zurückkommen, wenn die Klienten neue ventral-vagale Anker hinzufügen und so ihre Möglichkeiten erweitern.

DER HINTERGRUND

Der Thesaurus von Merriam-Webster definiert einen Anker als »etwas, das dazu dient, ein Objekt an einem Ort festzuhalten; eine zuverlässige Unterstützung«. Ein ventral-vagaler Anker erhält die Verbindung zur Energie Ihres ventral-vagalen Systems aufrecht, wenn Erlebnisse Sie in einen sympathischen oder dorsalvagalen Zustand zu versetzen drohen. Ihre ventral-vagalen Anker helfen Ihnen, in den Zustand der Regulation zurückzufinden und dort zu bleiben. Es handelt sich um autonome Signale für Sicherheit, die sich den Kategorien Wer, Was, Wo und Wann zuordnen lassen. Sie können Ihre Anker benutzen, indem Sie die Verbindung zu einem Anker wiederherstellen oder indem Sie die Erinnerung an ihn reaktivieren. Bei regelmäßiger Benutzung stärken ventral-vagale Anker die Fähigkeit, in den Zustand der Regulation zurückzukehren.

DIE SCHRITTE

1. **Wer** Reflektieren Sie über die Menschen in Ihrem Leben, und stellen Sie eine Liste derjenigen zusammen, die Ihnen das Gefühl vermitteln, bei ihnen in Si-

cherheit und willkommen zu sein. Vielleicht erfüllt aber auch ein Haustier diese Funktion für Sie. Stellen Sie zunächst fest, welche Person oder welches Tier in Ihrem Leben diese Rolle spielt. Später können Sie Ihre Recherche erweitern, indem Sie auch Menschen einbeziehen, die nicht mehr leben, Menschen, die Sie zwar nie persönlich kennengelernt haben, die aber Ihren ventral-vagalen Zustand zum Leben erwecken. Und schließlich können Sie auch spirituelle Gestalten einbeziehen.

2. **Was** Denken Sie darüber nach, welche Ihrer Aktivitäten Ihren ventral-vagalen Zustand stimulieren. Suchen Sie nach kleinen Handlungen, die Sie als nährend und die Verbundenheit fördernd empfinden. Verfolgen Sie, welche Aktivitäten zu Augenblicken oder Mikro-Augenblicken ventral-vagaler Regulation führen.

3. **Wo** Begeben Sie sich auf eine Rundfahrt durch Ihre Welt, und suchen Sie die physischen Orte, von denen für Sie Signale für Sicherheit ausgehen. Schauen Sie sich zu Hause, in der Nachbarschaft, in Ihrem Viertel, am Arbeitsplatz und an einem Ort, zu dem Sie eine spirituelle Verbindung verspüren, um. Stellen Sie sich die Orte vor, an denen Sie sich Tag für Tag bewegen. Registrieren Sie die entsprechenden Umgebungen, und benennen Sie diejenigen, die Ihren ventral-vagalen Zustand aktivieren.

4. **Wann** Stellen Sie fest, in welchen Momenten Sie sich in Ihrer ventral-vagalen Energie verankert fühlen. Nehmen Sie sich etwas Zeit, um sich diese Erlebnisse zu vergegenwärtigen. Bringen Sie sie in Ihr Gewahrsein, und notieren Sie sie.

5. **Stellen Sie Ihre ventral-vagalen Anker zusammen.** Entscheiden Sie, wie Sie Ihre Anker zusammenfassen wollen: Sie können sie in einem Notizbuch vermerken, sie in einem Tagebuch illustrieren, eine Liste zusammenstellen und diese gut sichtbar irgendwo aufhängen. Sie können die Anker Ihrer Liste auch auf Klebezettel schreiben, die Sie so in Ihrem Haus und an Ihrem Arbeitsplatz verteilen, daß Sie sie ständig sehen. Experimentieren Sie, um die für Sie beste Möglichkeit zu finden, weil Sie dadurch sicherstellen, daß Sie leichten Zugang zu Ihren Ankern haben.

TIPPS

Sie können als Therapeut etwas über Ihre eigenen Anker sagen, um Ihre Klienten zu motivieren; einige werden in Ihren Ankern dann eigene wiedererkennen. Es folgen Beispiele für Anker jeder Kategorie, die Sie nutzen können, um die Exploration zu initiieren.

Wer Manchmal wird eine Person als ein besonders wichtiger Anker identifiziert.

- Eine alte Freundin aus meiner Kindheit ist mein Anker. Seit fast 60 Jahren tausche ich mich mit ihr über Erlebtes aus, und ich weiß, daß sie immer für mich da ist, ganz gleich, was ich brauche.
- In anderen Fällen werden für bestimmte Arten von Situationen verschiedene Personen als Anker gewählt.
    - Ich habe jemanden als Anker für »glückliche Augenblicke«, einen anderen als Anker für »wütende Augenblicke« und einen Dritten als Anker für »einsame Augenblicke«.
    - Ich habe jemanden, der in meinem beruflichen Umfeld für mich als Anker fungiert, und jemand anderen als Anker für mein Privatleben.

Was

- Mein Gang zur Arbeit, das Überprüfen der aktuellen Situation meines Horoskops, aus dem Fenster schauen, meinen Glücksstein in der Hand halten, meine Pflanzen gießen.

Wo

- Am Meer, in meinem Lieblings-Café, unter meinem Lieblingsbaum, in meinem Auto, im Haus meiner Freundin, in der Küche, im Garten.

Wann

- In den frühen Morgenstunden; wenn ich mich am Abend ins Bett lege; am Sonntagnachmittag; abends, wenn die Kinder schlafen; wenn ich auf dem Heimweg von der Arbeit bin.

✳

Der griechische Philosoph Epiktet empfahl, ein Schiff nicht nur mit einem Anker festzumachen. Ebenso sollten wir viele verschiedene ventral-vagale Anker zur Verfügung haben, unter denen wir wählen können. Das ermöglicht uns, in jeder Situation einen geeigneten Anker zu finden. Wahrscheinlich haben Sie Ihre Klienten im Laufe der Therapie Anker identifizieren hören (auch wenn sie diese vielleicht nicht so genannt haben), auf die sie ihr Gewahrsein fokussieren können. Viele Klienten finden zunächst nur einen Anker jeder Kategorie und fügen im Laufe der Zeit weitere hinzu. Weil Traumata häufig in Beziehungen entstehen, ist die Kategorie *Wer* für manche Klienten die schwierigste. Weil es in ihrem Leben zunächst oft keine Menschen im Zustand der Regulation gibt, identifizieren sie ihre Therapeuten als ihren ventral-vagalen Anker.

Die Kunst, sich vertraut zu machen (*Befriending*) – Eine illustrierte Hierarchie

Man kann sich die autonome Hierarchie auf viele Arten vorstellen. Die in dem Buch *Die Polyvagal-Theorie in der Therapie* (Dana 2018/2018) vorgestellte autonome Leiter ist eine Möglichkeit, die zu verstehen sich als besonders leicht und zu benutzen als besonders hilfreich erwiesen hat.

Künstlerische Techniken, Schreiben und Bewegung sind weitere Möglichkeiten, sich mit der autonomen Hierarchie vertraut zu machen. Bildende Kunst ist ein Medium des Selbstausdrucks und der Kommunikation und unterstützt das sichere Erleben von Emotionen (McPherson, Barrett, Lopez-Gonzalez, Jiradejvong & Limb 2016). Das Schaffen bildender Kunst wirkt erwiesenermaßen positiv auf die Resilienz (Bolwerk, Mack-Andrick, Lang, Dorfler & Maihöfner 2014) und ermöglicht es, Erlebnisse zu erforschen, zu verstehen und auszudrükken, die sich nur schwer in Worte fassen lassen (Stuckey & Nobel 2010). Beim Schreiben spielen Kognition, Emotionen und biologische Grundlagen eine Rolle und erschließen einen neuen Ansatz zum Selbsterleben (Pennebaker 2018), und von der Bewegung ist bekannt, daß sie die Selbstwahrnehmung verbessert (Stuckey & Nobel 2010). Sobald Ihre Klienten ein Gefühl für die Zustände des ANS entwickelt haben, stehen unbegrenzte Möglichkeiten, die Hierarchie zu veranschaulichen, offen.

ÜBUNG

Sich mit der autonomen Hierarchie vertraut machen

Bei dieser Übung repräsentiert eine vertikale Linie die autonome Hierarchie. Die Klienten erforschen vielfältige Darstellungsarten und ein Spektrum von Möglichkeiten zur Veranschaulichung ihrer persönlichen Erlebnisse des Wechsels zwischen den autonomen Zuständen. Empfehlen Sie ihnen, an diesen Möglichkeiten zu Hause zu arbeiten und die Resultate ihrer Bemühungen zur nächsten Sitzung mitzubringen.

DER HINTERGRUND

Sofern Sie Ihre autonomen Zustände zu benennen und die Wechsel zwischen ihnen zu erkennen vermögen, können Sie repräsentieren, wie Sie sich in der Hierarchie bewegen. Durch die Auseinandersetzung mit verschiedenen Arten der Darstellung der Bewegungen wird diese Verbindung erweitert. Bei der Entwicklung von Hierarchien handelt es sich um ein Sich-Vertraut-Machen (*Befriending*).

DIE SCHRITTE

1. Zeichnen Sie eine vertikale Linie, die Sie in Drittel aufteilen, und markieren Sie die drei autonomen Zustände (den ventralen, sympathischen und dorsalen – oder benutzen Sie eigene Bezeichnungen für die drei Zustände).

2. Stellen Sie sich vor, Sie bewegen sich entlang dieser Linie und spüren die Veränderungen des autonomen Zustandes.

3. Veranschaulichen Sie die kleinen Veränderungen, die eintreten, während Sie sich in der Hierarchie abwärts und aufwärts bewegen, und benutzen Sie dazu:
   - Farben, um die verschiedenen Zustände und die Übergänge von einem zum anderen Zustand zu repräsentieren, wobei Sie das Spektrum der autonomen Hierarchie durch Schattierungen veranschaulichen können;
   - Worte zur Bezeichnung des Spektrums Ihres Erlebens vom dorsalen über den sympathischen zum ventralen Bereich;
   - Fotos von Gesichtern, um zu zeigen, auf wie viele verschiedene Arten Ihre autonomen Zustände zum Ausdruck kommen können;
   - Bilder von Tieren, die bestimmte Zustände repräsentieren;
   - Bilder von Orten, die Punkte des Spektrums zum Leben erwecken;
   - Naturszenen für die Darstellung der vielen Stopps auf dem Weg durch die Hierarchie;
   - Namen von Songs, welche die Energie der einzelnen autonomen Zustände zum Ausdruck bringen.

4. Entwickeln Sie mehrere illustrierte Hierarchien, um herauszufinden, wie Sie mit verschiedenen Arten der Darstellung zurechtkommen. Stellen Sie fest, ob Sie eine bestimmte Art, die Hierarchie zu repräsentieren, bevorzugen oder ob Sie zu verschiedenen Darstellungsweisen eine Verbindung haben.

5. Wählen Sie eine oder mehrere Hierarchien aus, und entwickeln Sie eine Routine, diese zu nutzen, um Ihren Ort zu finden und Ihren Zustand zu benennen.

TIPPS

Ermutigen Sie Ihre Klienten, ihre erste Hierarchie in dem Stil darzustellen, bei dem sie sich am wohlsten fühlen; aber lassen Sie sie anschließend mit anderen Möglichkeiten experimentieren. Geben Sie ihnen in Therapiesitzungen Gelegenheit, ihre neu entwickelten Hierarchiedarstellungen zu präsentieren. Sprechen Sie mit ihnen darüber, in welcher Verbindung sie zu jeder dieser Möglichkeiten stehen, und vergleichen Sie ihre autonomen Erlebnisse.

ÜBUNG

Autonome Bäume

Diese facettenreiche Übung kann Klienten helfen, auf eine für sie gefahrlose Weise eine Verbindung zu ihren autonomen Zuständen herzustellen. Drei Modalitäten – bildende Kunst, Schreiben und Bewegung – werden hier benutzt, um Klienten zu helfen, auf neue Arten zu ihren regulierten und reaktiven Handlungsweisen in Verbindung zu treten. Anschließend können sie zu Hause Varianten entwickeln und in den folgenden Therapiesitzungen über die unterschiedlichen Formen autonomen Ausdrucks, mit denen sie experimentiert haben, berichten.

DER HINTERGRUND

Der Baum ist eine beliebte Metapher. Der Lebensbaum wird zur Veranschaulichung von Entwicklungsprozessen und Beziehungsmustern benutzt. Wenn Sie mit Hilfe der Metapher des Baumes Ihre autonomen Erlebnisse untersuchen, kann der Baum sowohl regulierte Reaktionen als auch reaktive Systeme repräsentieren. Es gibt viele Möglichkeiten, sich mit den Eigenschaften autonomer Bäume zu beschäftigen, und jede davon erschließt spezielle Möglichkeiten, sich mit dem verkörperten Erleben Ihres ANS vertraut zu machen.

Bildende Kunst Künstlerische Arbeit ist eine Möglichkeit, gefahrlos autonome Zustände zu erforschen. Die Arbeit an Bildern von regulierten und reaktiven autonomen Bäumen lädt Sie dazu ein, Ihre autonomen Zustände aufzuwecken, und ermöglicht Ihnen, sich mit Hilfe von Farbe und einer bestimmten Darstellungsweise mit ihnen vertraut zu machen.

Schreiben Sich hinzusetzen, um eine Erzählung über regulierte und reaktive autonome Bäume aufzuschreiben, erfordert eine Haltung der Neugier, die das *Befriending* fördert.

Bewegung Mit Hilfe von vorgestellten oder real ausgeführten Bewegungen können Sie die Rhythmen Ihrer regulierten und reaktiven Bäume spüren. Autonome Bäume fühlen sich manchmal an, als würden sie ächzen oder sich wiegen, als bögen und drehten sich ihre Stämme, während sich ihre Äste und Zweige empor und nach außen strecken und ihre Knospen im Frühling sprießen oder ihre Blätter im Herbst fallen.

DIE SCHRITTE BEI DER KÜNSTLERISCHEN DARSTELLUNG EINES AUTONOMEN BAUMES

1. Bereiten Sie Ihren kreativen Raum vor. Legen Sie Papier unterschiedlicher Größe und andere Materialien für die künstlerische Arbeit bereit.
2. Unter den Tausenden von existierenden Baumarten sind viele auf der Welt nur in einer bestimmten Region zu finden. Ihre regulierten und reaktiven autonomen Bäume leben in Ihrer persönlichen Welt und verfügen über einzigartige Charakteristika. Stellen Sie sich ihre Wurzeln, Zweige und Blätter vor. Sehen Sie ihre typischen Formen und Farben.
3. Kreieren Sie Ihre Bäume. Sie können entweder einen Baum für alle drei autonomen Zustände schaffen oder je einen regulierten und einen reaktiven Baum oder auch eine Familie regulierter und reaktiver Bäume (siehe Abbildung 4.1).
4. Reflektieren Sie über Ihre Darstellungen. Welche autonomen Erlebnisse kommen darin zum Ausdruck?
5. Kehren Sie von Zeit zu Zeit zu Ihren Bäumen zurück, und treten Sie zu Ihrem persönlichen Baumreich in Kontakt.

TIPPS

Die Baumbilder von Klienten sind nützlich für die Erforschung ventraler, sympathischer und dorsaler Zustände. Da die Bilder schnell zum Leben erweckt werden können, werden sie zu in Therapiesitzungen leicht nutzbaren Bezugspunkten.

DIE SCHRITTE BEIM SCHREIBEN VON BAUMERZÄHLUNGEN

1. Sie können die von Ihnen selbst entwickelten Baumdarstellungen als Ausgangspunkte für das Zuhören benutzen. Sie können aber auch Ihre regulierten und reaktiven autonomen Bäume zum Leben erwecken, indem Sie auf ein inneres Bild fokussieren.

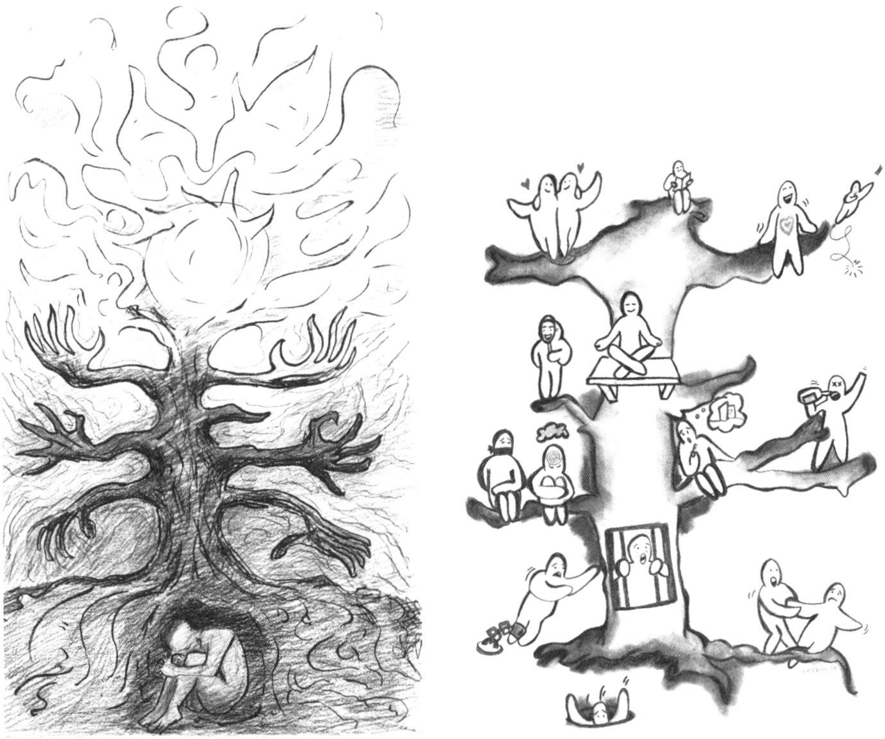

Abbildung 4.1. Autonomer Baum von David Keevil; autonomer Baum von Rebecca Gerbig

2. Nutzen Sie die folgenden Anhaltspunkte, um für jeden der Bäume eine Geschichte zu schreiben:
   - (Die Wurzeln, der Stamm, die Zweige) meines Baums bringen …
   - Wenn ich unter meinem Baum sitze, …
   - Wenn ich meinen Baum umarme, …
   - Wenn ich meinem Baum zuhöre, merke ich …
3. Lesen Sie Ihre Geschichte noch einmal durch, und fügen Sie eventuell weitere Informationen hinzu.
4. Geben Sie Ihrer Geschichte einen Titel.

TIPPS

Ähnlich wie bei den bildlichen Darstellungen autonomer Bäume können Klienten auch Erzählungen für mehr als einen regulierten und reaktiven Zustand entwickeln. Geben Sie ihnen Gelegenheit, Ihnen über ihre Baumerzählungen zu berichten. Lernen Sie die speziellen Wörter kennen, die für einen bestimmten Klienten wichtig sind, wenn er beschreibt, was er beim Zusammensein mit einem Baum erlebt. Eine Erzählung zu lesen oder vorgelesen zu bekommen ruft unterschiedliche Erlebnisse hervor. Laden Sie Ihre Klienten ein, Ihnen ihre Baumerzählungen vorzulesen, und lesen Sie ihnen auch selbst ihre Erzählungen vor. Finden Sie heraus, was geschieht, wenn Klienten ihre Erzählungen selbst sprechen oder hören.

DIE SCHRITTE BEI DER DARSTELLUNG VON BÄUMEN DURCH BEWEGUNG

1. Visualisieren Sie Ihren Baum, und spüren Sie, wie er sich in Ihrem Körper bewegt.

2. Stellen Sie sich die Bewegung entweder innerlich vor, oder lassen Sie zu, daß sie physisch zum Ausdruck kommt. Entscheiden Sie sich für eine Möglichkeit, die eine Neurozeption von Sicherheit hervorbringt.

3. Untersuchen Sie, wie sich Ihr Baum bewegt. Die ventral-vagale Regulation findet im Spektrum von der Ruhe bis zur freudigen Leidenschaft auf viele Arten statt. Reaktivität umfaßt die Intensität der sympathischen Mobilisierung des Kampfes und der Flucht ebenso wie den völligen Mangel an Energie im Falle der dorsal-vagalen Phänomene des Verschwindens, der Unverbundenheit und des Kollaps.

4. Wiederholen Sie den hier beschriebenen Prozeß mit Ihren sämtlichen autonomen Bäumen.

5. Machen Sie es zu einer regelmäßigen Praxis, sich mit Ihren Bäumen zu bewegen.

TIPPS

Regulierte und reaktive autonome Bäume produzieren vielfältige Bewegungen. So wie lebende Bäume täglich dem Wetter und dem Wechsel der Jahreszeiten ausgesetzt sind, wirken sich die Schwankungen des *autonomen Wetters* auf die verkörperten Bäume Ihrer Klienten aus, was an den sich verändernden Bewegungen zu erkennen ist.

Die Praxis des Wiederherstellens von Verbundenheit

Eine häufige Auswirkung von Traumata ist das Gefühl, nicht mit dem eigenen Körper verbunden zu sein. Weil 80 Prozent der Informationen vom Vagus über vom Körper ausgehende afferente Pfade ins Gehirn übermittelt werden, besteht ein wichtiger Aspekt des Befriending darin, daß man lernt, sich dem, was das ANS kommuniziert, zuzuwenden und es anzuhören.

ÜBUNG

Körpersprache

Weil es für viele Klienten schwierig ist, mit der eigenen Verkörperung vertraut zu werden, sollten Sie diese Übung in einer Therapiesitzung einführen und vom Klienten erproben lassen, an der Sie co-regulierend teilnehmen. Sobald es dem Klienten in einer Atmosphäre der Sicherheit möglich ist, auf diese Art zuzuhören, kann er die Übung zu Hause allein ausführen.

DER HINTERGRUND

Wenn es Ihnen möglich ist, sicher zu Ihren autonomen Zuständen in Kontakt zu treten und dieses verkörperte Erleben dem expliziten Gewahrsein zugänglich zu machen, haben Sie sich die wichtige autonome Information erschlossen, die Ihr tägliches Erleben bestimmt.

DIE SCHRITTE

1. Finden Sie heraus, wo in Ihrem Körper Sie sich am stärksten mit Ihrem ventralvagalen Zustand verbunden fühlen. Bringen Sie die Eigenarten dieses Erlebnisses ins explizite Gewahrsein, und versuchen Sie, es sprachlich zu beschreiben.

2. Stellen Sie fest, wo in Ihrem Körper Sie sich am stärksten mit Ihrem sympathischen Zustand verbunden fühlen. Machen Sie die Eigenarten dieses Erlebnisses dem expliziten Gewahrsein zugänglich, und versuchen Sie, es sprachlich zu beschreiben.

3. Untersuchen Sie, wo in Ihrem Körper Sie sich am stärksten mit Ihrem dorsalvagalen Zustand verbunden fühlen. Bringen Sie die Eigenarten dieses Erlebnisses ins explizite Gewahrsein, und versuchen Sie, es sprachlich zu beschreiben.

4. Treten Sie zu den drei Orten in Ihrem Körper in Kontakt, an denen Sie den jeweiligen Zustand am stärksten gespürt haben. Wechseln Sie dabei von einem Ort zum anderen. Spüren Sie, wie sich Ihr Erleben verändert, wenn Sie Ihren Fokus verändern.

5. Kontaktieren Sie Ihren ventral-vagalen Zustand der Sicherheit und Verbundenheit. Stimmen Sie sich darauf ein, wie dieser Zustand in Ihrem Körper zum Ausdruck kommt. Werden Sie sich über die Eigenarten Ihrer Atmung, Ihres Muskeltonus und Ihrer Haltung klar. Verfolgen Sie den Fluß der Energie durch Ihren Körper, und achten Sie auf alle mit diesem autonomen Zustand verbundenen Bewegungen.

6. Wechseln Sie nun zu Ihrem Sympathischen Nervensystem, und vergegenwärtigen Sie sich die Aktivierung der mobilisierenden Energie des Kampfes und der Flucht. Stimmen Sie sich darauf ein, wie dies in Ihrem Körper zum Ausdruck kommt. Machen Sie sich die Besonderheiten Ihrer Atmung, Ihres Muskeltonus und Ihrer Haltung bewußt. Verfolgen Sie den Fluß der Energie durch Ihren Körper, und achten Sie auf mit diesem Zustand verbundene Bewegungen.

7. Wechseln Sie in den dorsal-vagalen Zustand, und vergegenwärtigen Sie sich, wie Sie Kollaps und Shutdown erleben. Stimmen Sie sich darauf ein, wie dieser Zustand in Ihrem Körper zum Ausdruck kommt. Machen Sie sich die Eigenarten Ihrer Atmung, Ihres Muskeltonus und Ihrer Haltung bewußt. Verfolgen Sie den Fluß der Energie durch Ihren Körper, und achten Sie auf eventuell mit dem Zustand verbundene Bewegungen.

8. Wechseln Sie auf diese Weise zwischen den autonomen Zuständen, und achten Sie auf dabei stattfindende Veränderungen. Machen Sie sich damit vertraut, wie sich Ihr Körper durch die verschiedenen Zustände bewegt.

TIPPS

Das verkörperte Erleben der einzelnen autonomen Zustände sicher ins Gewahrsein zu heben ist schwieriger, als ausschließlich mit kognitivem Gewahrsein zu arbeiten. Bei dieser Übung ist *kurz und oft* eine wichtige Maxime. Unterstützen Sie Ihre Klienten in der Konzentration auf kurze Augenblicke, um den Ablauf zu einer natürlichen, unkomplizierten und gewöhnlichen Übung zu machen, zu dieser autonomen Information in Verbindung zu treten.

ÜBUNG

Das Spektrum autonomer Zustände – Von der Überlebenssicherung zur sozialen Verbundenheit

Diese Übung richtet das explizite Gewahrsein auf das Erlebnis, verbunden und in Sicherheit oder unverbunden und in Gefahr zu sein. Weil dies oft als ein Entweder/Oder erlebt wird, hilft die Vorstellung eines Spektrums, die subtilen autonomen Veränderungen zwischen den beiden Extrempunkten des Erlebens zu erkennen.

DER HINTERGRUND

Zwischen den beiden Extrempunkten autonomer Reaktionen liegen viele Abstufungen. Einige markieren das Erleben einer subtilen Veränderung des autonomen Zustandes, wohingegen andere anzeigen, wo ein massiverer Wechsel von einem autonomen Zustand in einen anderen erfolgt. Ein Spektrum ermöglicht, eine Folge kleiner Schritte zu erfassen, welche die beiden Extrempunkte miteinander verbinden. Um ein solches Spektrum zu erzeugen, müssen Sie die Aufmerksamkeit auf Ihre speziellen Arten des Wechsels zwischen Schutzsuche und Verbundenheit richten.

DIE SCHRITTE

1. Zeichnen Sie eine horizontale Linie, und benennen Sie die beiden Enden Ihres Spektrums. Wie lautet Ihre persönliche Bezeichnung für Verbundenheit? Und wie bezeichnen Sie den Zustand der Unverbundenheit?
2. Beginnen Sie an einem der Endpunkte. Identifizieren Sie den ersten kleinen Schritt aus dem Anfangszustand heraus in Richtung des anderen Endes. Wiederholen Sie dieses Markieren kleiner Schritte, bis Sie das andere Ende erreichen.
3. Markieren Sie den Punkt in der Mitte, wo Sie den Wechsel vom Zustand der Verbundenheit in den der Schutzsuche am stärksten spüren. Dieser Punkt bietet eine gute Möglichkeit, den Moment der Veränderung zu identifizieren.
4. Denken Sie daran, daß Sie sich immer im Bereich dieses Spektrums bewegen, wobei Sie manchmal an einem Ort verharren und in anderen Fällen von einem

Ende zum anderen gezogen werden. Halten Sie inne, und stellen Sie fest, wo Sie sich befinden. Nutzen Sie den Mittelpunkt, um zunächst festzustellen, ob Sie dem Zustand der Schutzsuche oder dem Zustand der Verbundenheit näher sind. Stellen Sie anschließend präziser fest, wo in Ihrem Reaktionsspektrum Sie sich aktuell befinden.

5. Kehren Sie immer wieder zu Ihrem Spektrum zurück, und üben Sie sich darin, Ihre aktuelle Position darauf zu bestimmen, bis es für Sie zur zweiten Natur geworden ist, zu erkennen, wo Sie sind und in welche Richtung Ihr ANS Sie führt.

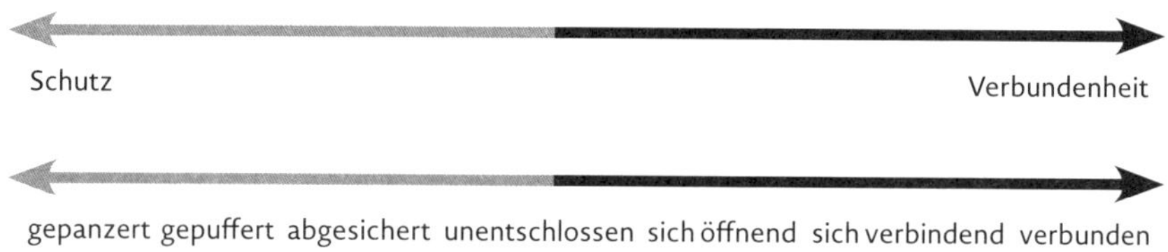

ABBILDUNG 4.2. Zwischen Schutzsuche und Verbundenheit: Spektrum und Beispiel

TIPPS

Durch das Benutzen des in Abbildung 4.2 veranschaulichten Spektrums lernen Ihre Klienten, den Fluß des Erlebens zu sehen und sich vom Alles-oder-Nichts-Denken zu entfernen. Sie entwickeln die Fähigkeit, jene subtilen Veränderungen zu spüren, die zu umfassenden Veränderungen führen. Wenn Ihre Klienten mit diesem Spektrum gearbeitet haben, wird dies zu einem nützlichen Modell für die Entwicklung anderer Spektren. Sie brauchen nur ein bestimmtes Erlebnis zu identifizieren, die beiden Extrempunkte des Spektrums zu benennen, den Mittelpunkt zu finden und schließlich im Bereich zwischen den beiden Endpunkten Schritte einzufügen.

ÜBUNG

Die Skala für soziale Verbundenheit

Diese Übung hilft Klienten, ihr Erleben von Ebbe und Flut sozialer Verbundenheit im ventral-vagalen Zustand zu erkennen. Anhand der Skala für soziale Verbundenheit können sie feststellen, wieviel Teilhabe in einem bestimmten Moment förderlich ist.

DER HINTERGRUND

Das System für soziale Verbundenheit kann nicht nur ein- oder ausgeschaltet sein, sondern ein ganzes Spektrum abgestufter Reaktionen hervorbringen. Manchmal haben Sie das Bedürfnis, sich auf Gespräche einzulassen, in anderen Situationen erfüllt Sie tiefe Zufriedenheit, wenn Sie sich zurücklehnen und zuhören. In einem bestimmten Moment bewegen Sie sich synchron mit einem anderen Menschen, im nächsten freuen Sie sich, ein Beobachter zu sein. Zwischen den beiden Extrempunkten Verbundenheit und Unverbundenheit sind viele verschiedene Erlebnisse möglich. Abgesehen von den absehbaren täglichen Fluktuationen unterliegt die Fähigkeit zu sozialem Kontakt auch dem Einfluß von Krankheiten und Wohlbefinden. Im Falle einer Krankheit zieht sich das System für soziale Verbundenheit zurück, weil es dann auf die physiologische Forderung reagiert, sich auf eine bestimmte innere Situation einzustellen. Im Falle des Wohlbefindens ist das System für soziale Verbundenheit in der äußeren Umgebung aktiv. Es sucht dann Verbundenheit und signalisiert die Bereitschaft, in Verbindung zu treten.

DIE SCHRITTE

1. Markieren Sie auf der Skala Ihr persönliches Erleben der Punkte zwischen »offen und verbunden« und »innerlich und verbunden«. Bezeichnen Sie zunächst die beiden Endpunkte und anschließend die Punkte dazwischen.
2. Stellen Sie fest, wo Sie sich im Moment befinden. Halten Sie inne, und stellen Sie Ihre aktuelle Position auf der Skala fest.
3. Reflektieren Sie über kürzlich Erlebtes, und stellen Sie fest, wo auf der Skala Sie sich in diesen Situationen befanden.
4. Stellen Sie fest, wann Ihre Position auf der Skala mit den Anforderungen der Umgebung und relationalen Erfordernissen im betreffenden Augenblick in Einklang steht und wann nicht.
5. Erkennen Sie eventuelle Muster hinsichtlich Ihrer Position auf der Skala. Suchen Sie nach Menschen, Orten und Erlebnissen, die Sie vorhersehbar an einen bestimmten Punkt auf der Skala bringen. Entwickeln Sie Neugier auf die Eigenheiten der Interaktionen, die diese Reaktion hervorrufen. Lernen Sie Ihr persönliches Profil bezüglich sozialer Verbundenheit kennen.

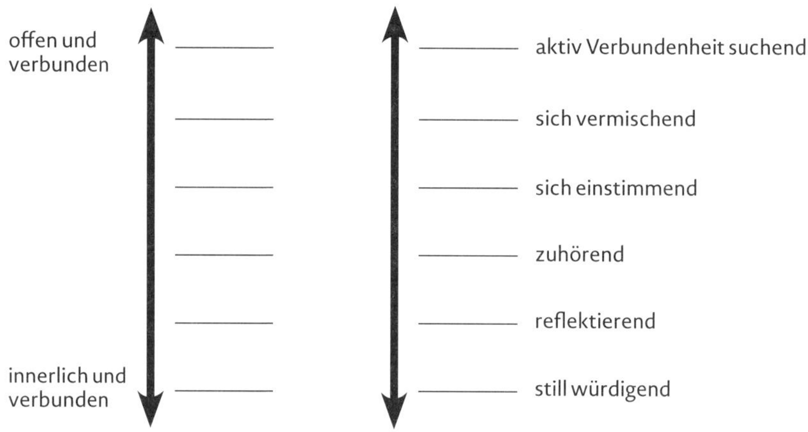

ABBILDUNG 4.3. Skala für soziale Verbundenheit und Beispiel

TIPPS

Klienten nehmen oft an, sie befänden sich in einer Reaktion der Schutzsuche und bewegten sich in die Selbstkritik, obwohl sie sich in Wahrheit näher am »innerlich und verbunden«-Endpunkt der Skala für soziale Verbundenheit befinden. Helfen Sie Ihren Klienten, das Spektrum der Reaktionen zu verstehen, die noch im Bereich des Zustandes ventral-vagaler Sicherheit bleiben. Wenn Ihre Klienten die in Abbildung 4.3 dargestellte Skala benutzen, können sie lernen, ihren persönlichen Mustern der Verbundenheit mit Neugier und Selbstmitgefühl zu begegnen.

ÜBUNG

Ein Neurozeptionsnotizbuch

Diese Übung bringt das implizite Erleben von Neurozeption in das explizite Gewahrsein, wo es dem Verständnis der Aktivierung autonomer Zustände zugute kommen kann. Die Neurozeption ist im Hintergrund des Bewußtseins aktiv. Die Fähigkeit, die Wahrnehmung auf diesen Informationsfluß zu richten, ist von grundlegender Bedeutung. Deshalb empfiehlt es sich, Klienten gleich zu Beginn des Therapieprozesses mit dieser Übung bekannt zu machen.

DER HINTERGRUND

Die Neurozeption, die Botschaften, die das ANS im Inneren Ihres Körpers, in Ihrer Umgebung und beim Austausch zwischen Ihnen und anderen Menschen auffängt und aufzeichnet, erschließt wertvolle Informationen, sofern es gelingt, diese bewußt zu machen. Wenn Sie Neurozeption der Wahrnehmung zugänglich machen, finden Sie Erinnerungen an ventral-vagale Möglichkeiten und können Momente des Chaos und des Leidens identifizieren. Das Führen eines Neurozeptionsnotizbuchs ist eine Möglichkeit, das explizite Gewahrsein auf den Einfluß des ANS auf unser Leben zu richten.

DIE SCHRITTE

1. Teilen Sie ein Notizbuch in Abschnitte für die drei Kategorien der Neurozeption auf: das ventral-vagale Empfinden von Sicherheit, das sympathische Empfinden von Gefahr und das dorsal-vagale Empfinden von Lebensgefahr. Versehen Sie die drei Abschnitte mit Ihren eigenen Bezeichnungen.
2. Tragen Sie dieses Notizbuch ständig bei sich, und schreiben Sie immer dann etwas hinein, wenn Sie das Gefühl haben, daß sich Ihr Zustand verändert. Oder nehmen Sie sich jeweils am Abend Zeit, um zurückzuschauen und über Ihre Erlebnisse zu reflektieren.
3. Achten Sie auf Signale, die Veränderungen Ihres autonomen Zustandes ankündigen. Notieren Sie die so erkannten Signale für Sicherheit, Gefahr und Lebensgefahr.
4. Suchen Sie in den Signalen zu erwartende Muster, die Sie in Richtung Verbundenheit oder Schutzsuche streben lassen.

TIPPS

Die Neurozeption verfolgen zu können ist eine wichtige Fertigkeit. Stellen Sie die Arbeit mit dem Neurozeptionsnotizbuch Klienten in einer Therapiesitzung vor, und benutzen Sie es während der Sitzung. Halten Sie mehrmals inne, und bitten Sie den Klienten, seine neurozeptiven Erlebnisse zu beschreiben. Die Übung hilft ihm, sein explizites Gewahrsein auf implizite Erlebnisse zu richten. Fordern Sie ihn auf, sein Notizbuch weiter zu benutzen, um sein Erleben zu verfolgen, und bitten Sie ihn, seine Aufzeichnungen regelmäßig zur Therapie mitzubringen und Ihnen darüber zu berichten. Vorgänge, die eine Neurozeption von Sicherheit hervorrufen, werden zu Ressourcen, während Dinge, die zu einer Neurozeption von Unsicherheit führen (sympathische oder dorsal-vagale Empfindungen), oft zu einem Gegenstand der Therapie werden.

Zusammenfassung von Kapitel 4

Erkenne dich selbst.
— INSCHRIFT am Apollo-Tempel in Delphi

Das Erkennen autonomer Zustände ist eine neuronale Übung und ein Schritt auf dem Weg zur Entwicklung eines resilienteren Systems (Sullivan et al. 2018). Als physiologisches System verbindet das ANS mit autonomen Zuständen und deren Veränderung keine moralischen Bedeutungen; es ist vielmehr ausschließlich im Dienste des Überlebens aktiv. Durch *Befriending* lernen Klienten, nichturteilend die verbindenden und schützenden Aktivitäten ihres ANS zu erkennen und den entstandenen Mustern mit Neugier zu begegnen. Die in diesem Kapitel vorgestellten Übungen leiten zum Erkennen des gesamten Spektrums autonomer Zustände an. Durch stetige Übung entwickeln Klienten die Gewohnheit, zum Mitgefühl in Verbindung zu treten. Helfen Sie ihnen, ohne Selbstkritik ein Muster der Einstimmung zu entwickeln, damit sie die wichtige Gewohnheit des *Befriending* erlernen.

KAPITEL 5

Attending

Autonome Zustände beobachten

Folge einem Pfad, und sei er noch so schmal und krumm, den du mit Liebe und Ehrerbietung beschreiten kannst.

— Henry David Thoreau

Attending ist die Fähigkeit, autonome Zustände zu verfolgen, die Bewegung zwischen ihnen wahrzunehmen und starke wie auch subtilere Veränderungen von Augenblick zu Augenblick zu registrieren. Der erste Schritt auf dem Weg zurück zur autonomen Regulation besteht darin, daß Ihre Klienten ein autonomes Empfinden für ihre momentane Position entwickeln sowie dafür, in welche Richtung sie sich bewegen. Man kann sich das Gewahrsein des eigenen autonomen Zustandes als »schützenden Faktor für das psychische Wohlbefinden« vorstellen (Füstös, Gramann, Herbert & Pollatos 2012, S. 915). Je besser Klienten in der Lage sind, Veränderungen ihres autonomen Zustandes zu beobachten, um so flexibler können sie auf der autonomen Ebene reagieren. Und je besser sie in ihre Physiologie eingestimmt sind, um so besser können sie sich auf andere einstimmen und sich ihnen gegenüber mitfühlend verhalten (Halifax 2012).

Vor mehr als einem Jahrhundert äußerte sich William James über eine »permanente Kooperation zwischen Körper und Emotionen« (1890, S. 192). Neuere Untersuchungen unterstreichen die Bedeutung der Körper-Geist-Verbindung und weisen darauf hin, daß die »Orientierung unseres emotionalen Kompasses« unmittelbar mit unserer Physiologie verbunden ist (Furman, Waugh, Bhattacharjee, Thompson & Gotlib 2013, S. 780). Der permanente Informationsfluß vom Körper zum Gehirn wirkt sich auf Erleben und Intensität der Emotionen aus (Critchley & Harrison 2013). Andere Untersuchungen haben gezeigt, daß verringertes Gewahrsein des eigenen autonomen Zustandes ein selteneres Erleben positiver Augenblicke und größere Schwierigkeiten beim Treffen von Entscheidungen zur Folge hat (Furman, Waugh, Bhattacharjee, Thompson & Gotlib 2013). Posttraumatische Reaktionen schränken die Fähigkeit zur Wahrnehmung aktueller autonomer Zustände ein und fördern eine biologische Tendenz zur bevorzugten Wahrnehmung von Gefahrensignalen (Rabellino et al. 2017). Die Resilienzforschung zeigt, daß eine schwache Resilienz mit einer Verringerung des Gewahrseins physiologischer Signale sowie mit der Unfähigkeit einhergeht, laufend autonome Informationen zu registrieren und bei Entscheidungen zu berücksichtigen (Haase et al. 2015).

Unser Erleben und Gewahrsein dessen, wer wir sind, unterliegen dem Einfluß unserer Physiologie (Critchley & Harrison 2013). Wir kennen uns aufgrund unseres autonomen Zustandes. Im Sinne des Systems der inneren Familie (Schwartz 2001) könnte man auch sagen: Wir kennen unsere »Selbste« aufgrund der Veränderungen unseres autonomen Zustandes.

Kapitel 5 ist in sechs Abschnitte unterteilt, die Ihren Klienten vielfältige Möglichkeiten, sich ihr Nervensystem zu erschließen, vorstellen: *Beobachten des Nervensystems* und *Beobachten autonomer Pfade, Spielfreude, Eine neue Sicht des Alleinseins* und *Augenblicke genießen* sowie *Sich nach außen bewegen.* Man hat festgestellt, daß erzählerisches Schreiben Emotionen beeinflussen kann (Herbert, Sfärlea & Blumenthal 2013), und die Übungen im Abschnitt *Beobachten des Nervensystems* nutzen das Schreiben, um sich über die vielen Geschmäkke der autonomen Zustände klar zu werden und Veränderungen von Augenblick zu Augenblick zu verfolgen. Die drei Übungen im Abschnitt *Beobachten autonomer Pfade* sollen bewußt machen, wie sich verschiedene Pfade zu einer umfassenderen Perspektive vereinen. Weil Spiel und Alleinsein für viele Klienten sehr schwierig sind, werden in den Abschnitten *Spielfreude* und *Eine neue Sicht des Alleinseins* Übungen vorgestellt, die helfen sollen zu untersuchen, wie sich Klienten solchen Erlebnissen gefahrlos nähern können. Die letzten beiden Abschnitte schließlich umfassen drei Übungen, die den Kontakt zur ventral-vagalen Regulation ermöglichen und ventral-vagale Augenblicke vertiefen sollen. Alle Übungen in den sechs Abschnitten sollen Klienten zu erkennen helfen, *wo* und *wie* sie sind, und sich darüber klar zu werden, *wer* sie sind.

Beobachten des Nervensystems

Veränderungen des autonomen Zustandes führen manchmal zu einer Aufwärts- oder Abwärtsbewegung in der autonomen Hierarchie und verursachen in anderen Fällen subtile Veränderungen des Erlebens eines bestimmten Zustandes sowie seines Ausdrucks. Ihre Klienten spüren die Wechsel von einem Zustand in einen anderen, weil ihre Körpersysteme darauf reagieren, ihr Verhalten sich verändert und ihre Erzählungen sich wandeln. Subtile Veränderungen innerhalb eines Zustandes sind schwerer auszumachen und bleiben manchmal sogar unbemerkt. Indem Sie Ihren Klienten beibringen, Veränderungen innerhalb eines Zustandes oder beim Wechsel von einem Zustand in einen anderen zu erkennen und zu verfolgen, lenken Sie die Aufmerksamkeit darauf, wie ihr ANS reagiert, um auf ihre individuellen Bedürfnisse einzugehen.

ÜBUNG

Autonome Alphabete

Diese Übung soll helfen, anhand der Buchstaben des Alphabets über die groben Kategorien autonomer Zustände hinauszugelangen und die Vielfalt der in jedem Zustand möglichen Erlebensweisen zu erfassen.

DER HINTERGRUND

Der Blick über die allgemeine Beschreibung eines autonomen Zustandes hinaus führt zu einem erweiterten Verständnis der Möglichkeiten, autonome Zustände zu erleben. Das Bemühen, die vielfältigen Nuancen jedes autonomen Zustandes herauszufinden, spornt zur Bewußtmachung der subtilen Veränderungen Ihres autonomen Zustandes von Augenblick zu Augenblick an.

DIE SCHRITTE ZUR ENTWICKLUNG IHRES PERSÖNLICHEN ALPHABETS

1. Wählen Sie je ein Wort für jeden Buchstaben des Alphabets, mit dem Sie die Qualitäten Ihrer drei autonomen Zustände (bei Buchstaben wie X müssen Sie besonders kreativ vorgehen) beschreiben.
2. Entwickeln Sie zunächst Ihr Alphabet für den dorsal-vagalen Zustand.

3. Wechseln Sie danach auf die nächsthöhere Ebene der Hierarchie, und entwickeln Sie Ihr Alphabet für den sympathischen Zustand.
4. Wechseln Sie schließlich auf die oberste Ebene der Hierarchie, und entwickeln Sie Ihr Alphabet für den ventral-vagalen Zustand.
5. Nutzen Sie diese Alphabete, um sich Nuancen Ihres jeweiligen autonomen Zustandes bewußt zu machen. Wenn Ihnen ein vertrautes Gefühl auffällt, eine Qualität, die in einem Ihrer Alphabete vermerkt ist, halten Sie inne und benennen den entsprechenden Zustand. Und wenn Sie merken, daß Sie sich in einem bestimmten Zustand befinden, dann suchen Sie nach der betreffenden Qualität in Ihrem Alphabet.

TIPPS
Das Zusammenstellen eines Alphabets ermöglicht, sich mit den Eigenschaften der drei autonomen Zustände in sicherer Distanz zu befassen. Nach dem Entwickeln der Alphabete können Sie diese in Therapiesitzungen nutzen, um subtile Veränderungen der autonomen Zustände Ihrer Klienten und Wechsel zwischen ihnen zu verfolgen.

Natürlich können Sie als Therapeut auch selbst Alphabete entwickeln und bei der Arbeit mit Klienten benutzen. Die folgenden (unvollständigen) Beispielalphabete sind als Anregung gedacht.

Dorsal abwesend, benebelt, chaotisch, düster, erschöpft, fehlgegangen, geschlagen, hoffnungslos, eingelgelt, jung, kollabiert, leer, mulmig, ohne, panisch, qualvoll, shutdown, taub, unzugänglich, verzweifelt, überWältigt, zurückgezogen

Sympathisch alarmiert, besorgt, drängend, erschreckt, festsitzend, gestreßt, hetzend, irrational, jagend, klaustrophobisch, launisch, manisch, neidisch, perplex, quengelnd, robust, sehnsüchtig, tobend, unerwünscht, verwirrt, verkrampft, verängstigt, vibrierend, weinend, eXtrem, zupackend

Ventral angenehm, beherzt, dankbar, entspannt, frei, glücklich, heil, ideal, jubelnd, kundig, liebevoll, machtvoll, nett, offen, prima, ruhig, sanft, treuherzig, ungewöhnlich, verspielt, wohltätig, xenophil, yes, zugetan

ÜBUNG

Autonome Kurzgeschichten

Diese Übung ermöglicht Klienten, bewußt eine bestimmte Erzählung mit einem autonomen Erlebnis zu verbinden. Die fünf weiter unten aufgeführten Stichworte bieten ihnen Ansatzpunkte für die Herstellung einer Verbindung zwischen Körper und Gehirn, die Entwicklung einer integrierten Erzählung und die Reflexion darüber, wie die autonome Aktivierung den Prozeß des Schaffens einer Erzählung initiiert.

DER HINTERGRUND

Autonome Ereignisse sprachlich auszudrücken ist eine der Möglichkeiten, sich mit den verschiedenen autonomen Zuständen und ihrer Veränderung vertraut zu machen. Der Handlungsverlauf Ihrer Kurzgeschichte veranschaulicht einen Aspekt eines autonomen Erlebnisses. Diese kurze Schreibübung konzentriert die Aufmerksamkeit auf einen bestimmten Moment im autonomen Geschehen und hilft, sich ein wenig Zeit für die Auseinandersetzung damit zu nehmen.

DIE SCHRITTE

1. Benutzen Sie die folgenden fünf Stichpunkte für die Formulierung Ihrer autonomen Kurzgeschichte. Beschäftigen Sie sich mit jedem nicht länger als eine Minute.
   - Mein autonomer Zustand ist …
   - Mein System reagiert auf …
   - Mein Körper will …
   - Mein Gehirn entwickelt die Geschichte, nach der …
   - Beim Lesen meiner Kurzgeschichte fällt mir auf, daß …
2. Wenn Sie spüren, daß sich eine Zustandsveränderung anbahnt, sollten Sie sich ein wenig Zeit nehmen, um in sich hineinzuhorchen und sich an den fünf Stichpunkten zu orientieren.
3. Wenn Sie würdigen wollen, wohin Ihr ANS Sie geführt hat, dann schreiben Sie mit Hilfe der Stichpunkte eine Kurzgeschichte.
4. Verfolgen Sie, wie sich Ihre Geschichten verändern, wenn sich Ihre autonomen Reaktionen verändern.

TIPPS

Diese Übung sollten Klienten regelmäßig ausführen. Die Kurzgeschichten ermöglichen ihnen, sowohl die Wirkung des jeweiligen autonomen Zustandes auf die Erzählung als auch deren Veränderungen während der Therapie im Einklang mit den Veränderungen ihrer autonomen Muster zu beobachten. Es ist sinnvoll, Klienten ihre ersten Erzählungen während einer Therapiesitzung schreiben zu lassen. Später können sie zu Hause schreiben und die Resultate zur nächsten Sitzung mitbringen. Erinnern Sie sie daran, daß sie sich auf diese Weise kurzfristig in ihr autonomes Erleben hineinversetzen können; sie sollten aber jeweils nicht mehr als eine Minute mit jedem Stichpunkt zubringen.

Es folgt ein Beispiel für eine autonome Kurzgeschichte:

> *Mein autonomer Zustand bewegt sich in Richtung einer sympathischen Reaktion.*
>
> *Mein System reagiert auf Menschen in meiner Umgebung, die darüber diskutieren, wie wir es schaffen, die Deadline für unser Projekt nicht zu überschreiten.*
>
> *Mein Körper will aufstehen und davonlaufen.*
>
> *Mein Gehirn entwickelt eine Geschichte, der zufolge alles meine Schuld ist. Ich bin ein völliger Versager, und man wird mir kündigen.*
>
> *Beim nochmaligen Anschauen meiner Kurzgeschichte fällt mir auf, daß ich schnell die Kontrolle verliere und über die schlimmste vorstellbare Entwicklung grüble. Rückblickend fällt mir ein altbekanntes Muster aus meiner Kindheit auf: Erhobene Stimmen aktivieren meinen sympathischen Zustand. Ich kann darüber reflektieren, daß in meinem Leben als Erwachsener erhobene Stimmen nicht unbedingt eine drohende Gefahr signalisieren.*

ÜBUNG

Beobachten über kürzere oder längere Zeit

Die erste Übung fördert die Fähigkeit, die Bewegung zwischen den autonomen Zuständen zu verfolgen und zu spüren, wie diese sich in kurzer Zeit subtil und stark verändern können. In der zweiten Übung wird über einen längeren Zeitraum beobachtet, wie Muster entstehen, und es wird erwogen, ob es besser ist, eine Reaktion bestehen zu lassen oder zu unterbrechen.

DER HINTERGRUND

Während Atomuhren die Zeit präzise messen, verändert sich unser persönliches Zeiterleben entsprechend der Art unserer Bezugnahme darauf. Manchmal scheint die Zeit stillzustehen, dann wieder zu verfliegen. Wir können uns in einem Zustand der Dysregulation gefangen fühlen oder unfähig sein, an einem Zustand der Regulation festzuhalten. Wenn wir Zustandsveränderungen in kleinen Zeitabschnitten verfolgen, erweitern wir unser Verständnis unserer täglichen Erlebnisse um einen chronologischen Aspekt. Das Geschehen über kurze und lange Zeitspannen zu verfolgen ermöglicht, sowohl den ständigen Wechsel von Ebbe und Flut unseres ANS als auch seine Veränderungen von Augenblick zu Augenblick und seine Muster zu erkennen.

DIE SCHRITTE FÜR EINEN KÜRZEREN BEOBACHTUNGSZEITRAUM

1. Entscheiden Sie sich für eine fünf- oder zehnminütige Zeitspanne. Führen Sie mit Hilfe der folgenden Stichpunkte in der gewählten Zeitspanne drei Überprüfungen durch.
   - In diesem Moment ist mein autonomer Zustand ...
   - Und ich fühle (mich) ...
   - Nun ist mein autonomer Zustand ...
   - Und ich fühle (mich) ...
   - Und nun ist mein autonomer Zustand ...
   - Und ich fühle (mich) ...
2. Wiederholen Sie diese Übung einige Wochen lang ein paarmal am Tag.
3. Halten Sie nach Mustern Ausschau. In welchen Situationen reagieren Sie flexibel? Und wann haben Sie das Gefühl festzusitzen? Fallen Ihnen, während Sie das Geschehen verfolgen, irgendwelche Veränderungen auf?

DIE SCHRITTE FÜR LÄNGERE BEOBACHTUNGSPERIODEN

1. Längere Zeitspannen ermöglichen Ihnen, sich hinsichtlich Ihres Erlebens in eine Art Vogelperspektive zu versetzen. Entscheiden Sie, in welchem zeitlichen Rahmen Sie sich bewegen wollen. Sie können damit experimentieren, die Übung am Morgen, am Abend oder nur einmal wöchentlich auszuführen.
2. Beantworten Sie folgende vier Fragen.
   - *Wo bin ich?* Der Ausgangspunkt befindet sich dort, wo Sie im Moment sind. Stellen Sie zunächst Ihren aktuellen autonomen Zustand fest.

- *Wo bin ich gewesen?* Reflektieren Sie von Ihrem momentanen Bezugspunkt aus, was in der Vergangenheit geschehen ist, und achten Sie dabei auf etwaige Veränderungen Ihres autonomen Zustandes.
- *Was bedeutet dies für die Beantwortung der Frage, in welche Richtung ich mich bewege?* Ausgehend vom Verständnis Ihrer Bewegung von der Vergangenheit in die Gegenwart, sollten Sie dem Verlauf Ihres Wegs von der Vergangenheit in die Gegenwart mit Neugier begegnen. Erkennen Sie ein Muster? Verstehen Sie, was vor sich geht, wenn Sie es klar sehen?
- *Was will ich jetzt tun?* Ist dies ein Pfad, dem Sie folgen wollen? Oder ist es ein Muster, das Sie unterbrechen wollen?

3. Wiederholen Sie diese Übung mehrere aufeinanderfolgende Tage oder Wochen lang, und stellen Sie fest, ob sich Muster herausbilden.

TIPPS

Klienten sehen Veränderungen ihres autonomen Zustandes oft als einzelne, nicht mit einem umfassenderen Erleben verbundene Augenblicke. Veränderungen des autonomen Zustandes sind jedoch miteinander verbunden und führen Klienten tiefer in einen autonomen Zustand hinein oder aus ihm heraus. Durch das Hinzufügen der zeitlichen Dimension mit dem Ziel, Veränderungen des autonomen Zustandes zu registrieren, können sie den Fluß ihres Erlebens verfolgen. Die beiden beschriebenen Übungsvarianten helfen, die Aufmerksamkeit auf Veränderungen von Augenblick zu Augenblick zu richten und ihre Wahrnehmung der Verbindung zwischen mehreren Augenblicken und der Entstehung von Mustern zu stärken.

Es folgt ein Beispiel für die erste der beiden Übungsvarianten.

Nach einer Minute

In diesem Moment ist mein autonomer Zustand ...

In diesem Moment ist mein autonomer Zustand leicht dorsal-vagal.

und ich fühle mich ...

und ich fühle mich ein wenig kollabiert.

Nun ist mein autonomer Zustand ...

Nun ist mein autonomer Zustand etwas stärker dorsal.

und ich fühle mich ...

und ich fühle mich ein wenig unverbunden.

Und nun ist mein autonomer Zustand ...
Und nun bewegt sich mein autonomer Zustand ein wenig in Richtung einer sympathischen Reaktion.

und ich fühle mich ...
und ich fühle mich, als könnte ich mich bewegen.

Nach drei Minuten

In diesem Moment bewegt sich mein autonomer Zustand ...
In diesem Moment bewegt sich mein autonomer Zustand in Richtung einer sympathischen Reaktion.

und ich spüre ...
und ich spüre das Bedürfnis, in die Gänge zu kommen.

Nun bewegt sich mein autonomer Zustand in Richtung ...
Nun bewegt sich mein autonomer Zustand in ventrale Richtung,

und ich spüre ...
und ich spüre, daß ich mir meine Liste für den heutigen Tag anschauen kann.

Und nun ist mein autonomer Zustand ...
Und nun ist mein autonomer Zustand deutlich stärker ventral geprägt,

und ich habe das Gefühl, daß ...
und ich habe das Gefühl, daß der Tag zufriedenstellend verlaufen könnte.

Nach fünf Minuten

In diesem Moment ist mein autonomer Zustand ...
In diesem Moment ist mein autonomer Zustand leicht sympathisch orientiert,

und ich empfinde ...
und ich empfinde eine gewisse Angst, weil ich zur Arbeit aufbrechen muß.

Nun bewegt sich mein autonomer Zustand ...
Nun bewegt sich mein autonomer Zustand in den ventralen Bereich

und ich fühle ...
und ich fühle mich organisiert.

Und nun ist mein autonomer Zustand ...
Und nun ist mein autonomer Zustand gänzlich ventral-vagal,

und ich fühle ...
und ich fühle mich bereit, mich dem heutigen Tag zu stellen.

Beobachten autonomer Pfade

Reflexion fördert das Gewahrsein der aktuellen und früheren Position von Klienten und bringt sie oft zum Nachdenken darüber, in welche Richtung sie sich bewegen. Sich Zeit zu nehmen, um die eigenen Aktivitäten zu verlangsamen und neugierig zu werden, ermöglicht die Wahrnehmung der vielen Zustände und Zustandsveränderungen, die Klienten naturgemäß erleben, während sie mit Alltagsproblemen fertig zu werden versuchen, und die Würdigung der autonomen Pfade, auf denen sie gereist sind.

ÜBUNG

Eine Tortengraphik für jeden Tag

Diese Übung nutzt die Form einer Tortengraphik, um das tägliche Gemisch von dorsal-vagalen, sympathischen und ventral-vagalen Zuständen und deren Beziehung zueinander im Tagesverlauf visuell darzustellen. Sobald Klienten ihre drei autonomen Zustände zuverlässig benennen können, kann diese Übung gute Dienste leisten.

DER HINTERGRUND

Wir versehen unsere Tage gern mit einem Etikett: Dies war ein guter oder schwieriger Tag, ein ruhiger oder geschäftiger Tag, und in der Regel liegt solchen Einschätzungen ein bestimmter besonders intensiver Augenblick oder eine Folge miteinander verbundener Erlebnisse zugrunde. Wenn wir unsere Tage so charakterisieren, vergessen wir oft die Augenblicke, die dem betreffenden Etikett nicht entsprechen. Betrachten wir einen Tag aus autonomer Sicht und schauen uns die Beziehung zwischen den autonomen Zuständen und ihren jeweiligen Zeitanteil an, ergibt sich ein umfassenderes Bild. Ein Tortendiagramm ermöglicht, ventral-vagale, sympathische und dorsal-vagale Erlebnisse als Bestandteile eines Gesamtbildes autonomer Zustände zu sehen. Der generelle Charakter eines Tages resultiert aus den Beiträgen aller drei autonomen Zustände. Ein Tortendiagramm (siehe Abbildung 5.1) veranschaulicht den allgemeinen Eindruck, den ein Tag bei uns hinterläßt, und erweckt das für uns damit verbundene Gefühl in Form und Farbe zum Leben. Mit welchen Wörtern würden Sie die im folgenden dargestellten Tage beschreiben?

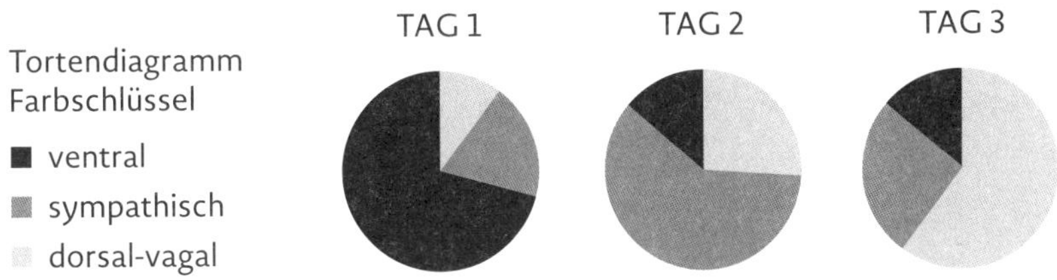

ABBILDUNG 5.1. Tortendiagramme für jeden Tag

DIE SCHRITTE

1. Wie sieht Ihr autonomes Tortendiagramm aus? Zeichnen Sie jeden Abend einen Kreis, und füllen Sie ihn mit den Anteilen für die drei autonomen Zustände.
2. Wählen Sie nach Belieben Farben für die drei Zustände, und teilen Sie die Torte in ein ventral-vagales, ein sympathisches und ein dorsal-vagales Stück.
3. Geben Sie dem Tag einen Namen.
4. Stellen Sie eine Anzahl Ihrer Tagesdiagramme zusammen, um einen allgemeinen Eindruck von Ihrem autonomen Erleben während einer bestimmten Zeitspanne zu gewinnen. Wenn Sie eine Anzahl solcher Diagramme vor sich haben, können Sie Ebbe und Flut Ihrer autonomen Zustände und deren Wirkung auf Ihr autonomes Erleben betrachten.
   - Werden an einem bestimmten Wochentag immer die gleichen autonomen Reaktionen hervorgerufen?
   - Welche Atmosphäre herrscht in einer bestimmten Woche vor?
   - Erkennen Sie an Wochenenden ein bestimmtes Muster?
   - In einer Übergangsphase können Sie mit Hilfe der Tortengraphiken feststellen, wie Ihr ANS reagiert.

TIPPS

Weil sich viele Klienten mit einem bestimmten autonomen Zustand identifizieren, entgeht ihnen das alltägliche Gemisch autonomer Zustände, das sie durch den Tag begleitet. Ein Tortendiagramm erleichtert es, die Wechsel autonomer Zustände im Tagesverlauf zu verfolgen und darauf zu achten, wieviel Zeit man tatsächlich in jedem Zustand verbringt. Bitten Sie die Klienten, ihre Tortendiagramme gelegentlich in eine Therapiesitzung mitzubringen. Achten Sie auf Muster, und verfolgen Sie Veränderungen.

ÜBUNG

Tages-Tracker – Drei unterschiedliche Dinge

Diese Übung richtet das Gewahrsein auf Veränderungen der autonomen Muster. Im Laufe des Therapieprozesses bleiben die kurzen Augenblicke, die den Beginn einer Veränderung ankündigen, leicht unbemerkt. Die Übung erschließt eine Möglichkeit, die Gewohnheit zu entwickeln, Hoffnung weckende Zeichen eines sich reorganisierenden Systems zu erkennen und zu benennen.

DER HINTERGRUND

Eine Zeit der Reflexion am Ende eines Tages, in deren Verlauf Sie sich subtile Veränderungen Ihres autonomen Zustandes bewußt machen, ist eine gute Form des Rückblicks auf Ihren autonomen Pfad im Tagesverlauf. Wenn Sie sich an eine solche autonome Reflexion gewöhnt haben, ermöglichen implizites Wissen und explizites Gewahrsein Ihnen ein tieferes Verständnis des Einflusses, den das ANS auf Ihr Leben hat. Im Bewußtsein dessen, daß autonome Reaktionen immer adaptiv sind, sollten Sie nicht nach etwas Ausschau halten, das besser (geworden) ist, sondern nach etwas, das anders ist. Regelmäßiges Tracking fokussiert die Aufmerksamkeit auf kleine Veränderungen von Mustern, die Aufschluß über die Reorganisation Ihres Systems geben.

DIE SCHRITTE

1. Lassen Sie den Tag Revue passieren, und identifizieren Sie drei unterschiedliche Reaktionen Ihres ANS im Tagesverlauf.

2. Richten Sie die Aufmerksamkeit auf das, was geschehen ist. Vielleicht fällt Ihnen eine etwas weniger starke Reaktion auf ein Ereignis oder eine leichtere Rückkehr in den regulierten Zustand auf. Oder Sie erkennen eine andere Art von Reaktion – eine sympathische Mobilisierung statt eines dorsal-vagalen Kollaps oder einen Augenblick ventral-vagaler Verbundenheit statt einer Kampf- oder Fluchtreaktion.

3. Ebenso wichtig ist es, sich mit dem zu befassen, was *nicht* geschehen ist. Auch das Ausbleiben einer Reaktion ist ein deutliches Anzeichen für die Veränderung eines Reaktionsmusters und für die Annäherung Ihres Systems an einen regulierten Zustand.

4. Führen Sie Tagebuch über Ihre täglichen »drei verschiedene Dinge«-Erlebnisse. Wenn sich kleine Veränderungen häufen, entwickeln sich neue autonome Muster.
5. Sichten Sie von Zeit zu Zeit Ihre Tagebuchaufzeichnungen, um festzustellen, ob und wie sich Ihre Reaktionen verändern. Schauen Sie auf das Spektrum Ihrer autonomen Reaktionen zurück, und betrachten Sie das umfassendere Bild der stattfindenden Veränderung. Erkennen Sie einen Wandel? Wenn ja, in welche Richtung? Berücksichtigen Sie bei Ihrer Reflexion Intensität, Frequenz und Dauer Ihrer autonomen Zustände und deren Wechsel.

TIPPS

Weil Klienten Reaktionen in der Regel als gut oder schlecht bezeichnen, sollte man sie daran erinnern, daß es bei dieser Übung um das Erkennen von Unterschieden geht. Manche Klienten fragen lieber, was geschehen ist, wohingegen andere es vorziehen zu fragen, was *nicht* geschehen ist. Empfehlen Sie, beides zu tun. Das Verfolgen kleiner Veränderungen mit Hilfe dieser Übung richtet den Fokus auf die Tatsache, daß sich autonome Muster verändern.

ÜBUNG

Das autonome Verlangen nach Verbundenheit

Diese Übung richtet die Aufmerksamkeit auf die impliziten Signale, die zwischen Autonomen Nervensystemen übermittelt werden. Durch Fokussieren auf die Pfade des Systems für soziale Verbundenheit lernen die Klienten, positive Signale und Warnzeichen zu unterscheiden und dieses Wissen für Entscheidungen bezüglich der Herstellung von Verbindungen zu nutzen.

DER HINTERGRUND

Das Autonome Nervensystem strebt mit seinen Aktivitäten nach Verbundenheit. Unsere biologische Beschaffenheit prädestiniert uns, zu anderen Menschen in Verbindung zu treten. Augen, Stimmen, Gesichter und Gesten signalisieren uns, ob es ungefährlich ist, eine Beziehung zu erforschen. Die Elemente des Systems für soziale Verbundenheit sind für die Einschätzung von Sicherheit und Gefahr unverzichtbar. Aufgrund des Einflusses unseres persönlichen Erlebens auf unser Nervensystem können wir diese Einladungen aber auch übersehen oder falsch verstehen.

Ein ununterbrochener Strom willkommenheißender und warnender Signale wird über die Pfade des Systems für soziale Verbundenheit empfangen und ausgesendet. Die Augenringmuskeln öffnen und schließen die Augenlider und unterstützen so die Runzeln, die unsere Augen umgeben, beim Ausdruck von Emotionen. In diesem Bereich des menschlichen Gesichts forscht das Nervensystem nach Anzeichen für Wärme und nach Signalen, die einladen, in Verbindung zu treten. Die Prosodie (rhythmische Muster unseres stimmlichen Ausdrucks, Stimmklang und Tonhöhe) ist ein wichtiges nonverbales Signal, das dem Nervensystem eines anderen Menschen einladende und warnende Botschaften übermittelt. Der Gesichtsausdruck übermittelt Informationen über die soziale Situation. Ein Gesicht, auf dem keinerlei Mienenspiel zu erkennen ist, wird als Anzeichen für Gefahr angesehen, wohingegen ein reiches Mienenspiel als Anzeichen für Lebendigkeit und soziale Ausdrucksfähigkeit gedeutet wird. Auch das Drehen und Kippen des Kopfes signalisiert, ob wir offen für Kontakt und daran interessiert sind.

Sie können das Gespräch zwischen zwei Nervensystemen verstehen, wenn Ihnen die Signale, die Sie aussenden, bewußt sind und Sie die Signale, die Sie selbst empfangen, richtig zu deuten gelernt haben. Sobald Sie mit dieser Art des Zuhörens vertraut sind, werden Sie besser mit Beziehungen umgehen können.

DIE SCHRITTE

1. Üben Sie sich darin, Augen anzuschauen, Stimmen zuzuhören, mimischen Ausdruck zu erkennen und auf soziale Gesten zu achten. Richten Sie Ihr explizites Gewahrsein auf Erlebnisse mit einem anderen System für soziale Verbundenheit im gegenwärtigen Augenblick. Entwickeln Sie mit Hilfe der folgenden Stichpunkte Ihre Beobachtungsfähigkeiten:
   - Ihre Augen signalisieren …
   - Ihre Stimme klingt …
   - Ihr Gesicht drückt aus …
   - Ihre Gesten sagen …

2. Stellen Sie fest, welche besonderen Charakteristika zur Kontaktaufnahme einladen und welche eine Bewegung initiieren, die zur Auflösung von Verbundenheit führt. Was genau an den Augen, der Stimme, dem Gesicht und den Bewegungen einer anderen Person übermittelt Ihrem Nervensystem Signale für Sicherheit oder Gefahr?

3. Fragen Sie sich, ob Ihre Reaktion der Situation im gegenwärtigen Augenblick angemessen ist oder ob sie durch ein früheres Erlebnis verursacht wird.

4. Wenn Sie Ihre Reaktionen auf das System für soziale Verbundenheit eines anderen Menschen kennengelernt haben, richten Sie die Aufmerksamkeit auf Ihren eigenen Anteil an der Interaktion, wozu Sie die gleichen Stichpunkte benutzen:
   - Meine Augen signalisieren ...
   - Meine Stimme klingt ...
   - Mein Gesicht drückt aus ...
   - Meine Gesten sagen ...

TIPPS

Diese Übung sollte zunächst in einer Therapiesitzung ausgeführt werden, bevor Sie Klienten empfehlen, sie in ihrer alltäglichen Umgebung zu nutzen. Viele Menschen sind sich weder über ihre eigenen Reaktionen noch über die Signale, die sie aussenden, im klaren. Experimentieren Sie mit dem Aussenden unterschiedlicher Signale mit Hilfe der Augen, des Stimmklangs, des Gesichtsausdrucks und der Gestik, um Ihren Klienten zu ermöglichen, in ihren neurozeptiven Reaktionen auf Ihre Signale Einvernehmen und Diskrepanzen auszumachen. Kehren Sie den Prozeß anschließend um, indem Sie Ihren Klienten selbst Feedback über Signale, die sie aussenden, geben.

Spielfreude

»Spielfreude manifestiert sich in einem geschützten Kontext und wird durch Streß leicht unterbrochen« (Bateson 2014, S. R13). Spielfreude ist ein Geisteszustand, der durch den autonomen Zustand ventral-vagaler Regulation unterstützt wird, und eine großartige Möglichkeit, die Vagusbremse zu trainieren (Porges 2015b). Untersuchungen deuten darauf hin, daß Spielfreude keine fest vorgegebene Eigenschaft ist, sondern verstärkt und im Alltag gefördert werden kann (Neyfakh 2014).

Obwohl wir ernsthafte Kreaturen sind, Wesen, die Probleme lösen und die Welt verstehen wollen, erfreut uns auch das Spiel, und wir haben manchmal das Bedürfnis, uns für einen Moment von unseren Problemen zu lösen.

ÜBUNG

Pfade zur Spielfreude

Zu spielen ist ein herausforderndes Erlebnis und für viele Klienten schwierig. Um spielen zu können, brauchen sie die Sicherheit eines ventral-vagalen Zustandes und müssen die mobilisierende Energie des Sympathischen Nervensystems spüren. In der hier beschriebenen Übung geht es darum, die Fähigkeit zum Spielen zu entwickeln.

DER HINTERGRUND

Sie können sowohl allein als auch im Kontakt mit anderen Menschen spielerisch aktiv sein. Freude am Spiel und Wohlbefinden sind miteinander verwandt. Spielfreude fördert die Fähigkeit, neue Perspektiven zu erschließen und Widrigkeiten zu bewältigen.

DIE SCHRITTE

1. Lernen Sie sich als einen spielfreudigen Menschen kennen. Schauen Sie sich an, was Ihre Spielfreude fördert:
   - Stellen Sie fest, wo, wann und in wessen Gegenwart Ihre Freude am Spiel angeregt wird.
   - Stellen Sie fest, wo, wann und in wessen Gegenwart Ihre Freude am Spiel schwindet.
2. Verfolgen Sie Ihre unterschiedlichen Erlebnisse von Spielfreude. Stellen Sie fest, wo in der Hierarchie autonomer Zustände Sie sich befinden, wenn Sie diese Art von Spielfreude entwickeln oder erwägen, sich ihr zu widmen:
   - Spielen mit anderen
   - Spielen mit Gedanken und Ideen
   - spontanes Spiel
   - Tagträumen

TIPPS

Ihre Klienten sind vielleicht mit den für sie relevanten Problemen beschäftigt, derentwegen sie zur Behandlung gekommen sind, und glauben, sie seien nicht mehr in der Lage, Freude am Spiel zu empfinden. Vielleicht meinen sie, in ihrem Leben sei für Spiel kein Platz, Spiel sei ein Luxus, kein Bestandteil des Alltags, etwas, dem sie sich erst nach Abschluß ihrer Therapie wieder zuwenden können. Spielfreude ist ein wichtiger Aspekt von Wohlbefinden, der zutage tritt, wenn ein aktiver ventral-vagaler Zustand besteht und eine Neurozeption von Sicherheit vorliegt. Helfen Sie Ihren Klienten zu entdecken, wer sie als spielfreudige Menschen sind.

ÜBUNG

Spielerische Augenblicke

Wenn Klienten zu verstehen beginnen, wie sie spielen, müssen sie sich als nächstes Zeit zum Spielen nehmen. Die folgende Übung hilft, Augenblicke zum Spielen zu finden und das Repertoire an spielerischen Erlebnissen zu erweitern.

DER HINTERGRUND

Spielfreude ist eine wichtige Eigenschaft, die dem Wohlbefinden zugute kommt. Wenn es Ihnen gelingt, Gelegenheiten zu finden, um Augenblicke der Spielfreude zu genießen, können Sie ein spielfreudigerer Mensch werden und die damit verbundene Freude und Kreativität erleben.

DIE SCHRITTE

1. Stellen Sie fest, wie oft, unbeschwert und intensiv Sie spielen.
2. Versuchen Sie, sich häufiger spielerischen Erlebnissen zu widmen. Stellen Sie fest, welche Situationen dieser Art bei Ihnen ein Lächeln hervorzaubern und welche Ihnen Energie geben, und spielen Sie dann eitwas mehr auf diese Arten.
3. Weiten Sie Ihre Freude am Spiel aus. Experimentieren Sie mit Arten von Spiel, die noch nicht zu Ihrem Repertoire an spielerischen Aktivitäten gehören.

TIPPS

Spiel fehlt im Leben Ihrer Klienten häufig. Treten in einer Umgebung viele Gefahrensignale auf, bleibt das ANS auf der Hut und auf Schutz fokussiert, und Spiel erscheint als unwichtig oder sogar gefährlich. Viele Klienten konnten sich in ihrem bisherigen Leben nur eingeschränkt dem Spiel widmen. Ist der Fokus der klinischen Arbeit auf die Probleme gerichtet, derentwegen ein Klient zur Therapie gekommen ist, wird das Spiel im Therapieprozeß oft übersehen. Spiel ist aber ein wichtiges Element des Heilungsprozesses. Beziehen Sie in Ihre Therapiesitzungen deshalb regelmäßig Spielaktivitäten ein. Spiel kann etwas so Simples sein, wie gemeinsam einen Augenblick zu genießen, in dem Sie gemeinsam lachen und scherzen. Thematisieren Sie das Spiel schon früh in der Therapie, um Ihre Klienten darauf aufmerksam zu machen, daß das ANS sogar während komplexer Traumaarbeit Augenblicke des Spiels zulassen kann.

Eine neue Sicht des Alleinseins

Menschen sind von Geburt an soziale Wesen, haben aber auch ein Bedürfnis danach, phasenweise allein zu sein, um »die innere Welt ihres Selbst zu entwickeln und um Selbstentdeckung, Selbstverwirklichung, Sinn, Ganzheit zu erleben und ihrer eigenen tiefsten Gefühle und Impulse in stärkerem Maß gewahr zu werden« (Hollenshorst & Jones, zitiert in More, Long & Averill 2004, S. 224). Man hat festgestellt, daß Alleinsein die Intensität von mit starker Erregung verbundenen Reaktionen – etwa große Freude und Wut – verringert und Reaktionen mit geringem Erregungsgrad – beispielsweise Ruhe und Behagen – aktiviert (Nguyen, Ryan & Deci 2018). Menschen, die Alleinsein erleben, berichten oft über Empfindungen von Intimität und von stärkerem Empfinden von Nähe zu einer anderen Person, wohingegen andere eine religiöse oder säkulare spirituelle Verbindung spüren (Long & Averill 2003). Oft blüht in der Abgeschiedenheit Kreativität auf, und das gleiche gilt für Selbstreflexion, die zur Selbsttransformation führen kann (Long & Averill 2003).

»Wir sind als einzige Spezies in der Lage, dazusitzen, uns mental von unserer Umgebung zu lösen und nach innen zu reisen ...« (Wilson et al. 2014, S. 75). »Stille ist der Augenblick, in dem das Vergrabene, Verworfene und Vergessene an die soziale Oberfläche des Gewahrseins entfliehen ...« (Seremetakis, zitiert in Lepecki 2001). Stille entsteht durch eine Verbindung des ventral-vagalen und dorsal-vagalen Schaltkreises, die uns ermöglicht, allein still dazusitzen und unsere Regeneration zu spüren oder mit einem Freund zusammen einen Augenblick der Ruhe zu erleben. Wenn sich diese beiden Pfade verbinden, während das Sympathische Nervensystem still im Hintergrund bleibt, spüren wir die vom dorsalen Vagus ausgehende Immobilisierung, verbunden mit dem vom ventralen Vagus ausgehenden Erleben von Sicherheit, und wir können in den Zustand sicherer Stille eintreten (Porges 2017c).

ÜBUNG

Persönliche Vorlieben hinsichtlich des Alleinseins

Diese Übung befaßt sich mit dem autonomen Erleben des Alleinseins und hilft Klienten herauszufinden, wo und wann sie allein sein möchten und wieviel Alleinsein sie brauchen. Wenn ihnen klar ist, welche konkreten Elemente ihre Fähigkeit unterstützen, ungefährdet Augenblicke des Alleinseins zu finden, kommen sie eher ihrem Bedürfnis nach, sich Zeit für das Alleinsein zu nehmen.

DER HINTERGRUND

Anders als die Einsamkeit, die erwiesenermaßen viele negative körperliche und psychische Folgen haben kann, wirken sich Augenblicke des Alleinseins positiv auf das Wohlbefinden aus. Sich darin zu üben, einen Augenblick allein zu sein, erzeugt das Gefühl, zentriert und im Frieden zu sein.

DIE SCHRITTE

1. Lokalisieren Sie in Ihrer Hierarchie autonomer Zustände Erlebnisse des Alleinseins und der Einsamkeit. Spüren Sie den Unterschied zwischen beiden.
2. Stellen Sie fest, wo in Ihrer täglichen Umgebung Sie Alleinsein erleben können.
3. Viele Menschen finden in der Natur eine Möglichkeit, sich zurückzuziehen, wenn sie sich von Forderungen des Alltags bedrängt fühlen und ihr ANS Raum zum Atmen benötigt.
    - Reflektieren Sie über Ihre täglichen Erlebnisse, um herauszufinden, wo Sie allein sein wollen.
    - Finden Sie heraus, welche Art von Naturszenerie Ihnen als besonders attraktiv erscheint.
    - Achten Sie darauf, wo es in Ihrem täglichen Lebensumfeld Orte in der Natur gibt, die Sie jederzeit aufsuchen können, wenn Sie die positive Wirkung des Alleinseins spüren wollen.
4. Alleinsein braucht man nicht in einem Zustand der Isolation zu erleben. Man kann auch an Orten, wo andere Menschen sind, allein sein.
    - Stellen Sie fest, an welchen Orten und in welchen Räumen, die Sie jeden Tag aufsuchen und die Ihnen ermöglichen, einen Augenblick des Alleinseins zu erleben, sich auch andere Menschen aufhalten.

5. Finden Sie heraus, wann Sie die Abgeschiedenheit suchen.
   Denken Sie darüber nach, welche Ereignisse Sie dazu veranlassen, die Stille zu suchen.
   - Schauen Sie sich in Ihrer physischen Umgebung um.
   - Betrachten Sie die Aktivitäten der Menschen in Ihrer Nähe.
   - Reflektieren Sie über die Zahl der Anforderungen, die an Ihre Zeit und Aufmerksamkeit gerichtet werden, über ihre Häufigkeit und ihre verschiedenen Arten.

6. Stellen Sie fest, wieviel Abgeschiedenheit Sie benötigen.
   Fokussieren Sie auf die Augenblicke Ihres Alleinseins und darauf, wieviel Zeit Sie in diesem Zustand brauchen, bis sich bei Ihnen ein Gefühl, genährt zu werden, einstellt.
   - Denken Sie darüber nach, wann ein paar Augenblicke des Alleinseins Ihr Bedürfnis erfüllen.
   - Vergleichen Sie dies mit Situationen, in denen Sie längeres Alleinsein erleben müssen, um sich genährt zu fühlen.
   - Stellen Sie fest, woran Sie erkennen, ob Ihr System genug Alleinsein erlebt hat und Sie bereit sind, sich der Außenwelt zu öffnen.

TIPPS

Alleinsein wird oft mit Einsamkeit verwechselt. Alleinsein beinhaltet das Erleben eines Gefühls von Sicherheit, wohingegen Einsamkeit eine überlebenssichernde Reaktion auslöst. Nutzen Sie die Hierarchie autonomer Zustände, um Klienten den Unterschied zwischen den beiden Zuständen verständlich zu machen.

ÜBUNG

Auf Stille achten

In dieser Übung wird die Erforschung autonomer Erlebnisse von Stille fortgesetzt, wobei es in diesem Fall speziell um die Bedingungen geht, die der Fähigkeit eines Klienten, sich auszuruhen, zugute kommen.

DER HINTERGRUND

Im Laufe der Evolutionsgeschichte entwickelten die Menschen die Fähigkeit, still zu werden, um sich auszuruhen und sich zu regenerieren. Doch manchmal wirkt die Stille auf Menschen nicht nährend, sondern die Konfrontation mit Ruhe aktiviert bei ihnen Gefahrensignale und ruft Gefühle der Verletzlichkeit hervor. Wenn Ihr ANS sich aus der Aktivität zur Stille bewegt, spüren Sie manchmal, daß Ihr Sympathisches Nervensystem mit der Mobilisierung von Energie darauf reagiert oder Sie in einen dorsal-vagalen Kollaps versetzt. Konzentrieren Sie Ihre Neugier auf das Identifizieren von Elementen, die Ihre Erlebnisse der Ruhe mit einem Gefühl von Sicherheit verbinden, damit Sie den Weg zu Orten finden, wo Sie die positiven Auswirkungen von Augenblicken der Ruhe aufnehmen können.

DIE SCHRITTE

1. Stellen Sie fest, welche Umgebungen Ruhe und welche Rastlosigkeit ausstrahlen.
   - Menschen empfinden Umgebungen, in denen sich viele Menschen intensiv bewegen und Geräusche erzeugen, meist als rastlos. Der Arbeitsplatz und der tägliche Weg dorthin und zurück nach Hause sind Situationen, die oft als mobilisierend und nicht als erholsam bezeichnet werden. Hingegen werden Aufenthalte in der Natur und die häusliche Umgebung oft als förderlich für das Erleben von Ruhe und für die Regeneration wahrgenommen.
   - Identifizieren Sie Umgebungen, welche die beiden Endpunkte des Spektrums Ihres Erlebens bilden – Orte, die bei Ihnen Empfindungen der Rastlosigkeit hervorrufen, und Orte, an denen Sie sich ausruhen können.

2. Achten Sie auf die Eigenschaften von Räumen, in denen Sie eine Qualität der Erholung wahrnehmen.
   - Ort
   - Größe und Form des Raumes
   - Farben, Geräusche und Strukturen

3. Denken Sie darüber nach, wann Sie allein sein und wann Sie mit anderen (Menschen oder Haustieren) zusammen sein wollen.

4. Stellen Sie eine Liste der Eigenschaften zusammen, die Ihnen wichtig sind. Suchen Sie dann nach Orten, die Ihnen diese Eigenschaften bieten.

5. Überlegen Sie, wie Sie regelmäßig die Orte aufsuchen können, die Ihnen nach Ihrer eigenen Einschätzung ermöglichen, sich auszuruhen.

6. Schaffen Sie Ihren persönlichen Raum, und berücksichtigen Sie dabei die Eigenschaften, die Ihnen helfen, sich einen Augenblick lang auszuruhen.

TIPPS

Stillsein ist ein komplexes autonomes Erlebnis, und viele Klienten stellen fest, daß eine sympathische Mobilisierung ihre Fähigkeit, sich auszuruhen, beeinträchtigt oder daß sie, wenn sie zur Ruhe kommen, in einen dorsal-vagalen Kollaps hineingezogen werden. Indem Sie einem Klienten helfen, auf die Eigenschaften eines Ortes, die das Empfinden von Sicherheit in der Stille fördern, zu achten, kann diese Übung zunächst dabei unterstützen festzustellen, wo der Betreffende gefahrlos Stille erleben kann, und anschließend dabei, diese Orte aufzusuchen.

Augenblicke genießen

Genießen bedeutet, positive Erlebnisse wahrzunehmen und zu würdigen (Bryant, zitiert in Geiger, Morey & Segerstrom 2016). Ein Trauma kann die Fähigkeit, Dinge zu genießen, beeinträchtigen. Negative Emotionen in einem eigentlich positiven Augenblick zu spüren und die Unfähigkeit, positiven Affekt zu erleben, kann angesichts der eigenen Unfähigkeit, Freude zu empfinden, sekundäre Schuld- und Schamgefühle erzeugen (DePierro, D'Andrea & Frewen 2014). Solche Erlebnisse erzeugen ein Muster anhaltender Dysregulation. Genießen kann als aktive Strategie zur Stärkung ventral-vagaler Ressourcen fungieren. Es wird mit psychischer Resilienz, positiven Auswirkungen auf die Gesundheit und Wohlgefühl assoziiert (Geiger, Morey & Segerstrom 2016; Phillipe et al. 2009; Speer, Bhanji & Delgado 2014). Kurzzeitiges Genießen verstärkt eine positive Grundstimmung und anhaltendes Genießen ermöglicht es, ein bestimmtes Niveau von Glücksgefühl aufrechtzuerhalten (Jose, Lim & Bryant 2012).

ÜBUNG

Augenblicke genießen

Diese Übung hilft Klienten, Augenblicke oder Mikro-Augenblicke ventral-vagalen Erlebens zu erkennen. Sie können sich dadurch bewußt machen, daß sich das ANS regelmäßig in Augenblicken der Regulation bewegt, und sie können diese Momente erfassen und sie dem expliziten Gewahrsein erschließen. Die Übung leistet sowohl in relativ unproblematischen Situationen als auch bei anhaltenden Schwierigkeiten gute Dienste.

DER HINTERGRUND

Zu genießen bedeutet, einen Augenblick ventral-vagaler Regulation und das Empfinden von Sicherheit zu nutzen und eine Erzählung über Verbundenheit mit sich selbst, mit einem anderen Menschen oder mit der Natur zu erleben. Zu genießen ist eine schnell ausführbare Übung, durch die wir einen ventral-vagalen Moment erfassen und rasch der bewußten Aufmerksamkeit zugänglich machen können. Augenblicke des Genießens ergeben sich im Alltagsleben immer wieder. Weil nur 20 bis 30 Sekunden erforderlich sind, um von dieser Übung zu profitieren, ist es problemlos möglich, sie im natürlichen Fluß des Alltagslebens auszuführen.

DIE SCHRITTE

1. Halten Sie nach einem ventral-vagalen Augenblick, den Sie genießen können, Ausschau. Machen Sie ihn sich bewußt, und richten Sie 20 bis 30 Sekunden lang die Aufmerksamkeit darauf. Wenn Sie große Schwierigkeiten haben, Genießen zu erleben, können Sie mit Mikro-Augenblicken des Genießens (5 bis 10 Sekunden) beginnen. Jeder von diesen wirkt auf Ihr ganzes System. Ihre Fähigkeit zu genießen wird allmählich zunehmen, bis Sie es über eine Zeitspanne von 20 bis 30 Sekunden können – die maximale Zeitspanne, über die man ein Erlebnis des Genießens aufrechterhalten kann.
2. Üben Sie sich jeden Tag im Genießen. Legen Sie für den Anfang im Tagesverlauf einen Zeitpunkt fest, zu dem Sie sich im Genießen üben wollen. Sobald es Ihnen leichter fällt, die Übung auszuführen, können Sie mehr Zeitpunkte im Tagesverlauf, zu denen Sie dies üben wollen, festlegen.
3. Verfolgen und dokumentieren Sie die Augenblicke des Genießens, die Sie erleben.
   - Legen Sie ein Notizbuch oder Tagebuch für Momente des Genießens an.
   - Nehmen Sie sich am Abend ein wenig Zeit, um Augenblicke zu entdecken und zu genießen, die Sie vorher nicht bemerkt hatten.
   - Vereinbaren Sie mit einem Freund, sich mit ihm über Augenblicke des Genießens auszutauschen, entweder in einem Gespräch von Mensch zu Mensch oder mit Hilfe technischer Kommunikationsmittel.
   - Organisieren Sie einen Kreis der Genießer – online, persönlich oder in Form einer Kombination von beidem.
   - Stellen Sie ein Album des Genießens zusammen, indem Sie in einfachen Zeichnungen darstellen, wie Sie Augenblicke genießen, und ergänzen Sie diese Zeichnungen durch Bildtexte.

4. Machen Sie es sich zur Gewohnheit, Dinge zu genießen.
   - Machen Sie sich bewußt, daß Augenblicke des Genießens im Alltag häufig vorkommen.
   - Halten Sie ständig Ausschau nach kurzen Momenten, die Sie in einen ventral-vagalen Zustand versetzen.
   - Nehmen Sie sich vor, jeden Tag eine bestimmte Anzahl von Augenblicken zu genießen.
   - Laden Sie einen Freund ein, mit Ihnen zusammen zu genießen.

TIPPS

Abgesehen von den regelmäßigen Momenten des Genießens im Alltagsleben kommen diese auch in Therapiesitzungen immer wieder vor. Den Gipfel des Genießens bildet eine Zeitspanne von 20 bis 30 Sekunden, was es sehr erleichtert, solche Momente in Therapiesitzungen einzubeziehen. Machen Sie Ihre Klienten mit dieser Praxis bekannt, und bringen Sie ihnen dann bei, auf Möglichkeiten des Genießens während der Therapiesitzung zu achten. Helfen Sie ihnen, Vertrauen zu ihrer eigenen Fähigkeit zu genießen zu entwickeln, damit sie dies auch in ihrem Alltag zu tun lernen.

Sich nach außen bewegen – Zu Kunst und Natur in Kontakt treten

Kontakt nach innen herzustellen, um sich mit sympathischen und dorsal-vagalen überlebenssichernden Reaktionen sowie mit den Ressourcen des ventral-vagalen Systems auseinanderzusetzen, ist eine grundlegende Fertigkeit. Ebenso wichtig ist es aber, sich nach außen zu bewegen, um herauszufinden, welche Ressourcen im Bereich der Kunst und in der Natur zur Verfügung stehen. Beides ermöglicht einen leichten Zugang zum ventral-vagalen Zustand der Regulation.

Kunst kann uns zu Tränen rühren, eine Transformation herbeiführen und Selbstbild und Weltsicht völlig verändern (Pelowski, Markey, Lauring & Leder 2016). Das Betrachten von Kunstwerken entfaltet sich über längere Zeit und spricht Körper und Geist an (Brieber, Nadal, Leder & Rosenberg 2014). »Kunstwerke zu betrachten ruft unzählige Emotionen hervor, veranlaßt zu Einschätzungen und physiologischen Reaktionen und kann ein Leben prägen oder verändern« (Pelowski et al. 2016, S. 1).

Ob man nach einem belastenden Ereignis zur autonomen Regulation zurückkehren kann, hängt nicht unwesentlich von der eigenen Naturverbundenheit ab (Brown, Barton & Gladwell 2013). Naturerlebnisse haben eine regulierende und regenerierende Wirkung auf das ANS. Auch die Natur nachahmende Techniken können den autonomen Zustand regulieren (Kahn, Severson & Ruckert 2009), wobei allein das Anhören von Naturlauten die autonome Regulation verbessert (Gould van Praag et al. 2017). Eine weitere Möglichkeit, eine Verbindung zur Natur herzustellen, sind Fraktale – in der Natur vorkommende einfache Muster, die sich ständig wiederholen und einen immer höheren Komplexitätsgrad erreichen (z. B. die Nautilusmuschel, ein Blatt, ein Tannenzapfen, Broccoli-Sprossen, Löwenzahn, Eiskristalle, Wolken). Abbildungen von Fraktalen anzuschauen verringert physischen Streß (Taylor & Spehar 2016). Die regulierende Wirkung von Fraktalen auf den autonomen Zustand scheint universell zu sein und wird in einer so kurzen Zeitspanne wie zehn Sekunden ausgelöst (Taylor 2006).

Bewußt das Kunsterleben und das Aufnehmen einer Verbindung zur Natur ins Alltagsleben einzubeziehen ist eine unkomplizierte, leicht realisierbare Weise, Augenblicke ventral-vagaler Regulation zu erleben.

ÜBUNG

Mit Hilfe von Kunst gegenwärtig sein

Wenn wir Kunstwerke anschauen, können wir die Welt auf neue Art betrachten. Daran sind Körper und Geist beteiligt. Die Beschäftigung mit Kunstformen, die eine ventral-vagale Reaktion hervorrufen, kann Denken und Fühlen eines Klienten verändern. Die folgende Übung soll Klienten anregen, ihre autonome Reaktion auf verschiedene Arten von Kunst zu untersuchen und das Kunsterleben zu einem festen Bestandteil ihres Alltagslebens zu machen.

DER HINTERGRUND

Kunst existiert in vielen Formen, und man braucht keine spezielle Ausbildung, um von ihrer Betrachtung zu profitieren. Kunst spricht über die autonomen Pfade den Körper an und erzeugt Reaktionen, die zu neuen Denkweisen führen können. Auf der Suche nach Möglichkeiten, der Kunst in unserem Leben Raum zu geben, hören wir unserem ANS zu und sammeln Erkenntnisse über unsere spezielle Art, in Verbindung zu treten.

DIE SCHRITTE

1. Erforschen Sie leicht zugängliche Möglichkeiten, Kunst zu betrachten und zu erleben. Museen, Workshops bildender Künstler, Kunstwerke im öffentlichen Raum, Kunstfestivals und illustrierte Kunstbücher sind nur einige dieser Möglichkeiten.

2. Finden Sie heraus, welche Arten von Kunst Sie besonders ansprechen. Beschäftigen Sie sich mit unterschiedlichen Kunstgattungen (Fotographien, Skulpturen, Zeichnungen, Gemälden, Keramiken, Mosaiken, Textilien usw.), und stellen Sie fest, wie Sie darauf reagieren.

3. Finden Sie heraus, wie und wie oft Sie zu Kunst in Kontakt treten müssen, um das Gefühl zu haben, daß es in Ihrem Leben genug Kunst gibt.

TIPPS

Klienten mögen das Gefühl haben, Kunst sei ein Luxus, für den ihnen die Zeit fehle, oder Kunst passe nicht in ihr Leben. Helfen Sie ihnen zu verstehen, daß Kunst überall gegenwärtig ist, in vielen Formen existiert und daß ihre Wirkung mühelos die positiven Resultate regulierender ventral-vagaler Aktivität hervorrufen kann.

ÜBUNG

In der Natur gegenwärtig sein

Diese Übung thematisiert die positive Wirkung der Natur auf den autonomen Zustand. Die Erkenntnis, daß die Natur sowohl im realen Erleben als auch in Form von Abbildungen nährend wirkt, macht die Vergegenwärtigung einer Verbindung zur Natur zu einer leicht zugänglichen regulierenden Aktivität.

DER HINTERGRUND

Die Natur erschließt sowohl im realen Leben als auch beim Betrachten von Naturbildern Möglichkeiten, sich zu entspannen und zu regenerieren. Überall in der Natur existieren Fraktale, jene einfachen Muster, die schon nach nur kurzem Anschauen regulierend auf den autonomen Zustand wirken. Suchen Sie nach den speziellen Orten und Arten von Verbindung zur Natur, die Ihr ventral-vagales System aufwecken.

DIE SCHRITTE

1. Werden Sie sich der Natur in Ihrer Umgebung bewußt, und beobachten Sie, wie Sie darauf reagieren. Stellen Sie fest, welche Orte Sie in einen Zustand ventral-vagaler Regulation, sympathischer Mobilisierung oder dorsal-vagaler Getrenntheit versetzen.

2. Suchen Sie Orte, die eine regulierende Wirkung auf Sie haben. Begeben Sie sich entweder tatsächlich dorthin, oder betrachten Sie entsprechende Bilder. Sie können es aber auch mit einer Kombination von beidem versuchen.

3. Halten Sie im Tagesverlauf in Ihrer Umgebung nach Fraktalen Ausschau. Verweilen Sie einige Sekunden, wenn Sie die Fraktale auf sich wirken lassen.

4. Suchen Sie nach Bildern von Fraktalen oder Objekten, die Eigenschaften von Fraktalen aufweisen, und stellen Sie fest, welche Darstellungen dieser Art eine starke ventral-vagale Reaktion hervorrufen. Im Internet werden Sie viele entsprechende Bilder finden, und die Pflanzen und Bäume in Ihrer natürlichen Umgebung bieten Ihnen lebendige Beispiele.

5. Sammeln Sie Abbildungen von Fraktalen oder entsprechende Objekte, so daß Sie jederzeit leicht auf sie zurückgreifen können. (Ein Bildschirmschoner, Fotos auf dem Handy, eine blühende Pflanze oder ein Kaktus in der Wohnung oder im Büro sind einige Möglichkeiten.)

TIPPS

Klienten unterliegen in ihrem Alltag regulierenden Einflüssen der Natur. Richten wir unsere Aufmerksamkeit auf diese Erlebnisse, wird die Natur für uns zu einer aktiven Ressource. Indem wir Klienten beibringen, bewußt zur Natur in Kontakt zu treten, fördern wir die Weiterentwicklung ihrer ventral-vagalen Fähigkeiten.

Zusammenfassung zu Kapitel 5

> *Verändern sich Gefühle, verändert sich der autonome Zustand.*
>
> — STEPHEN PORGES

Jeder autonome Zustand beinhaltet zahlreiche Geschmäcke. Das Üben begleitenden Beobachtens stärkt die Fähigkeit, diese Mikro-Zustände zu unterscheiden. Der ventral-vagale Zustand ist nicht nur reguliert und ruhig. Er wird auch mit Freude, Leidenschaft, Begeisterung, Feiern, Interesse, Wachheit, Leichtigkeit und Ruhe assoziiert. Der sympathische Zustand ist manchmal durch Kampf, in anderen Fällen durch Flucht charakterisiert, und der dorsal-vagale Zustand kann als kollabiert, benebelt, taub oder unsichtbar empfunden werden. Die drei autonomen Zustände verändern sich immer in Beziehung zueinander. Während die ventralen, sympathischen und dorsalen Energien nachlassen und zunehmen, verändert sich das Welterleben der Klienten. Die Übung begleitenden Beobachtens läßt Augenblicke der Achtsamkeit entstehen. Die in diesem Kapitel beschriebenen Übungen unterbrechen den Automatismus der Gewohnheitsmuster und schaffen Raum für eine neuartige Sicht autonomer Reaktionen. Bewußt darüber zu entscheiden, was man beobachten will, ermöglicht, alltägliche Erlebnisse zur Stärkung ventral-vagaler Fähigkeiten zu nutzen.

KAPITEL 6

Shaping

Ausgestalten des Autonomen Nervensystems

Die natürliche Heilkraft in uns allen
ist die stärkste Kraft für die Genesung.
— Hippokrates

Das ANS »spielt bei der Regulierung des Energie- und Informationsflusses zwischen Gehirn, Körper und Umgebung eine zentrale Rolle« (Rejeski & Gauvin 2013, S. 660). Traumata beeinträchtigen die Fähigkeit, die autonomen Zustände zu regulieren und flexibel zwischen ihnen zu wechseln. Kampf, Flucht oder Shutdown dominieren, und es mangelt am Zustand der Ruhe und Verbundenheit (Williamson et al. 2015). Ist der ventral-vagal dominierte Zustand der Sicherheit nicht erreichbar, wird das Leben von einer erschöpfenden Kombination aus starker Mobilisierung und Rückzug bestimmt. Die Bewältigung des Alltagslebens konzentriert sich dann auf die Einschränkung der Gefahr, durch Aktivierung in einen Zustand der Dysregulation versetzt zu werden. Regulation und soziale Verbundenheit rücken infolge habitueller Schutzreaktionen aus dem Blickfeld.

Durch das in der Vergangenheit Erlebte geprägt, reagiert das ANS in der Gegenwart im Dienste des Überlebens auf Signale für Sicherheit und Gefahr. »Besuche in der Vergangenheit sollten in der Therapie in einer Situation stattfinden, in der die Patienten im biologischen Sinne fest in der Gegenwart verwurzelt sind und sich möglichst sicher und geerdet fühlen« (van der Kolk 2014/2015, S. 86). Das regelmäßige Ausführen von Übungen, die der Neukalibrierung der Neurozeption und der Veränderung habitueller Reaktionsmuster dienen, hilft

Klienten diese biologische Plattform auszubauen. Regelmäßiges Trainieren der neuronalen Schaltkreise für Regulation und Verbundenheit ist für das körperliche und psychische Wohlbefinden überaus wichtig (Flores & Porges 2017). Dieses Kapitel stellt Übungen für den täglichen Gebrauch vor, in denen es um die Kategorien Energie, Klang, Bewegung, Atmung, Umgebung und Reflexion geht. Sie sollen Klienten helfen, ihr ANS auf Sicherheit und Verbundenheit hin zu orientieren.

Im richtigen Maß herausfordern

Für die Umgestaltung des ANS sind Aktivitäten wichtig, die es erweitern, aber nicht unnötig unter Streß setzen. Dient der aktuelle autonome Zustand der dorsal-vagalen Schutzsuche, indem er Energie konserviert, kann eine Folge kleiner Schritte in Richtung Mobilisierung allmählich ein neues Muster etablieren. Befindet sich das System im sympathischen Zustand der Mobilisierung von Energie, erschließt die bewußte Freisetzung dieser Energie neue Möglichkeiten. Im Zustand ventral-vagaler Regulation hingegen geht es primär darum, das aktuell Erlebte zu würdigen und zu vertiefen.

ÜBUNG

Graphische Darstellung von Energie und Aktivitäten

In dieser Übung stellen die Klienten das Spektrum der Aktivitäten dar, die ihnen ermöglichen, zur ventral-vagalen Regulation zurückzukehren und dort zu verweilen. Jeder autonome Zustand wird gesondert dargestellt, wobei die Aktivitäten in den beiden Kategorien Selbstregulation und Co-Regulation auf einer Skala von passiv bis aktiv eingeordnet werden. Diese Skala sollte regelmäßig überprüft und verändert werden, sobald neue Ressourcen erkannt werden.

DER HINTERGRUND

Aktivitäten, die auf das ANS wirken, lassen sich in einem Spektrum von passiv bis aktiv einordnen. Es gibt Situationen, in denen das Nachdenken über Bewegung, das Erinnern an eine Verbindung zu einem Freund oder simples Emporschauen zum Himmel die richtige Wahl ist. In anderen Fällen müssen Sie physisch aktiv werden, Ihren Körper in Bewegung bringen oder sich in die Welt aufmachen und sich um soziale Verbindungen bemühen. Im dorsal-vagalen Kollaps der Immobilisierung sollten Sie sich für eine Aktivität entscheiden, die Ihnen einen Ertrag an Energie bringt. Spüren Sie die frenetische Aktivität des sympathischen Zustandes, dann suchen Sie nach einer Möglichkeit, Energie sicher zu entladen. Und in der Sicherheit des ventral-vagalen Zustandes verwurzelt, suchen Sie nach einer Aktivität, die das Gefühl der Regulation vertieft.

DIE SCHRITTE

1. Benennen Sie Ihren Zustand im oberen Kästchen des Diagramms für Energie und Aktivitäten. Verwenden Sie seinen physiologischen Namen (dorsal, sympathisch, ventral), oder geben Sie ihm einen Namen, der für Sie eine besondere Bedeutung hat.
2. Bewegen Sie sich beim sympathischen oder dorsal-vagalen Zustand entlang der Linie zwischen passiv und aktiv, und identifizieren Sie Aktivitäten, die Ihnen die Rückkehr in den ventral-vagalen Zustand der Regulation ermöglichen. Vermerken Sie auf der linken Seite Aktivitäten, die der Selbstregulation dienen, und auf der rechten Seite die Aktivitäten, die der Co-Regulation förderlich sind.
3. Identifizieren Sie für den ventral-vagalen Zustand entlang der Linie zwischen passiv und aktiv Aktivitäten, die das Erleben von Sicherheit und Verbundenheit vertiefen. Vermerken Sie auf der linken Seite Aktivitäten, die die Selbstregulation fördern, und auf der rechten Seite solche, die der Co-Regulation dienen.
4. Erstellen Sie für jeden der drei autonomen Zustände ein Diagramm.
5. Suchen Sie mit Hilfe Ihrer Diagramme eine Ressource in dem Energiebereich, der Ihren aktuellen Bedürfnissen entspricht.
6. Überarbeiten Sie Ihre Diagramme, wenn Sie weitere Ressourcen entwickelt haben.

TIPPS

Eine Ressource vermag den Klienten in der autonomen Hierarchie aufwärts in Richtung des ventral-vagalen Zustandes zu bewegen. Sobald er angekommen ist, hilft die Ressource ihm, dort zu bleiben. »Goldlöckchen«, die Heldin eines bekannten Kinderbuchklassikers, und ihre Erlebnisse mit *zuviel, nicht genug und*

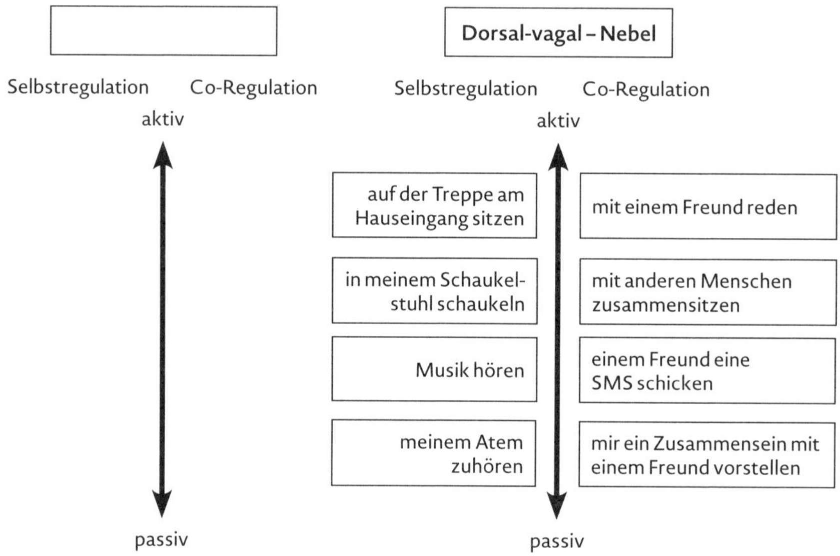

ABBILDUNG 6.1. Diagramm für Energie und Aktivitäten und vollständiges Beispiel

genau richtig helfen Klienten manchmal zu verstehen, wie das ANS zu Ressourcen in Verbindung tritt. Wenn es Ihren Klienten gelingt, die ihnen zur Verfügung stehende Energie mit der für eine bestimmte Ressource erforderlichen Energie in Einklang zu bringen, können sie die Aktivität wählen, die ihrem autonomen Bedürfnis im betreffenden Augenblick entspricht (Abbildung 6.1).

Glimmer und Glühen

Manchmal wird schon das simple Bemühen, mit den normalen Alltagsproblemen fertig zu werden, als starke Herausforderung an den autonomen Zustand empfunden. Solche Tage sind *Glimmertage*, an denen das Registrieren von Mikromomenten ventral-vagaler Energie helfen kann, einen Zustand der Regulation aufrechtzuerhalten und bereit zu sein, in Verbindung zu treten. An anderen Tagen fühlen wir uns offener und haben Zeit, innezuhalten und uns in längere Erlebnisse des *Glühens* zu vertiefen. Beide Arten von Erlebnissen prägen unser autonomes System und stärken unsere Verbindung zur ventral-vagalen Regulation.

ÜBUNG

Glimmer finden

Diese Übung bringt Klienten dazu, aktiv nach Mikromomenten der Regulation zu suchen. Die gezielte Suche nach ihnen führt zu einer neuen Qualität autonomen Gewahrseins. Sie zu finden, verändert die Erwartungen, die das tägliche Erleben betreffen.

DER HINTERGRUND

Glimmer sind die Mikromomente ventral-vagalen Erlebens, die im Alltagsleben regelmäßig vorkommen, aber oft unbemerkt bleiben. Zur Sicherung ihres Überlebens entwickeln Menschen von Geburt an eine negative Grundeinstellung: Wir alle achten von Natur aus stärker auf negative als auf positive Ereignisse und übersehen deshalb häufig die auch in Phasen der Dysregulation auftretenden ventral-vagalen Augenblicke. Ein freundliches Gesicht, ein beruhigender Klang einer Stimme und etwas Erfreuliches in der Umgebung werden uns dann nicht bewußt. Ein wichtiger Schritt bei der Umgestaltung Ihres autonomen Systems besteht darin, einen Glimmer zu erkennen, inne zu halten, um den Glimmer in sich aufzunehmen, und anschließend nach weiteren Glimmern Ausschau zu halten.

DIE SCHRITTE

1. Nehmen Sie sich vor, jeden Tag nach einer bestimmten Zahl von Glimmern Ausschau zu halten. Entscheiden Sie sich für eine Anzahl, die Ihnen für den Anfang als erreichbar erscheint. Falls Ihnen Glimmer noch nicht besonders vertraut sind, können Sie zunächst nach einem einzelnen Glimmer Ausschau halten. Sobald Ihnen das Auffinden von Glimmern leichter fällt, können Sie sich ein neues Ziel setzen.

2. Achten Sie darauf, ob Sie einen Funken ventral-vagaler Energie spüren. Halten Sie in Ihrem Alltagsleben nach Glimmern Ausschau. Diese kommen immer wieder vor, aber da es um Mikromomente geht, kostet es ein wenig Mühe, sie zu erkennen.

3. Halten Sie inne, wenn Sie Glimmer erkennen. Entwickeln Sie eine leicht realisierbare Möglichkeit, einen Glimmer, den Sie entdecken, als solchen anzuerkennen. Sie können die Aufmerksamkeit auf den betreffenden Augenblick

fokussieren, indem Sie einfach »Glimmer« sagen oder den Moment durch eine Bewegung markieren (vielleicht indem Sie eine Hand auf Ihr Herz halten).

4. Registrieren Sie Ihre Glimmer. Notieren Sie in einer Art Tagebuch, wann Sie Glimmer entdecken.

5. Halten Sie nach Glimmern an bestimmten Orten, in Gegenwart bestimmter Menschen und zu bestimmten Zeiten Ausschau. Stellen Sie fest, wann und wo Ihre Glimmer immer wieder auftauchen.

6. Äußern Sie sich über Ihre Glimmer. Sie können einem Freund eine entsprechende Nachricht schicken, das Sprechen über die täglich auftauchenden Glimmer in Ihrer Familie zu einem Ritual machen oder Ihre Liste entdeckter Glimmer wöchentlich zur Therapie mitbringen. Entscheiden Sie, was von alldem für Sie am besten ist.

TIPPS

Häufen sich Erlebnisse mit Glimmern, regt das Klienten zu weiteren Entdeckungen an. Wenn sie zum Erkennen von Glimmern angeleitet werden, erinnert sie das daran, daß es neben den vielen Erlebnissen von Zuständen der Dysregulation auch immer wieder Mikromomente der Regulation gibt. Schon die bloße Anerkennung dessen, daß es solche Augenblicke gibt, kann die Intensität der Reaktionen auf Schwierigkeiten im Alltagsleben verringern. Glimmer treten natürlich auch in Ihren Therapiesitzungen zutage. Halten Sie danach Ausschau, und halten Sie inne, um sie zu benennen.

ÜBUNG

Vom Glimmer zum Glühen

Diese Übung baut auf der Fähigkeit, Glimmer zu erkennen, auf und dient der Ermöglichung eines umfassenderen ventral-vagalen Erlebnisses. Wenn Klienten einen Glimmer über längere Zeit wahrnehmen, wird das Erlebnis vertieft, und die mit ihm verbundene Erzählung erwacht zum Leben.

DER HINTERGRUND

Sobald Sie den Mikromoment eines Glimmers bemerken, spüren Sie den Funken Ihres ventral-vagalen Systems. So wie man mit Funken ein Feuer entfachen kann,

kann man Glimmer in das tiefere Erlebnis des Glühens transformieren. Beim Auftauchen eines Glimmers halten Sie gerade lange genug inne, um zur Kenntnis nehmen zu können, daß im Fluß des Alltagsgeschehens ein ventral-vagaler Augenblick sichtbar wird. Im Falle eines Glühens halten Sie länger inne und feiern den Glimmer. Lassen Sie sich davon durchfluten, und nehmen Sie sich die Zeit, eine tiefere Bedeutung damit zu verbinden.

DIE SCHRITTE

1. Registrieren Sie einen Glimmer, halten Sie inne, und lassen Sie sich von dem Erlebnis erfüllen. Bleiben Sie mindestens eine halbe Minute oder noch länger dabei. Lassen Sie dem Glimmer Zeit, zu einem Glühen zu werden.
2. Spüren Sie, was geschieht, während sich die einen Mikromoment anhaltende Verbindung in ein längeres Erlebnis verwandelt.
3. Lauschen Sie der Erzählung, die mit dem Glühen verbunden ist.
4. Beschreiben Sie Ihr Erleben des Glimmers und des Glühens. Achten Sie darauf, wie sich das Erleben verändert. Beispielsweise könnte man einen bestimmten Glimmermoment als ein unerwartetes Glückserlebnis charakterisieren, das ein Lächeln hervorlockt, und wenn sich dieses Erlebnis in ein Glühen verwandelt, fühlt es sich wie ein Bad in der warmen Sonne an, das Sie mit einem Seufzer der Zufriedenheit kommentieren.

TIPPS

Sobald Ihre Klienten eine gewisse Übung im Erkennen von Glimmern haben, können Sie diese Übung mit ihnen ausprobieren. Tun Sie das zunächst in einer Therapiesitzung, damit sie ein Gefühl dafür entwickeln, wie es ist, einen Glimmer über längere Zeit wahrzunehmen. Weil Augenblicke des Glühens immer noch relativ kurz sind (bis zu einer Minute), können die meisten Klienten zu diesen in Kontakt treten; allerdings kann das Erleben eines Glühens bei einigen eine sympathische oder dorsal-vagale überlebenssichernde Reaktion hervorrufen. Arbeiten Sie mit Ihren Klienten daran, die Zeitspanne zu verlängern, in der sie einen Augenblick im Gewahrsein halten und im Erleben ventral-vagaler Vertiefung verharren können.

Eine Erzählung durch Klang ausgestalten

Die Welt ist nie still.
— ALBERT CAMUS, Quelle unbekannt

Klang ist eines der Medien, mit deren Hilfe das ANS die Welt erlebt. Wenn wir sprechen, erzeugen wir nicht nur durch die Sprache, sondern auch durch die Prosodie (die Musik der Stimme, die im Sprechrhythmus, in der Lautstärke und in der Stimmhöhe zum Ausdruck kommt) eine Geschichte. Wir erzählen dann auch eine Geschichte über unseren autonomen Zustand. Im Rahmen einer interessanten Untersuchung berichteten Teilnehmer, wenn der Klang ihrer Stimme mit Hilfe eines Computers verändert werde, verändere sich ihr Angstniveau. Dieses auf Selbstberichten basierende Resultat wurde durch Messungen physiologischer Veränderungen bestätigt (Costa et al. 2018). Im Rahmen einer Untersuchung nahmen die Teilnehmer eine Kurzgeschichte auf; anschließend wurde die Aufnahme mit Hilfe eines Computerprogramms so verändert, daß die Stimmen Glück, Traurigkeit und Furcht ausdrückten. Beim Anhören der modifizierten Aufnahmen veränderten sich die physiologischen Reaktionen der Teilnehmer, und sie berichteten, sie spürten die Emotionen, die in den verschiedenen Aufnahmen simuliert wurden (Aucouturier et al. 2016).

Beim Anhören von Musik erleben Menschen oft einen Zustand der Verinnerlichung oder des Fließens (Hall, Schubert & Wilson 2016). Mit Hilfe von Musik kann man gefahrlos zu belastenden Emotionen in Kontakt zu treten und diese sogar genießen (Herbert 2011). Das Tempo eines Musikstücks bewegt uns: Der Herzschlag, die Atmung, die Körperbewegungen und wahrscheinlich auch die Kognition werden mit der Musik synchronisiert (Chanda & Levitin 2013), wohingegen Musik im Tonbereich der menschlichen Stimme eine Art musikalischer Prosodie ist und die physiologische Regulation fördert (Porges 2010/2010). Weil Musik autonome Zustände regulieren kann, können wir Musikstücke zusammenstellen, die uns gefahrlos in Zustände der Aktivierung versetzen und wieder aus ihnen heraus geleiten. (Siehe hierzu meine Erläuterungen über die Verwendung von Playlists in meinem ersten Buch, *Die Polyvagal-Theorie in der Therapie*, S. 96–98.) Wenn Sie Musik anhören oder selbst musizieren, kommen Gesichts- und Kopfmuskeln zum Einsatz, und die Muskeln des Mittelohrs unterstützen das Hören (Porges 2010/2010). Somit widmen Sie sich einer autonomen Übung, ganz gleich, ob Sie sich Musik anhören oder selbst musizieren.

ÜBUNG

Der Klang Ihrer Stimme

Diese Übung ermöglicht Klienten herauszufinden, wie verschiedene Klangfarben der Stimme Empfindungen verändern können. Durch Manipulation des Stimmklangs und indem sie ihre Reaktionen darauf verfolgen, wird ihnen allmählich bewußt, wie sich ihre Art zu reden auf ihr eigenes Erleben und darauf, wie andere sie erleben, auswirkt.

DER HINTERGRUND

Das ANS nutzt den Klang der Stimme, um sich über die Sicherheit einer Situation klar zu werden. Wir reagieren auf den Klangcharakter von Stimmen, bevor wir die in der gesprochenen Botschaft enthaltenen Informationen aufnehmen. Wie wir sprechen, verändert, wie wir uns fühlen, welche Geschichte wir erzählen und wie die Menschen in unserer Umgebung hören, was wir sagen.

DIE SCHRITTE

1. Experimentieren Sie mit verschiedenen Wirkungen Ihrer Stimme auf Ihre Empfindungen. Erzählen Sie eine kurze Geschichte, indem Sie Ihre Stimme unterschiedliche Charakteristika zum Ausdruck bringen lassen, oder nehmen Sie Beispiele für den unterschiedlichen Stimmklang auf. Achten Sie darauf, wohin auf Ihrer autonomen Landkarte die unterschiedlichen Klangfarben Ihrer Stimme Sie führen.

2. Verfolgen Sie, wie das gleiche Wort unterschiedliche Zustände und Empfindungen hervorrufen kann, je nachdem, wie es gesprochen wird. Wählen Sie ein Wort, sprechen Sie es unterschiedlich aus, und verfolgen Sie, wie sich dadurch Ihre Zustände und Empfindungen verändern. Probieren Sie dies mit verschiedenen Worten aus, und achten Sie darauf, daß bestimmte Arten, sie auszusprechen, bestimmte Zustände und Gefühle hervorrufen.

3. Sprechen Sie über ein schwieriges Erlebnis mit verschiedenen Stimmcharakteristiken. Verfolgen Sie, wie sich dies auf Ihren autonomen Zustand auswirkt. Finden Sie heraus, welche Art zu sprechen Sie in einen ventral-vagalen Zustand versetzt. Und achten Sie darauf, welche Stimmcharakteristik Ihnen hilft, Möglichkeiten, reguliert aktiv zu werden, zu erkennen.

4. Bitten Sie einen Freund, mit Ihnen zusammen mit Klang zu experimentieren. Sprechen Sie mit unterschiedlichen stimmlichen Charakteristika, und bitten Sie den Freund um Feedback. Bitten Sie ihn anschließend, selbst mit dem Stimmklang zu experimentieren, und beobachten Sie Ihre eigenen Reaktionen darauf.

TIPPS

Der Klang der Stimme ist einer der wichtigsten Ansatzpunkte der Neurozeption, um Sicherheit oder Unsicherheit einer Situation einzuschätzen. Eine leichte Veränderung der Aussprache eines Worts kann den autonomen Zustand völlig verändern. Achten Sie in Therapiesitzungen auf die Botschaften, die der Klang Ihrer eigenen Stimme und der Stimme Ihres Klienten übermittelt. Gelingt es, diese Botschaften dem expliziten Gewahrsein zugänglich zu machen, führt das oft zu neuen Erkenntnissen. Helfen Sie Ihren Klienten, sich immer wieder klarzumachen, wie sie sprechen.

ÜBUNG

Die Musik in Ihrem Leben

DER HINTERGRUND

Musik umgibt uns überall und beeinflußt ständig unsere Physiologie und Gefühle. Sie kann nicht nur eine ventral-vagale Reaktion hervorrufen, sondern hat auch eine paradoxe Wirkung, denn sie ermöglicht Ihnen, ungefährdet zu Ihrem sympathischen und dorsal-vagalen Zustand in Kontakt zu treten und beide zu genießen.

DIE SCHRITTE

1. Machen Sie sich bewußt, inwieweit in Ihrem Leben Musik eine Rolle spielt.
   - Musik hören: Hören Sie regelmäßig Musik? Haben Sie im Radio einen Lieblingssender? Gibt es Songs oder Musiker, die Ihnen besonders gut gefallen? Hören Sie gern Live-Musik?
   - Musizieren: Machen Sie selbst Musik? Spielen Sie ein Instrument? Oder singen Sie manchmal allein oder mit anderen Menschen zusammen?
2. Schätzen Sie ein, wieviel Musik es in Ihrem Alltagsleben gibt.
   - Haben Sie das Gefühl, daß Sie im Alltag genug Musik erleben?
   - Vermissen Sie die Musik in Ihrem Leben und möchten gern mehr hören?

3. Falls Sie der Musik in Ihrem Alltag schon genug Raum geben, sollten Sie die Bedeutung der Musik für Sie anerkennen und feststellen, ob sie in Ihrem Leben regulierend wirkt.
4. Falls Ihre Analyse ergibt, daß Sie mehr mit Musik zu tun haben wollen, sollten Sie nach Möglichkeiten suchen, der Musik in Ihrem Leben mehr Geltung zu verschaffen.
5. Machen Sie sich klar, welche Musikstücke Sie auf die verschiedenen Ebenen der autonomen Hierarchie führen. Bewältigen Sie Ihren Alltag, indem Sie singen, musizieren oder tanzen. Treten Sie mit Hilfe unterschiedlicher Musikstücke zu Ihrem sympathischen und dorsal-vagalen Zustand sowie zu allen Spielarten des ventral-vagalen Zustandes in Verbindung.

TIPPS

Musik ist eine leicht zugängliche Ressource. Deshalb können Ihre Klienten allein damit experimentieren. Sie können Musik aber auch in Therapiesitzungen einbeziehen. Stellen Sie eine Verbindung zu Ihren Klienten her, indem Sie sich mit ihnen zusammen deren Lieblingsmusik anhören. Sie können außerdem der Reziprozität Rechnung tragen, indem Sie Klienten über Ihre eigenen musikalischen Vorlieben informieren.

Formung durch Bewegung

Wichtig ist allein dieser eine Augenblick in Bewegung.
— Martha Graham

Bewegung ist ein wichtiger Teil des Lebens. Wenn Sie merken, daß sich am Rand Ihres Gesichtsfeldes etwas bewegt, wenden Sie dem Ihre Aufmerksamkeit zu, um festzustellen, ob es sich um etwas Lebendes handelt. Ein Blatt weht im Wind, die Flamme einer Kerze flackert plötzlich, und Schatten im Sonnenlicht lassen den Eindruck entstehen, daß sich etwas Lebendiges in der Nähe befindet. Menschen reagieren wie alle Lebewesen auf Reize, indem sie sich bewegen, und wie sie das tun, wird teilweise vom ANS gesteuert.

Die Fähigkeit, sich Körperempfindungen zuzuwenden und sie vollständig zu erleben, wirkt therapeutisch (Lucas, Klepin, Porges & Rejeski 2018; Rejeski &

Gauvin 2013). Bewegungsübungen sind eine Form autonomen Trainings, die das ganze System verändern. Sowohl der physische Akt, sich zu bewegen, als auch das Auflebenlassen der Bewegung in der Vorstellung aktiviert das ANS (Collet, Di Rienzo, El Hoyek & Guillot 2013; Demougeot, Normand, Denise & Papaxanthis 2009).

ÜBUNG

Augenblicke der Bewegung

Diese Übung hilft Klienten, ein Spektrum von Bewegungen für jeden autonomen Zustand zu identifizieren. Dieses Spektrum können sie nutzen, um mit dorsal-vagalen und sympathischen Augenblicken fertig zu werden und ventral-vagale Erlebnisse aufrechtzuerhalten.

DER HINTERGRUND

Bewegungen umfassen ein Spektrum von Ausdrucksformen, die von einfach bis komplex, von Mikro- bis Ganzkörperbewegungen reichen. Jeder autonome Zustand hat ein anderes Energieniveau, zu dem wir in Kontakt treten und das wir

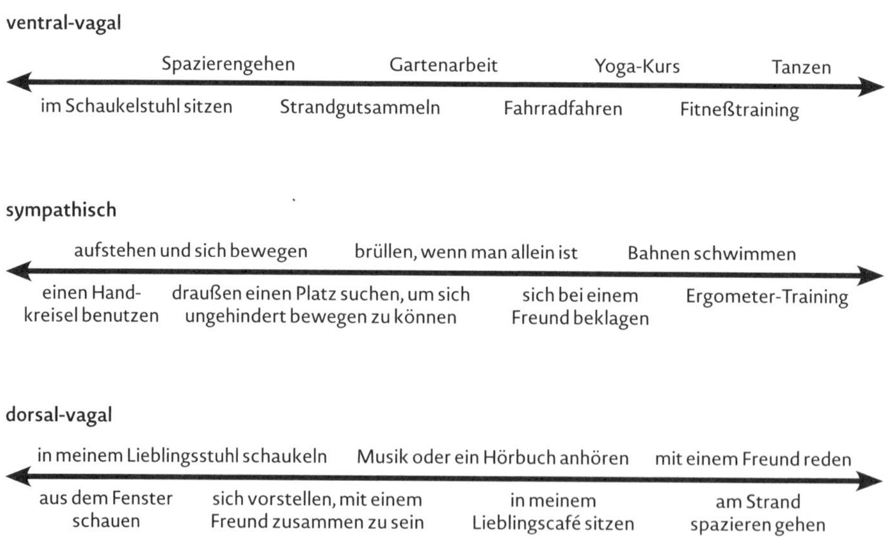

ABBILDUNG 6.2. Bewegungsspektren

nutzen können, um unser Erleben zu formen. Bewegung absichtlich zu nutzen ist eine Möglichkeit, Intensität und Dauer des dorsal-vagalen und sympathischen Zustandes zu verringern. Durch Bewegung können wir aber auch unsere Fähigkeit zu ventral-vagalem Erleben vertiefen.

DIE SCHRITTE

1. Wählen Sie einen autonomen Zustand. Benutzen Sie eine Linie, um Ihre Arten, sich zu bewegen, zu repräsentieren, und identifizieren Sie dann Bewegungen, die den beiden Endpunkten der Linie entsprechen. Suchen Sie nach Bewegungen, welche die wenigste bzw. meiste Energie erfordern, die Ihnen im betreffenden autonomen Zustand zur Verfügung steht.

2. Identifizieren Sie Bewegungen, die zwischen den beiden Endpunkten des Spektrums liegen. Halten Sie im dorsal-vagalen Zustand nach Bewegungen Ausschau, die Ihnen neue Energie zuführen. Suchen Sie im sympathischen Zustand nach Bewegungen, welche die aktivierte Energie organisiert und sicher nutzen. Forschen Sie im ventral-vagalen Zustand nach Bewegungen, die das Erlebnis verlängern.

3. Entwickeln Sie drei Bewegungsspektren, die das Gewahrsein der in jedem der autonomen Zustände möglichen Bewegungen fördern.

TIPPS

Klienten sind oft überrascht, wenn sie merken, daß sie ihre Dysregulationserlebnisse durch organisierte Bewegungen (siehe Abb. 6.2) beeinflussen können. In einem Zustand dorsal-vagaler Konservierung muß eine Bewegung sanft erfolgen, wozu man sich die Bewegung oft vorstellen muß, bevor man sie ausführt. Sich einfach an einem Ort aufzuhalten, wo andere Menschen sind, ohne zu ihnen in Kontakt treten zu müssen, kann genau das richtige Maß an autonomer Anregung erzeugen, um den Beginn der Mobilisierung zu fördern. Angesichts der Intensität sympathischer Mobilisierung suchen Klienten nach einer Möglichkeit, ihre Energie zu nutzen und gefahrlos zu entladen. Weil sowohl der dorsal-vagale als auch der sympathische autonome Zustand die Fähigkeit, klar zu denken, beeinträchtigt, wirkt ein Bewegungsspektrum als Orientierungshilfe unterstützend, wenn der autonome Zustand es Klienten erschwert, eine Entscheidung zu treffen, und sie daran erinnert, ihre ventral-vagalen Erlebnisse zu erkennen und zu genießen.

ÜBUNG

Imaginiertes Handeln

Bewegung ist nicht immer möglich. Persönliche Umstände und Eigenheiten der Umgebung erschweren es manchmal, aktiv zu werden. In solchen Fällen sind imaginierte Bewegungen die nächstbeste Alternative. In der nun folgenden Übung werden Klienten dazu angeleitet, mit Hilfe ihrer Vorstellung zur positiven Wirkung von Bewegungen in Verbindung zu treten.

DER HINTERGRUND

Sich Bewegungen vorzustellen ist von Nutzen, wenn die Umgebung, in der Sie sich befinden, es unmöglich macht, sich zu bewegen, wenn körperliche Probleme Bewegungen erschweren und wenn Klienten Bewegungen als bedrohlich empfinden und die Gefahr besteht, daß sie eine schützende überlebenssichernde Reaktion hervorrufen. Vorgestellte Bewegungsübungen, entweder als Ersatz für reale Bewegungen oder als Ergänzung zu ihnen, sind eine weitere Möglichkeit, die positive Wirkung von Bewegungen zu genießen und zu erleben.

DIE SCHRITTE

1. Stellen Sie sich eine Bewegung vor, die Sie interessiert, die Sie aber noch nicht ausgeführt haben. Spielen Sie damit. Stellen Sie sich vor, daß Sie diese Aktivität lebendig werden lassen, ohne sich in Gefahr zu bringen. Sehen Sie sich bei der Ausführung dieser Bewegungen. Spüren Sie von innen, daß sich Ihr Körper bewegt. Spüren Sie die mit Ihren Bewegungen verbundenen Emotionen. Und hören Sie die Erzählung darüber, wer Sie sind, während Sie sich bewegen.

2. Sobald Sie ein Gefühl für die vorgestellte Bewegung entwickelt haben, können Sie eine Bewegungssequenz zusammenstellen. Benutzen Sie Ihre Vorstellung, um sich so zu bewegen, wie Sie es immer wollten.

3. Nehmen Sie sich jeden Tag ein wenig Zeit, um einen Ihrer Bewegungsmomente innerlich zum Leben zu erwecken.

4. Stellen Sie fest, ob die Nutzung motorischer Vorstellungen im Laufe der Zeit dazu führt, daß die betreffenden Bewegungen in die reale Welt gelangen, oder ob sie, falls sie im imaginierten Erleben verbleiben, nährend auf die autonome Hierarchie wirken.

TIPPS

Bewegung ist ein gutes Beispiel dafür, daß erst das richtige Maß an Herausforderung eine Aktivität zur Ressource macht, statt dysregulierend zu wirken. Einige Klienten werden feststellen, daß die Vorstellung bestimmter Aktivitäten sie darin unterstützt, sich so sicher zu fühlen, daß sie die betreffende Aktivität real ausführen können. Auf andere Klienten wirkt es stärkend, wenn sie sich eine Bewegung vorstellen, aber wenn sie daran denken, daß ihr privates inneres Erleben sichtbar wird, wird eine sympathische Fluchtreaktion oder eine dorsal-vagale Immobilisierungsreaktion ausgelöst. Ganz gleich, wie Ihre Klienten sich spüren und sehen, wie sie eine Bewegung lebendig werden lassen, zu erleben, daß sie etwas bewegen, vermittelt ihnen neue Informationen, die sie in die Erzählung darüber, wer sie sind, integrieren können.

ÜBUNG

Gehen in einem Labyrinth

Der Gang durch ein Labyrinth aktiviert ein subtiles Muster von Mobilisierung und Ruhe und öffnet den Geist für neue Erlebnisse. Diese Übung erschließt vielfältige Möglichkeiten, sich mit Labyrinthen auseinanderzusetzen, ermöglicht das wiederholte Erleben von Veränderungen des autonomen Zustandes und erforscht neue Denkweisen.

DER HINTERGRUND

Menschen begehen seit Jahrhunderten Labyrinthe. Im Gegensatz zu einem Irrgarten gibt es in einem Labyrinth nur einen Weg und keine Sackgassen. Beim Betreten eines Labyrinths – das oft als Pfad zur Transformation verstanden wird –, lösen Sie Ihre Verbindung zur Alltagswelt. Wenn Sie das Zentrum des Labyrinths erreichen, haben Sie das Gefühl, Weisheit zu empfangen. Und nachdem Sie den Weg durch das Labyrinth vollständig zurückgelegt haben, spüren Sie eine subtile Veränderung Ihres Empfindens Ihrer selbst und der Welt. Beim Begehen eines Labyrinths steigt die Mobilisierung zunächst leicht an, und darauf folgt die Rückkehr in den Zustand der Ruhe. Dadurch wird der Weg durch das Labyrinth zu einer sanften autonomen Übung.

DIE SCHRITTE

1. Untersuchen Sie, wie Sie in einem Labyrinth gehen können. Die Adressen von Tausenden von Labyrinthen auf der ganzen Welt und Informationen über den Zugang zu virtuellen und auf Papier abgebildeten Labyrinthen finden Sie im Internet unter der Adresse https://labyrinthsociety.org.
   - Begehen Sie ein Labyrinth in der Natur.
   - Navigieren Sie auf Ihrem Computer in einem virtuellen Labyrinth.
   - Erforschen Sie ein auf Papier abgebildetes Labyrinth.
   - Erforschen Sie ein Labyrinth mit den Fingern unter Verwendung einer Anleitung für das sogenannte Fingergehen (*Finger Walking*).
2. Machen Sie sich Ihre physiologische Reaktion auf jede der verschiedenen Möglichkeiten des Begehens von Labyrinthen bewußt. Welche dieser Möglichkeiten wirkt am stärksten regulierend?
3. Achten Sie darauf, ob sich Ihr Denken irgendwie verändert, während Sie durch das Labyrinth gehen.
4. Verfolgen Sie die Erzählungen über sich selbst und die Welt, die Sie auf Ihrem Weg durch Labyrinthe kontaktieren.
5. Suchen Sie eine für Sie leicht zugängliche Form des Labyrinth-Gehens, mit deren Hilfe Sie zur Regulation zurückkehren können, wenn Sie merken, daß Sie zunehmend unter Streß geraten.
6. Kombinieren Sie verschiedene Formen von Labyrinth-Gehen zu einer Übungsroutine.

TIPPS

Angesichts der Vielfalt von Möglichkeiten, zu einem Labyrinth in Verbindung zu treten, ist dies für Klienten eine leicht erlernbare Art, psychischen und physiologischen Streß zu verringern und sanft ihre Systeme zu beeinflussen. Wenn Klienten den Gang durch ein Labyrinth zur Beeinflussung ihres autonomen Zustandes benutzen, erleben sie in Zusammenhang damit möglicherweise, daß sich ihre Art, über sich selbst zu denken und die Welt zu sehen, verändert.

Formung durch die Atmung

Wir leben in einem Meer von Luft, so wie
Fische in einem Körper aus Wasser leben.
— Alexander Lowen

Atmen, Denken und Fühlen sind über das Autonome Nervensystem miteinander verbunden (Ma et al. 2017). Die autonome Regulation und eine Erzählung über Sicherheit gelangen zum Ausdruck, wenn sich Herz und Atmung in Harmonie befinden. Diese kardiorespiratorische Synchronisation ist eine Funktion der Vaguspfade. Die Atmung ist zwar ein autonomer Prozeß, der keine bewußte Aufmerksamkeit erfordert, man kann sie aber auch bewußt beeinflussen. Bewußte Atemübungen können einen Zustand der Ruhe erzeugen, wenn erforderlich Energie mobilisieren, Aufmerksamkeit und Wachheit fördern und das System für soziale Verbundenheit stärken (Gerbarg & Brown 2016).

Einfache Atemübungen haben eine positive Wirkung auf das körperliche, emotionale und relationale Wohlbefinden. Das Auszählen eines Atemzyklus verbessert die Herzratenvariabilität (HRV) und verringert die sympathische Aktivierung (Kim, Bae & Park 2016). Generell beeinflussen stark ausgedehntes Ausatmen und Widerstandsatmung den ventral-vagalen Tonus positiv; schnelles, kräftiges und scharfes Einatmen oder unregelmäßiges Atmen mobilisieren eine Reaktion des Sympathischen Nervensystems; und abgestimmtes Ein- und Ausatmen hält das ANS in einem Zustand ventral-sympathischer Balance (Gerbarg & Brown 2016). Weil Atemübungen das ANS verändern, wirken sie sowohl therapeutisch als auch präventiv (Jerath, Edry, Barnes & Jerath 2006).

ÜBUNG

Finden Sie Ihren Atem

Diese Übung soll Klienten helfen, ihre Aufmerksamkeit auf die speziellen Atemmuster zu richten, die mit ihrem dorsal-vagalen, sympathischen und ventral-vagalen Zustand verbunden sind (siehe Abbildung 6.3).

ventral-vagal	voll, tief, leicht, stetig, langsam, lang, beruhigend, erfüllend, gleichförmig, regelmäßig, zwischen Herz und Bauch fließend, gesund, stützend
sympathisch	scharf, kurz, schnell, laut, erzwungen, unregelmäßig, angespannt, einschränkend, feurig, japsend
dorsal-vagal	flach, still, nicht erfüllend, leer, schwach, erschöpfend

ABBILDUNG 6.3. Beispiel für ein Diagramm der Atemmuster

DER HINTERGRUND

Es gibt viele Atemmuster. Manchmal atmen wir in Form eines ruhigen, rhythmischen Zyklus, in anderen Fällen atmen wir erratisch und wirken beim Atmen gestreßt. Weil unterschiedliche Atemrhythmen die Physiologie verändern, kann die Atmung unmittelbar autonome Reaktionen beeinflussen. Identifizieren Sie mit Hilfe der autonomen Hierarchie die vielen Arten von Atemmustern, die Sie im Laufe eines Tages benutzen.

DIE SCHRITTE

1. Versuchen Sie zunächst herauszufinden, wie Sie im ventral-vagalen, sympathischen und dorsal-vagalen Zustand atmen.
2. Experimentieren Sie mit verschiedenen Arten zu atmen. Achten Sie darauf, wie sich dies auf Ihren autonomen Zustand auswirkt. Stellen Sie fest, welche Atemmuster mobilisierend, beruhigend, verbindend und separierend wirken.
3. Entwickeln Sie ein Diagramm Ihrer Atemmuster.
   - Deuten Sie durch eine vertikale Linie die Hierarchie autonomer Zustände an. Treten Sie so zu jedem autonomen Zustand in Verbindung, und spüren Sie, auf welche Arten Sie darin atmen.
   - Atmen Sie unterschiedlich, und stellen Sie fest, wohin Sie der Atem jeweils führt. Ordnen Sie die unterschiedlichen Arten zu atmen auf Ihrem Atemdiagramm ein.

4. Stellen Sie mit Hilfe des Diagramms fest, wo in der Hierarchie autonomer Zustände Sie sich befinden.

TIPPS
Weil diese Übung die jeweilige Art zu atmen nur identifizieren, nicht modifizieren soll, können sich Ihre Klienten durch das Erstellen eines Atemdiagramms damit vertraut machen, wie ihr autonomer Zustand und ihre Atmung verbunden sind. Außerdem ist dies eine gute Vorbereitung auf die nächsten Übungen.

ÜBUNG

Ihren Atem verstehen

Diese Übung ermöglicht Klienten zu erleben, wie die Atmung durch die Aktivität des Zwerchfells beeinflußt wird, und sie können damit experimentieren, wie sie ihre Atmung unterschiedlich beeinflussen können.

DER HINTERGRUND
Das Zwerchfell ist beim Atmen der wichtigste Muskel. Es unterteilt den Rumpf in die Brusthöhle im Brustkorb mit Lunge und Herz und die Bauchhöhle, in der sich Magen, Leber, Darm und Nebennieren befinden. Bei jedem Atemzyklus verändert das Zwerchfell seine Form. Beim Einatmen kontrahieren seine Muskeln; dadurch wird es flach und weitet die Lunge, die dann mehr Luft aufnehmen kann. Wenn sich die Zwerchfellmuskeln beim Ausatmen entspannen, wird die natürliche Wölbung des Zwerchfells wiederhergestellt und die Luft aus der Lunge ausgestoßen. Müssen wir besonders viel Kraft mobilisieren, um schwere Gegenstände zu heben, bewegt sich die Atmung vom Bauch zur Brust aufwärts. Das gleiche geschieht beim Körpertraining und in einem sympathischen Zustand des Kampfes oder der Flucht. In einer bestimmten Situation mag diese Reaktion notwendig und wünschenswert sein, aber über einen längeren Zeitraum aufrechterhalten, ruft Brustatmung Angst und Erschöpfung hervor. Die Bauchatmung hingegen gibt der Bewegung des Bauchs Vorrang; dieser wird beim Einatmen gefüllt und gedehnt und beim Ausatmen geleert und kontrahiert. Die Bauchatmung stimuliert das Zwerchfell, vertieft die Atmung, aktiviert das ventral-vagale System und lädt so zur Rückkehr in einen regulierten Zustand ein.

DIE SCHRITTE

1. Entwickeln Sie ein Gefühl dafür, wie Ihr Zwerchfell seine Funktion erfüllt.
   - Halten Sie beide Hände vor Ihren Körper, die Finger ineinander verflochten, die Ellbogen an den Körperseiten. In dieser Haltung ahmen die Hände die Form der Kurve des Zwerchfells nach.
   - Atmen Sie ein, heben Sie die Ellbogen so, daß sie seitlich vom Körper weg weisen, und lassen Sie die Finger eine flache Haltung annehmen.
   - Sie atmen aus, entspannen die Arme und lassen die Ellbogen seitlich sinken, während die Finger in die Kurvenform des Zwerchfells zurückkehren.
   - Wiederholen Sie diesen Zyklus, lassen Sie Ihre Bewegungen den Rhythmus Ihrer Atmung spiegeln, und stellen Sie sich dabei die Aktivität Ihres Zwerchfells vor.

2. Spielen Sie mit Veränderungen des Bewegungsrhythmus und der Synchronisierung des Atems. Beschleunigen und verlangsamen Sie die Bewegung. Beobachten Sie die Veränderungen Ihres autonomen Zustandes bei verschiedenen Atemmustern.

3. Lauschen Sie den Erzählungen, die mit Veränderungen des autonomen Zustandes verbunden sind.
   - Üben Sie, die Aktivität Ihres Zwerchfells mit Ihrer Atmung und dem Anhören der Erzählung zu verbinden.
   - Atmen Sie in den Brustkorb, und stellen Sie fest, wie sich dadurch Ihr autonomer Zustand verändert. Richten Sie Ihr Gewahrsein auf die durch die Veränderung beeinflußten Erzählungen.
   - Atmen Sie in den Bauch, und stellen Sie fest, wie sich dadurch Ihr autonomer Zustand verändert. Fokussieren Sie auf die mit der Veränderung verbundenen Erzählungen.

TIPPS

Konzentriert man sich zunächst auf die Mechanik der Atmung, ist das für die meisten Klienten unproblematisch. Führen Sie diese Übungen mit Ihren Klienten zusammen aus. Unterstützen Sie so ihre Fähigkeit, die Aufmerksamkeit auf Interaktionen des Zwerchfells mit der Atmung zu richten und in einem ventralvagalen regulierten Zustand zu bleiben. Sobald Ihre Klienten auf diese Fähigkeit vertrauen, können sie die Erforschung der Atmung selbständig fortsetzen.

ÜBUNG

Ihrem Atem folgen

Diese Übung erschließt Klienten simple und ungefährliche Möglichkeiten, ihre Atmung zur Ressourcenregulierung zu nutzen.

DER HINTERGRUND

Einige Möglichkeiten, dem eigenen Atem zu folgen, sind: jeden Atemzyklus zu verfolgen; die Bewegung des Atems durch den Körper zu verfolgen; den Atemzyklus durch Bewegungen zu ergänzen und ein Mantra zu entwickeln, um mit dem Ein- und Ausatmen eine Intention zu verbinden.

DIE SCHRITTE

1. Zählen Sie Ihre Atemzüge. Dieses Zählen (tatsächlich wird jeweils das Ausatmen gezählt) ist seit über 1500 Jahren Bestandteil der Achtsamkeitsübung.
   - Beginnen Sie mit kurzen Zeiteinheiten – diese sollten sich zwischen drei- und zehnmaligem Ausatmen bewegen. Experimentieren Sie, bis Sie herausgefunden haben, wie viele Atemzüge Sie in den ventral-vagalen Bereich Ihres Atemdiagramms versetzen.
   - Zählen Sie, bis Sie die entsprechende Anzahl von Malen ausgeatmet haben, und fangen Sie danach wieder von vorn an. Experimentieren Sie mit zwei- oder dreimaligem Wiederholen dieser Sequenz, um eine Balance zwischen Herausforderung und nährender Zuwendung zu erreichen.
2. Finden Sie in Ihrem Körper Bereiche, wo Sie die Atembewegungen spüren.
   - Bereiche, wo die Atmung häufig gespürt wird, sind die Bauchhöhle, die Brust, das Herz, die Kehle, der Bereich unmittelbar unter dem Brustbein, die Innenseite der Rippen und der Unterrücken.
   - Wählen Sie zwei Bereiche aus, und legen Sie auf beide je eine Hand. Spüren Sie beim Ein- und Ausatmen, wie sich der Atem zwischen Ihren Händen bewegt. Suchen Sie Bereiche, in denen Sie leicht spüren können, wie die Atmung zwischen Ihren Händen fließt.
3. Entwickeln Sie ein Mantra. Der Gebrauch von Mantras im Rahmen der Achtsamkeitsübung ist sehr verbreitet und eine Möglichkeit, den Atem mit fokussierter Aufmerksamkeit zu verbinden.

- Wählen Sie ein Wort oder einen Ausdruck, das oder den Sie bei jedem Ein- und Ausatmen wiederholen, um Ihr Gewahrsein auf folgende Dinge zu lenken:
  - das Empfinden zunehmender und abnehmender Energie (Mobilisierung, Beruhigung)
  - das Spüren äußerer und innerer Verbundenheit (sich einstimmen, sich anderen zuwenden)
  - die Bewegung zwischen Aktivität und Ruhe (aufmerksam, friedlich)
- Würdigen Sie die Verbindung zwischen Ihrem ANS und Ihrer Atmung. Lassen Sie sich bei der Suche nach Ihren eigenen Worten und Ausdrucksweisen von Ihrer Atmung und Ihrem Körper leiten.

4. Atmen Sie außerhalb Ihres Körpers ein, und ergänzen Sie dies durch eine Bewegung.
   - Zwischen Atmung und Haltung besteht eine starke Verbindung. Experimentieren Sie mit verschiedenen Haltungen (Liegen, Sitzen oder Stehen; zusammengesunken, aufrecht oder leicht gebeugt), und hören Sie der mit jeder Veränderung verbundenen Erzählung zu.
   - Die Integration von Atem und Armbewegungen stärkt die beim Atmen benutzten Muskeln und vergrößert das Lungenvolumen. Experimentieren Sie damit, Ihren Atemzyklus durch Armbewegungen zu ergänzen. Versuchen Sie dies sowohl im Sitzen als auch im Stehen. Überlassen Sie dabei Ihrem Körper die Führung. Lassen Sie Ihre Arme Ihr Ein- und Ausatmen veranschaulichen. Achten Sie darauf, wie sich Ihre Bewegungen ändern, wenn sich die Qualität Ihrer Atmung verändert. Suchen Sie nach einem Muster, das Sie als stärkend empfinden, und entwickeln Sie eine tägliche Übung, bei der Sie sich mit Ihrer Atmung bewegen.

5. Fügen Sie einen Seufzer hinzu. Seufzen wirkt auf das Atemsystem wie ein Reset; es beeinflußt den physiologischen Zustand und wirkt sich auf die entstehende Erzählung aus. Menschen seufzen stündlich viele Male, und dieses spontane Seufzen zeigt, daß Ihr ANS nach einer Regulationsmöglichkeit sucht. Sie können aber auch absichtlich seufzen, um diesen Prozeß auszulösen.
   - Machen Sie sich bewußt, wann Sie spontan seufzen, weil Ihr System sich um Regulation bemüht. Üben Sie sich darin, diesen Vorgang zu beobachten. Verbringen Sie ein wenig Zeit damit, die Weisheit Ihrer Biologie aktiv zu würdigen.

- Seufzen Sie absichtlich. Experimentieren Sie mit dem Seufzen, um einen sympathisch aktivierten Augenblick zu unterbrechen oder einem dorsalvagalen Augenblick des Kollabierens ein wenig Energie zuzuleiten. Entwickeln Sie die Gewohnheit, in einer für Sie schwierigen Situation zu seufzen. Stoßen Sie einen Seufzer der Erleichterung aus, oder sinken Sie in einen Seufzer der Zufriedenheit, um einen Zustand der Regulation zu vertiefen und eine Erzählung über Wohlbefinden zu nähren.

TIPPS

Zu atmen ist eine autonome Aktivität, die man bewußt beeinflussen kann und die eine direkte Beeinflussung des autonomen Zustandes möglich macht. Wenn Klienten zwischen den Therapiesitzungen Atemübungen ausführen, üben sie sich in Regulation. Folgen Sie mit Ihren Klienten gemeinsam dem Atem, entsteht Co-Regulation. Achten Sie auf die Seufzer von Klienten während einer Therapiesitzung, und weisen Sie sie darauf hin, daß ihr ANS ihnen auf diese Weise bei der Regulation hilft.

Formung durch die Umgebung

In der Natur

> *Und in den Wald gehe ich, um meinen Verstand*
> *zu verlieren und meine Seele zu finden.*
>
> — John Muir

Der amerikanische Naturforscher und Umweltschützer John Muir fand die Spiritualität in der Natur. Er erkannte intuitiv, wie wichtig es für das Wohlbefinden ist, mit der Natur verbunden zu sein. Jahrzehnte nach seinem Tod bestätigte die Wissenschaft, was er intuitiv erkannt hatte: Die Natur nährt das ANS. Wir wissen heute, daß die Natur die Resilienz fördert (Wells & Evans 2003) und mit Gefühlen von Sicherheit in Verbindung gebracht wird (Maas et al. 2009). Ein Waldspaziergang reguliert den autonomen Zustand und stärkt uns (Kobayashi et al. 2018; Song, Ikei & Miyazaki 2017, 2018), und nach einer leidvollen Zeit vermag ein Waldspaziergang starke Emotionen zu beruhigen, einen Zustand der Entspannung hervorzurufen und unsere ventral-vagale Energie zu erneuern (van den Berg et al. 2015). Auch der Anblick einer Waldlandschaft und sogar das Anschauen eines Bildes von einer Waldszene kann die autonome Balance wiederherstellen (Joung et al. 2015; Kobayashi et al. 2018; Song et al. 2018). Landschaften mit Gewässern wirken sowohl auf die psychische als auch auf die körperliche Gesundheit positiv (de Vries et al. 2016). Wir haben eine tief verwurzelte emotionale Verbindung zu Küsten (Bell, Phoenix, Lovell & Wheeler 2015). Und ebenso wie der Anblick einer Waldszene regenerierend auf uns wirkt, geht auch vom Anblick einer Naturszene mit Wasser eine den autonomen Zustand regulierende Wirkung aus (White et al. 2010).

Weil wir nicht ständig in der Natur sein können, bringen wir die Natur nach innen. Zimmerpflanzen zu pflegen verringert die sympathische Aktivität (M. S. Lee, J. Lee, Park & Miyazaki 2015). Blumen in Büros wirken physiologisch und psychisch entspannend (Ikei, Komatsu, Song, Himoro & Miyazaki 2014). Pflanzen in einem Raum können Einsamkeitsgefühle verringern (Mojet et al. 2016), und das Vorhandensein einer einzigen Blume kann Menschen dazu animieren, einander näherzukommen (Haviland-Jones 2005).

Kontakt zur Natur wirkt regenerierend und versetzt das ANS in einen Zustand ventral-vagaler Regulation. Eine permanente Verbindung zur Natur zu schaffen wirkt präventiv heilsam und fungiert als autonome Übung, die das System in Richtung Wohlbefinden steuert.

ÜBUNG

Grün, blau und blühend

Diese Übung ermöglicht Klienten, die natürliche Umgebung entweder in realer Form oder in Form von Bildern zu nutzen, um in einen ventral-vagalen Zustand zu gelangen und dieses Erlebnis zu vertiefen.

DER HINTERGRUND

Es wird allgemein anerkannt, daß der *grüne Effekt* (die Wirkung des Aufenthalts in grünen Bereichen) stark zum körperlichen und psychischen Wohlbefinden beiträgt und der Aufenthalt in einer *blauen Umgebung* (in der Nähe von Wasser oder im Wasser) Streß verringert und das Wohlbefinden stärkt. Auch direkt zur Oberfläche der Erde in Verbindung zu treten, ein simpler Akt, der auch unter dem Namen Erdung bekannt ist, wirkt regulierend auf den autonomen Zustand. Die Kraft der Umgebung zu nutzen und sich von der Natur nähren zu lassen, ist eine

Möglichkeit, Ihr System auf natürliche Weise in Richtung Wohlbefinden zu beeinflussen.

DIE SCHRITTE

1. Begeben Sie sich in die Welt der Natur.
   - Gehen Sie in den Wald. Waldbaden, ein Begriff, der in Japan in den 1980er Jahren geprägt wurde, beschreibt die regulierende und regenerierende positive Wirkung eines Aufenthalts im Wald.
   - Suchen Sie grüne Orte in der Nähe Ihres Hauses und Ihres Arbeitsplatzes auf. Kehren Sie regelmäßig zu Orten zurück, die Sie in einen ventral-vagalen Zustand versetzen.
2. Begeben Sie sich zum Wasser.
   - In der Nähe von Wasser zu sein wirkt regulierend und regenerierend auf das ANS. Stellen Sie fest, wo in Ihrer Nähe Sie die Möglichkeit haben, sich in einer *blauen Umgebung* aufzuhalten. Betrachten Sie das Meer, Flüsse, Seen, Teiche, Bäche und Springbrunnen in Parks.
   - Ein Aufenthalt im Wasser hat eigene positive Auswirkungen. Kaltes Wasser ruft erwiesenermaßen eine Reaktion des SNS hervor, und das Eintauchen in warmes Wasser verringert sympathische Aktivierung und stärkt den ventral-vagalen Einfluß. Begeben Sie sich in Wasser, dessen Temperatur Ihren persönlichen momentanen autonomen Bedürfnissen entspricht.
3. Stellen Sie eine körperliche Verbindung zur Erdoberfläche her.
   - Gehen Sie barfuß im Gras, auf dem Erdboden oder in Sand.
   - Graben Sie Ihre Hände in den Schmutz oder Sand.
4. Bringen Sie das Äußere nach innen.
   - Schmücken Sie Ihr Heim und Ihren Arbeitsplatz mit Pflanzen und Blumen, und genießen Sie die regulierende Wirkung auf Ihren autonomen Zustand.
   - Für den Geruch sauberer Luft und feuchter Erde sind alle Säugetiere und insbesondere Menschen sensibel. Verfolgen Sie, was in Ihrem Körper geschieht und wohin Ihr ANS Sie führt, wenn Sie mit diesen Gerüchen konfrontiert werden.
   - Experimentieren Sie mit Düften. Die Gerüche, die Sie in der Natur finden, aktivieren in starkem Maße autonome Zustände. Wachholder, Lavendel, Rosenöl und Bergamotte sind Düfte, die erwiesenermaßen entspannend

und regulierend wirken. Und Rosmarin, Grapefruit und Fenchel machen wacher.
- Finden Sie heraus, welche Düfte Ihr ANS als erneuernd empfindet. Experimentieren Sie mit verschiedenen Möglichkeiten, sie zu nutzen. Lebende oder getrocknete Objekte aus der Welt der Natur, Kerzen, ätherische Öle und Körperlotionen bieten sich hierfür unter anderem an. Beziehen Sie Ihre Lieblingsdüfte in Ihren Alltag ein.

5. Betrachten der Natur
   - Schon wenn Sie nur fünf Minuten aus einem Fenster in die Natur schauen, fördert das nach belastenden Erlebnissen die Rückkehr in einen regulierten Zustand.
   - Sie können Ihre Zeit in der Natur auch durch Bildvorstellungen von Naturszenen ergänzen oder sie als Ersatz für einen Aufenthalt in der Natur benutzen, falls die Möglichkeiten, sich real in der Natur aufzuhalten, sehr gering sind. Suchen Sie Naturszenen, die automatisch regulierend auf Sie wirken.

TIPPS

Ganz gleich, ob Klienten real Zugang zu Wasser oder zu grünen Orten haben oder nicht, sie können die positiven Auswirkungen, die es für sie hat, zur Natur in Kontakt zu treten, in jedem Fall erkennen. Helfen Sie Ihren Klienten, wann immer möglich Gelegenheiten für Aufenthalte in der Natur zu nutzen oder mit Hilfe von Vorstellungsbildern zur Natur in Kontakt zu treten. Wenn Sie an einem Ort arbeiten, wo Sie Zugang zu unberührter Natur haben, sollten Sie darüber nachdenken, eine Therapiesitzung in der Natur zu verbringen.

✳

Aktivitäten im Haus

Es besteht aus nichts, dieses Glück, als dem Zusammenklang der paar Dinge um mich her mit meinem eigenen Sein.
– HERMANN HESSE, Über das Glück

Abgesehen von den äußeren Umgebungen, in denen Sie sich bewegen, bewohnen Sie Umgebungen, die sich in einem Haus befinden. Über die Pfade der Neurozeption übermitteln Haus und Arbeitsplatz Ihnen Signale der Verbundenheit, um auf Ihre Bedürfnisse nach Co-Regulation oder Ihre Signale der Schutzsuche einzugehen, die mit Empfindungen der Isolation verbunden sind.

ÜBUNG

Ein eigener ventral-vagaler Raum

Diese Übung fokussiert die Aufmerksamkeit von Klienten auf die Situation in der Wohnung oder in dem Haus, wo sie leben. Anhand ihrer autonomen Reaktionen auf Orte und Objekte schätzen sie ein, was bei ihnen Behagen oder Unbehagen hervorruft, und sie schaffen Räume, die ihr Nervensystem nähren.

DER HINTERGRUND

Dänen haben ein Wort für eine Lebensweise, die sie mit Wohlgefühl assoziieren. *Hygge* bezeichnet bei ihnen eine Art zu leben, die angenehm, fürsorglich, zufrieden, freundlich und sicher ist. Dies entspricht unserer Sehnsucht nach einer Umgebung, in der zahlreiche Signale für Sicherheit existieren und die zur Belebung ventral-vagaler Energie inspirieren. Wenn es Ihnen gelingt, diese Eigenschaften in Form kleiner und simpler Aktionen in Ihrem Heim und an Ihrem Arbeitsplatz zu repräsentieren, so ist dies ein Akt autonomer Gestaltung.

DIE SCHRITTE

1. Lauschen Sie Ihrem ANS, und werden Sie der Dinge in Ihrer Umgebung bewußt.
   - Schauen Sie sich in Ihrem Haus um, und stellen Sie fest, wo Ihr sympathisches und Ihr dorsal-vagales System aktiv werden. Stellen Sie fest, was diese Zustände zum Leben erweckt.
   - Finden Sie auch heraus, welche Dinge in Ihrer Umgebung ein Gefühl der Unzufriedenheit oder des Unbehagens hervorrufen.
   - Schauen Sie sich in Ihrem Zuhause um, und ergründen Sie, wo es sich heimelig, behaglich und verbindend anfühlt. Und stellen Sie fest, was diese Empfindungen hervorruft.
   - Achten Sie auch darauf, welche Objekte in Ihrer Umgebung Empfindungen der Sicherheit, Zufriedenheit und Wärme fördern.
   - Verfahren Sie mit Ihrem Arbeitsplatz ebenso.

2. Stellen Sie eine Liste der Orte und Dinge in Ihrem Zuhause und an Ihrem Arbeitsplatz zusammen, die ein Gefühl von Sicherheit und Verbundenheit erzeugen. Werden Sie sich darüber klar, welche spezifischen Eigenschaften nach Ihrem Empfinden eine regulierende und nährende Wirkung auf Ihr Nervensystem haben.

3. Begegnen Sie dem Möglichen mit Neugier. Suchen Sie in Ihrem Zuhause und an Ihrem Arbeitsplatz nach Bereichen (einem Raum, einer Ecke), die für Sie zu einem Ort ventral-vagaler Inspiration werden könnten.

4. Suchen Sie nach Objekten, die Ihr ventral-vagales System lebendig werden lassen, und bringen Sie diese in Ihren persönlichen Raum. Nehmen Sie kleine Veränderungen vor, und verfolgen Sie Ihre autonome Reaktion auf jede von diesen. Bedenken Sie, daß sich relativ unscheinbare Ereignisse zu einem wichtigen Wendepunkt summieren können. Werden Sie sich über den Moment klar, in dem Sie einen bestimmten Raum als willkommenheißend empfinden. Halten Sie dann inne, und werden Sie dessen bewußt, was Sie empfinden.

5. Ventral-vagale Räume sind reich gefüllt, müssen deshalb aber nicht überfüllt sein. Überfluß und Mangel gelangen nicht im Vorhandensein oder Fehlen von Objekten zum Ausdruck, sondern in Ihren autonomen Zuständen. Finden Sie ein ausgewogenes Verhältnis zwischen offenen und gefüllten Räumen, das bei Ihnen ein autonomes Gefühl des Überflusses hervorruft.

TIPPS

Wenn Klienten sich in ihrem Zuhause und an ihrem Arbeitsplatz umschauen, werden sie mit einer Vielfalt autonomer Erlebnisse konfrontiert, darunter auch Erlebnisse desorganisierter und chaotischer Umgebungen, die das sympathische System mobilisieren, weiterhin Situationen, die düster und trennend wirken und zu einer dorsal-vagalen Deaktivierung führen, sowie Orten, an denen sich die Klienten sicher und willkommen fühlen und die eine ventral-vagale Reaktion hervorrufen. Weil die Zahl der dysregulierend wirkenden Elemente manchmal unverhältnismäßig groß ist, müssen Sie Ihren Klienten helfen, sich die weiter oben erwähnte veränderungsfördernde Formel zu merken, der zufolge viele kleine Aktionen zu einer umfassenden Veränderung führen – und daß sie die stattfindenden subtilen Veränderungen verfolgen sollen. Um ventral-vagal geprägte Situationen kreieren zu können, müssen sie die autonomen Reaktionen genau verfolgen.

Formung durch Reflexion

Zeit und Reflexion verändern die Sicht
ganz allmählich, bis wir verstehen.
— Paul Cézanne

Seit Jahrhunderten schreiben Menschen, um ihr Leben zu verstehen. Dabei richten wir eine besondere Art von Gewahrsein auf Gedanken und Gefühle. Ausdruck in schriftlicher Form hat kurzfristig und langfristig eine regulierende Wirkung auf den autonomen Zustand (Beckwith, McGuire, Greenberg & Gevirtz 2005). Das Schreiben über in der Vergangenheit erlebtes Leid vermag die autonome Reaktion auf einen neuen Stressor zu verringern (DiMenichi, Lempert, Bejjani & Tricomi 2018), und das Schreiben über befriedigende Erlebnisse kann Streß, Angst und Depression reduzieren (Bhullar, Schutte & Malouff 2011).

Mitgefühlsübungen verbessern die Herzratenvariabilität (HRV), die ein Marker für ventral-vagalen Einfluß ist (Kirby et al. 2017), und Selbstmitgefühlsübungen führen zu mehr Flexibilität beim Reagieren auf belastende Erlebnisse (Friis, Consedine & Johnson 2015). Meditation über liebende Güte verbessert erwiesenermaßen den vagalen Tonus, was wiederum positive Emotionen und die soziale Verbundenheit fördert (Kok et al. 2013).

Gehirn und Körper sind unmittelbar miteinander verbunden, wobei der autonome Zustand und die psychologische Erzählung Erlebnisse und Erwartungen beeinflussen, die manchmal nährend wirken, aber auch schmerzhaft sein können. Mit Hilfe der Reflexion können Sie Ihr System im Sinne von Sicherheit und Verbundenheit formen.

ÜBUNG

Reflexionen aufschreiben

Diese Übung nutzt das Schreiben, um das autonome Erleben sprachlich auszudrücken. Eine Übung, die darin besteht, zuzuhören und die erhaltenen Informationen für die Entwicklung von Erzählungen über sympathische und dorsal-vagale Herausforderungen und ventral-vagale Erfolge zu nutzen, hilft Klienten, ihr äußeres Gewahrsein auf innere Erlebnisse zu richten. Dies führt häufig zu neuen Erkenntnissen.

DER HINTERGRUND

Ihre autonomen Zustände enthalten eine Fülle von Informationen. Diese verbal auszudrücken, fokussiert eine andere Art von Gewahrsein auf Ihre autonomen Erzählungen. Selbst wenn Sie sich nicht für einen Schriftsteller halten, profitiert Ihr ANS davon, daß Sie Ihrem Zustand zuhören und Worte zu Papier bringen.

DIE SCHRITTE

1. Denken Sie an eine Situation, in der Sie einen Zustand der Dysregulation erlebt haben. Nehmen Sie sich ein wenig Zeit, um etwas darüber zu schreiben. Hören Sie, was Ihr sympathischer oder dorsal-vagaler überlebenssichernder Zustand Ihnen zu sagen hat, und schreiben Sie auf, was Sie hören.
2. Denken Sie an eine Situation, in der Sie den Fluß ventral-vagaler Energie gespürt haben. Wenden Sie sich diesem Erlebnis zu. Hören Sie sich an und schreiben Sie auf, was Ihr ventral-vagaler Zustand Ihnen mitteilen möchte.
3. Wählen Sie eine bestimmte Zeitspanne aus, und nehmen Sie sich vor, etwas über ein Erlebnis aus der Perspektive jedes der drei autonomen Zustände heraus zu schreiben. Die Übung sollte über sechs Wochen einmal pro Woche ausgeführt werden. Sobald Sie diesen ersten Schreibversuch als positives Erlebnis empfinden, können Sie die nächste Intention festlegen.
4. Suchen Sie sich jemanden, dem Sie mitteilen können, was Sie geschrieben haben, oder bringen Sie das Geschriebene in die nächste Therapiesitzung mit. Wenn Sie Ihre Erzählungen jemand anderem mitteilen, hören Sie diese auch selbst auf neuartige Weise. Das Erzählen fördert häufig ein tieferes Gewahrsein und weitere Erkenntnisse zutage.

TIPPS

Viele Klienten machen das Schreiben über autonome Herausforderungen und Erfolge zu einem festen Bestandteil ihrer Bemühungen, ihre Situation zu verändern. Bieten Sie Ihren Klienten an, Ihnen ihre Erzählungen mitzuteilen, und registrieren Sie mit den Klienten gemeinsam, ob und wie es ihre Wahrnehmungen verändert, wenn sie ihren Erlebnissen eine sprachliche Form geben. Manchmal führt dies zu einer subtilen Veränderung im Verständnis, und gelegentlich entsteht eine transformierende Erkenntnis.

In einer Therapie können diese autonomen Erlebnisse übersehen werden, und Schreiben ist eine Möglichkeit, sie ins Gewahrsein zu heben.

ÜBUNG

Mitfühlend reflektieren

Diese Übung basiert auf der Praxis der Meditation über liebende Güte. Anknüpfend an den vier traditionellen Reflexionsobjekten – Glück, Gesundheit, Sicherheit, innerer Frieden – sollen die Klienten eigene Formen sprachlichen Ausdrucks suchen, um ihre autonomen Erlebnisse zu repräsentieren, und entsprechende Äußerungen formulieren.

DER HINTERGRUND

Mitgefühl entspringt einem ventral-vagalen Zustand und erschließt Ihnen mehr ventral-vagale Energie. Die Meditation liebender Güte, eine alte Übung, zielt darauf, Gefühle der Liebe, des Mitgefühls und des guten Willens sich selbst und anderen gegenüber zu produzieren. Sie nutzt die Macht des ventral-vagalen Systems zunächst durch Entwickeln von Selbstmitgefühl und später durch mitfühlende Hinwendung zu anderen Menschen.

Die traditionellen vier Sätze der Meditation liebender Güte lauten: »Möge ich glücklich sein. Möge ich gesund sein. Möge ich mich sicher fühlen. Möge ich unbeschwert leben.« Varianten dieser vier Sätze werden seit Jahrhunderten benutzt. Jack Kornfield und Sharon Salzberg, zwei Experten auf dem Gebiet dieser Meditation, haben erklärt, es sei problemlos möglich, Worte zu wählen, die für einen bestimmten Übenden besonders bedeutsam sind. Welche Worte lassen die vier Äußerungen für Sie persönlich lebendig werden? Lassen Sie sich von Ihrem ventral-vagalen Zustand leiten.

DIE SCHRITTE

1. Betrachten Sie die vier erwähnten Kategorien (glücklich, gesund, sicher, unbeschwert) im Sinne der Sprache des ANS.
   - Suchen Sie nach Worten, die Ihrem Sprachempfinden entsprechen, und schreiben Sie die vier Sätze in Ihren Worten auf. Es folgt ein Beispiel für solche Umformulierungen:
     - Möge ich jeden Tag Glimmer finden.
     - Möge der Fluß der ventral-vagalen Energie mich nähren.
     - Möge eine Neurozeption von Sicherheit mich erfüllen.
     - Möge ich im Rhythmus eines regulierten Nervensystems leben.

2. Sprechen Sie Ihre Sätze laut. Hören Sie sich die Worte an, und spüren Sie, wie sie auf Ihr System wirken. Ob Sie die richtigen Worte gefunden haben, wissen Sie, wenn Sie eine tiefe Verbindung zu Ihrem ventral-vagalen System spüren.

3. Sprechen Sie die Sätze zunächst bezogen auf Sie selbst (»Möge ich«). Senden Sie sie danach anderen (»Mögest du«), wobei Sie mit jemandem beginnen, dem gegenüber Sie sich sicher und mit dem Sie sich verbunden fühlen. Anschließend übermitteln Sie die Wünsche einer Person, zu der Sie ein neutrales Verhältnis haben, dann jemandem, mit dem Sie eine unerledigte Zwistigkeit haben, und schließlich allen lebenden Wesen.

4. Teilen Sie Ihre vier Sätze einem anderen Menschen mit. Das kann ein Freund, ein Mitglied Ihrer Familie oder Ihr Therapeut sein. Äußern Sie die vier Sätze in Anwesenheit der anderen Person, und bitten Sie diese, Ihnen Ihre vier Sätze vorzulesen. Achten Sie darauf, was geschieht, wenn Sie Ihre speziellen Formulierungen selbst aussprechen und wenn Sie diese von der anderen Person hören. Verfolgen Sie Ihre autonome Reaktion auf das Anbieten von Mitgefühl und das anschließende Annehmen von Mitgefühl.

TIPPS

Die Übung nutzt die alte Praxis der *Metta*-Meditation als Struktur. Mit deren Hilfe können Ihre Klienten sprachliche Formulierungen finden, die spiegeln, wie sie ihr ventral-vagales System nutzen können, um ihr Wohlbefinden zu fördern. Bestimmte Worte führen zu bestimmten autonomen Reaktionen. Helfen Sie Ihren Klienten, sich aus einem kognitiven Entscheidungsprozeß zu befreien und für die vier Sätze eine Formulierung zu entwickeln, die jeweils ihrem persönlichen autonomen Erleben am besten entspricht.

Zusammenfassung zu Kapitel 6

Neuronale Übungen erzeugen einen Resilienzfundus für die alltägliche Regulation (Flores & Porges 2017). Wenn Ihre Klienten immer wieder den Wechsel von Zuständen der Schutzsuche zum regulierend wirkenden Zustand der Verbundenheit erleben, wird ihr ANS trainiert. Wie andere Formen von Training ist auch das Trainieren des ANS sowohl für das körperliche als auch für das psychische Wohlbefinden gut. Vor mehr als einem Jahrhundert beschwor uns William James (1890), das Nervensystem nicht als Feind, sondern als Verbündeten anzusehen. Für Ihre Klienten, die durch Übungen ihre Systeme beeinflussen wollen, ist es wichtig, eine verständnisvolle Haltung und Respekt gegenüber den Rhythmen, die das ANS geschaffen hat, zu entwickeln. Dabei geht es nicht primär um die Ausführung einer bestimmten Übung. Ein flexibleres Reaktionsmuster entsteht vielmehr durch die Einbeziehung verschiedener autonomer Pfade und dadurch, daß sich das ANS in Richtung Verbundenheit bewegt. Einige der Übungen in diesem Kapitel erfordern aktives Engagement, während andere still dazu einladen, ein neues Muster zu erproben. Helfen Sie Ihren Klienten, sich darüber klar zu werden, was ihren momentanen Bedürfnissen am besten entspricht. Der Weisheit des ANS zu lauschen und sich für das richtige Maß an Herausforderung zu entscheiden ist die Grundlage der Veränderung.

KAPITEL 7

Integrating

Integrieren neuer autonomer Rhythmen

Das Ganze ist größer als die Summe seiner Teile.
— Aristoteles

Lebewesen können sich erstaunlich gut an eine Umgebung anpassen und sogar einige physiologische Charakteristika verändern, um zu überleben. Uns liegen faszinierende Untersuchungen vor, die zeigen, daß der winzige Wasserfloh einen Helm oder Widerhaken entwickelt, wenn er wegen der Anwesenheit von Feinden in der Umgebung Gefahrensignale registriert (Reger, Lind, Robinson & Beckerman 2017). Zwar entwickeln Menschen keine Helme oder Widerhaken, aber Erlebnisse beeinflussen bei ihnen die autonome Reaktion und im Laufe der Zeit Muster autonomen Verhaltens. »Unser Nervensystem paßt sich daran an, wie es trainiert wird« (Blanco 2014, S. 1). Sind die autonomen Muster von Klienten in einer von Unsicherheit geprägten Umgebung entstanden, bewegen die Betroffenen sich oft auf eine zwar früher adaptive, aber aktuell einschränkende Weise durch das Leben. Registrieren Klienten zuverlässig Signale für Sicherheit, die sie dem expliziten Gewahrsein zugänglich machen können, können sie ihre Reaktionsmuster so beeinflussen, daß diese auf die neue Umgebung abgestimmt sind. Bei entsprechender Übung wird ein Integrationsprozeß eingeleitet, und wiederholt aktivierte autonome Zustände werden zu individuellen verkörperten Merkmalen (Siegel 2007).

Wenn sich autonome Muster verändern, erleben Klienten einen ihnen nicht vertrauten Zwischenzustand – sie sind nicht mehr in ihren alten Mustern verwurzelt, aber auch noch nicht verläßlich in neuen beheimatet. Sie fühlen sich dann oft unverbunden, nicht geerdet, sind unsicher, wie sie sich auf andere Menschen einlassen oder sich im Alltag verhalten sollen. Den Beginn einer solchen Veränderung zu verfolgen und die Verankerung neuartiger neuronaler Erwartungen sind wichtige Bestandteile des Integrationsprozesses.

Dieser Prozeß registriert die kleinen Veränderungen, die Essenz der Formung autonomer Muster, macht das implizite Erleben dem expliziten Gewahrsein zugänglich und nutzt die emergenten Eigenschaften der neuen Muster, um eine neue Erzählung zu entwickeln. Weil zwischen Intention und Aktion eine Kluft besteht, erhöht das Entwickeln einer Ausführungsabsicht die Wahrscheinlichkeit, daß die Klienten ihre Ziele erreichen (Achtziger, Gollwitzer & Sheeran 2008; Gollwitzer & Sheeran 2006; Milne, Orbell & Sheeran 2002). Ist eine Ausführungsabsicht entwickelt, streben sie selbst dann ihren Zielen weiter zu, wenn sie den mit einem dysfunktionalen sympathischen Zustand verbundenen hohen Kortisolspiegel und die erhöhte Herzfrequenz spüren (Wieber, Thürmer & Gollwitzer 2015). Der erste Abschnitt dieses Kapitels, *Ein neuer Rhythmus der Regulation*, enthält Beschreibungen von fünf Übungen, die Klienten helfen, ihr autonomes Gewahrsein zu nutzen, um Ziele zu identifizieren und umzusetzen.

Im zweiten Abschnitt geht es um Resilienz. Diese liegt vor, wenn mehr Ressourcen als Stressoren wahrgenommen werden bzw. real vorhanden sind (Ruini, Offidani & Vescovelli 2015). Eine autonome Überlastung wird hervorgerufen, wenn in einer Umgebung zahlreiche Gefahrensignale auftreten, wenn sich das ANS nicht an die aktuellen Bedürfnisse anpassen kann oder wenn eine überlebenssichernde Reaktion noch lange nach dem Verschwinden der Gefahr bestehen bleibt. Resilienz gelangt zum Ausdruck, wenn Klienten Signale für Sicherheit und Gefahr korrekt erkennen und effektiv auf sie reagieren können. Resilienz ist lehrbar, erlernbar, kann wiederhergestellt werden und erfordert Übung und Gewahrsein (Graham 2018/2020). Der zweite Abschnitt des Kapitels umfaßt zwei der Entwicklung von Resilienz dienende Übungen: Sie betreffen die Nutzung der Vagusbremse und die Entwicklung von resilienzfördernden Übungsroutinen. Die Fähigkeit, mit Leid fertig zu werden und eine zuträgliche Balance zwischen Ressourcen und Stressoren aufrechtzuerhalten, basiert auf der Aktivität der Vagusbremse. Die entsprechende Übung versetzt den ventralvagalen Schaltkreis mit Hilfe einer Metapher in einen förderlichen Zustand. Die zweite Übung beinhaltet die Ausarbeitung eines individuellen Plans für die Entwicklung von Resilienz; dabei helfen Aktivitäten, welche die Funktionalität der Vagusbremse verbessern und die ventral-vagale Energie zum Fließen bringen.

Ein neuer Rhythmus der Regulation

> *Laßt uns weder wütend zurück noch furchtsam in die Zukunft, sondern mit Gewahrsein um uns schauen.*
>
> — James Thurber

Wir alle haben unsere Gewohnheiten. Es gibt Studien, denen zufolge Menschen 90 Prozent ihrer Aktivitäten so routinemäßig ausführen, daß man sie mit Hilfe mathematischer Gleichungen voraussagen kann (Buchanan 2007). »Wir entwickeln physiologische und behaviorale Muster, die unser Gehirn und unser Nervensystem, wenn sie entstanden sind, zu erhalten versuchen« (McCraty & Zayas 2014, S. 7). Unsere Klienten sehen die Welt auf der Grundlage ihrer autonomen Erwartungen. Die Tatsache, daß das Gewahrsein des körperlichen und des emotionalen Zustandes miteinander verbunden sind, macht es wahrscheinlich, daß ein verbessertes Gewahrsein autonomer Zustände bei der Regulierung von Emotionen von Vorteil ist (Fustos et al. 2012).

Habituelle autonome Muster wirken im Hintergrund und versehen die alltäglichen Erlebnisse unserer Klienten mit einem vertrauten Rhythmus. Sind diese Muster Ausdruck eines flexiblen Autonomen Nervensystems, unterstützt die ventral-vagale Energie die Fähigkeit, die Herausforderungen des Alltags zu bewältigen. Diesen Rhythmus sollte man vertiefen und fördern. Die anhaltende Aktivierung sympathischer oder dorsal-vagaler Energie erzeugt starre Reaktionsmuster, und mit der Starrheit kommt das Leiden. Sie müssen Ihren Klienten dann helfen, vorsichtig das System zu aktivieren, die eingefahrenen Muster der Schutzsuche zu unterbrechen und ihre ventral-vagalen Fähigkeiten zu beleben. Übungen, die auf das Erkennen, Reflektieren, Regulieren und Umformulieren der eigenen Erzählung *(re-storying)* zielen, können helfen, einen neuen Rhythmus der Regulation zu entwickeln.

ÜBUNG

Erkennen und Benennen

Diese Übung ist die Grundlage für die Entwicklung neuer autonomer Muster. Mit Hilfe eines simplen, zwei Schritte umfassenden Prozesses können Klienten lernen, sich in jedem Augenblick darüber im klaren zu sein, welcher autonome Zustand momentan aktiv ist.

DER HINTERGRUND

Des eigenen autonomen Zustandes gewahr zu sein ist ein schützender Faktor. Wenn wir nicht in der Lage sind, die Wechsel der autonomen Zustände zu erkennen, laufen wir Gefahr, in einem Zustand der Dysregulation gefangen zu bleiben. Die Frage »Wo auf meiner autonomen Landkarte befinde ich mich?« ermöglicht, auf einfache Weise ein Gewahrsein des eigenen autonomen Zustandes zu entwickeln.

DIE SCHRITTE

1. *Erkennen.* Richten Sie das Gewahrsein auf Ihren autonomen Zustand. Nutzen Sie zur Einstimmung, was Sie durch die Übungen in den Kapiteln 4 und 5 über autonome Zustände gelernt haben.
2. *Benennen.* Halten Sie sich aus Ihrer Erzählung heraus, und stellen Sie Ihren autonomen Zustand fest. Wo auf der autonomen Landkarte befinden Sie sich?
3. Wiederholen Sie diese beiden Schritte so lange, bis Sie sich auf Ihrer autonomen Landkarte schnell und präzise lokalisieren können.

TIPPS

Auf den ersten Blick mag es als leicht erscheinen, diese Fertigkeit zu entwickeln. Es erfordert aber konsequentes Üben, wirklich zum Experten im Erkennen autonomer Zustände zu werden. Nehmen Sie sich in Ihren Therapiesitzungen Zeit, um mit Ihren Klienten das Erkennen und Benennen zu üben und ihnen zu helfen, sich mit dieser Fertigkeit vertraut zu machen. Die Zeit, die Sie sich für diese Übung nehmen, ist gut investiert, denn Sie schaffen dadurch die Grundlage für die nächsten Schritte.

ÜBUNG

Reflektieren

Diese Übung baut auf der Fähigkeit von Klienten auf, ihren aktuellen autonomen Zustand zu erkennen, und geht von dort einen Schritt weiter, indem sie sich dem Zustand zuwendet und ein wenig Zeit darauf verwendet, sich die darin enthaltene wichtige Information anzuhören.

DER HINTERGRUND

Sobald einem Klienten das Erkennen und Benennen leicht fällt und er in der Lage ist, es automatisch auszuführen, kann er sich seinem ANS zuwenden und sich einen Moment anhören, was es zu sagen hat. Er braucht sich nicht die vollständige Geschichte anzuhören, sondern sollte nur so lange verweilen, bis er einen allgemeinen Eindruck von der Situation gewonnen hat.

DIE SCHRITTE

1. Seien Sie neugierig darauf, was das sympathische System mobilisiert hat, was zum Abstieg in den dorsal-vagalen Erhaltungsmodus geführt oder was ein Erlebnis ventral-vagaler Regulation hervorgerufen hat.
2. Hören Sie sich an, was Ihr Zustand Ihnen mitteilen will.
    - Meine sympathische Mobilisierung sagt mir ...
    - Mein dorsal-vagaler Zustand läßt mich wissen ...
    - Mein ventral-vagales System lädt mich ein, ...
3. Hören Sie einen Moment neugierig und ohne jedes Urteil zu. Verbringen Sie mit dem Zuhören nicht mehr als eine Minute. Durch diese Übung können Sie sich schnell und in groben Zügen mit Ihrer Erzählung vertraut machen und brauchen nicht tiefer in die Einzelheiten einzutauchen.

TIPPS

Die Übung stärkt die Fähigkeit von Klienten, sich ihren autonomen Erlebnissen zuzuwenden und darüber zu reflektieren, ohne sich in sie zu verstricken. Die Klienten sollten nur soviel Zeit und Energie darauf verwenden, daß sie die essentielle Information erfaßt haben, ohne sich die ganze Erzählung einzuverleiben. Beim Zuhören erkennen sie, daß ihr sympathischer und dorsal-vagaler Zustand Strategien ihres ANS zur Überlebenssicherung sind und ihr ventral-vagaler Zustand ihnen ermöglicht, einen Augenblick der Regulation und Verbundenheit zu erleben.

ÜBUNG

Regulieren

Aufbauend auf den Übungen zur Förderung des Erkennens und Reflektierens, nutzt die nun folgende Übung das Gewahrsein der vorliegenden autonomen Muster, um Klienten zur Festlegung von Zielen anzuleiten.

DER HINTERGRUND

Die Bewältigung des Alltagslebens erfordert, Ziele zu definieren und so zu handeln, daß diese Ziele erreicht werden. Ziele sind nützlich, um herauszufinden, was Sie erreichen wollen, und häufig werden sie in Form einer Intention zum Ausdruck gebracht.

DIE SCHRITTE

1. Machen Sie sich klar, welche autonomen Ziele Sie erreichen wollen. Fragen Sie sich:
   - Wohin sollen meine autonomen Muster mich bringen?
   - Was will ich verändern?
   - Was will ich vertiefen?

2. Notieren Sie sich Ziele, die sich auf etwas beziehen, das Sie entdeckt haben. Beginnen Sie jede Aussage mit den Worten »Ich beabsichtige«. Beispielsweise: »Ich beabsichtige, mich nicht im dorsal-vagalen Kollaps zu verfangen.« – »Ich beabsichtige, schneller mit meiner sympathischen Reaktion fertig zu werden.« – »Ich beabsichtige, Augenblicke ventral-vagalen Glücks zu finden und zu genießen.« Suchen Sie nach Worten, die Ihre autonomen Ziele zum Ausdruck bringen, und notieren Sie Ihre persönlichen Intentionen.

TIPPS

Das Festlegen autonomer Ziele hilft Klienten, an den autonomen Zuständen zu arbeiten, die ihren persönlichen Erzählungen zugrunde liegen. Indem sie zuerst an ihrer Biologie arbeiten, können sie neue Reaktionsmuster entwickeln, die als Grundlage für neue Verhaltensweisen und Überzeugungen fungieren.

ÜBUNG

Formulieren von »Wenn-dann«-Aussagen

Durch diese Übung lernen Klienten, mit ihren autonomen Zielen eine Ausführungsabsicht zu verbinden. Unter Verwendung der bewährten Wenn-dann-Formel beschreiben sie ihre Reaktionen auf dorsal-vagale, sympathische und ventral-vagale Erlebnisse.

DER HINTERGRUND

Nachdem Sie Ihre autonomen Ziele erkannt haben, müssen Sie Ihre Intention in Handlungen übersetzen, indem Sie den Zielen eine sogenannte Ausführungsabsicht hinzufügen. Dies geschieht in Form einer Wenn-dann-Aussage, die klarstellt, wann, wo und wie Sie auf eine bestimmte Situation reagieren wollen. Das Formulieren von Ausführungsabsichten lenkt die Aufmerksamkeit auf bestimmte Erlebnisse. Dazu wird eine Verbindung zwischen Signalen und Reaktionen hergestellt, die es erleichtert, Situationen zu erkennen und darin aktiv zu werden.

DIE SCHRITTE

1. Legen Sie Ziele für einen neuen Umgang mit Signalen für Sicherheit und Gefahr fest. Formulieren Sie Ziele für alle drei autonomen Zustände. Hüten Sie sich davor, Ihre Ziele zu hoch zu stecken (und damit für den Anfang unerreichbar zu machen), sie zu umfassend (nicht klar genug und schwer realisierbar) oder zu langweilig (uninteressant und nicht fesselnd genug) zu formulieren. Treten Sie den Weg zu Ihren Zielen mit kleinen Schritten an, die schließlich zu einer größeren, klar definierten und gut meßbaren Veränderung führen. Dadurch werden Sie dazu motiviert, sehen zu wollen, was Sie erreichen können, wenn Sie am Ball bleiben.

2. Formulieren Sie zu diesem Zweck eine Aussage, die beginnt: »Wenn das geschieht, dann werde ich …«, und formulieren Sie nach diesem Schema Wenn-dann-Äußerungen für jedes Ihrer Ziele.

3. Formulieren Sie Aussagen, die sich auf äußere Signale beziehen (Reaktionen auf bestimmte Menschen, Orte oder Ereignisse).

4. Formulieren Sie Aussagen, die sich auf innere Signale beziehen (Reaktionen auf Veränderungen Ihres autonomen Zustandes).

5. Lesen Sie Ihre Wenn-dann-Aussagen noch einmal, und überprüfen Sie Ihre autonome Reaktion darauf. Sorgen Sie dafür, daß jede Aussage eine Neurozeption von Sicherheit hervorruft. Formulieren Sie Aussagen um, die zu einer sympathischen oder dorsal-vagalen Reaktion führen.

6. Benutzen Sie Ihre Aussagen, und stellen Sie fest, was sie bewirken. Wenn sich Ihre Reaktionen verändern, wollen Sie möglicherweise neue Ziele definieren und neue Wenn-dann-Aussagen formulieren.

TIPPS

Die Neurozeption von Sicherheit ist ein wichtiges Element des Veränderungsprozesses. Um etwas bewirken zu können, müssen die autonomen Ziele und Wenn-dann-Aussagen Ihrer Klienten eine angemessene Herausforderung beinhalten. Ist sie zu stark, wird eine überlebenssichernde Reaktion ausgelöst. Ist die Herausforderung zu schwach, erkennt das System nicht die Chance, bestehende Muster zu verändern. Helfen Sie den Klienten, ihre Bewegung auf ein Ziel hin zu verfolgen, das Erreichen des Ziels zu genießen und nach dem Erreichen der ursprünglichen Ziele neue Ziele und Wenn-dann-Aussagen zu formulieren.

Die folgenden Beispiele sind als Anregungen zu verstehen. Wenn das Ziel ist, leichter in den Zustand der Regulation zurückkehren zu können, können Wenn-dann-Aussagen wie folgt formuliert werden:

Bezogen auf äußere Signale

- Wenn ich im Kreis meiner Familie bin, dann sorge ich dafür, daß ich meinen Talisman-Stein in der Tasche habe, damit ich ihn jederzeit erreichen kann.
- Wenn mir meine Liste der Dinge, die ich erledigen muß, als zu erdrückend erscheint, dann lege ich jede Stunde eine kurze Pause ein, in der ich aufstehe und mich bewege.
- Wenn ich mit Freunden ein Café besuche, dann sage ich ihnen, wie gern ich mit ihnen zusammen bin.

Bezogen auf innere Signale

- Wenn ich spüre, daß sich ein Verbindungsbruch anbahnt, dann schicke ich meinem Freund eine SMS.
- Wenn ich merke, daß mein sympathisches System aktiviert wird, dann führe ich die Seufzübung aus.
- Wenn ich in den Zustand ventral-vagaler Ruhe zurückkehre, dann lege ich eine Hand auf mein Herz und freue mich.

ÜBUNG

Re-Storying – Umschreiben einer Erzählung

Sich der von alten Geschichten ausgehenden Zugkraft zu widersetzen und neue Erzählungen Gestalt annehmen zu lassen, ist ein wichtiger Bestandteil des Veränderungsprozesses. Die hier beschriebene Übung hilft Klienten, die subtilen Veränderungen zu verfolgen, aus denen ein neuer Rhythmus der Regulation entsteht und welche die Aufmerksamkeit auf konkrete Marker für Veränderung lenken.

DER HINTERGRUND

Menschen sind ständig auf der Suche nach einem Sinn, und sie werden automatisch dazu hingezogen, eine Erzählung zu entwickeln. Die Arbeit an den Fertigkeiten des Erkennens, Reflektierens und Regulierens führt zum Re-Storying. Durch die Integration neuer Muster entfernen wir uns von unseren alten Erzählungen und wenden uns der Entwicklung neuer zu. Dieser Übergang erzeugt oft Unbehagen, und wir können dabei leicht in altbekannte Erzählungen über uns selbst und die Welt hineingezogen werden. Der Re-Storying-Prozeß durchbricht die Gewohnheit, sich einer alten Erzählung abermals zuzuwenden, und fördert die Entwicklung einer neuen Erzählung. Re-Storying motiviert Sie dazu, sich aktiv am eigenen autonomen Abenteuer zu beteiligen.

DIE SCHRITTE

1. In welcher Hinsicht reagiert Ihr ANS anders? Vervollständigen Sie die folgenden Sätze so, daß die stattfindenden Veränderungen im Zentrum stehen:
   - Statt meiner erwarteten sympathischen Mobilisierung ...
   - Statt meiner altbekannten dorsal-vagalen Unverbundenheit ...
   - Mir fällt auf, daß ich mehr ...
   - Mir fällt auf, daß ich weniger ...
2. Schreiben Sie eine Erzählung, die Ihr neues Muster berücksichtigt. Wählen Sie Worte, die aus Ihrem ventral-vagalen Zustand hervorgehen und diesen Zustand aktiv halten. Beispielsweise könnte »Ich bin stark, wenn ich mit anderen Menschen interagiere« zu einer sympathischen Mobilisierung führen. Hingegen könnte »Ich verfüge über innere Stärke, die mir hilft, wenn ich mit anderen interagiere« Sie im ventral-vagalen Zustand verankert halten.

3. Schreiben Sie über Eigenschaften, nicht über Verhaltensweisen. Lassen Sie die Sätze mit »Ich bin« (einer Eigenschaft) beginnen, nicht mit »Ich tue« (einem Verhalten). »*Ich bin freundlich*« ist eine andere Geschichte als »*Ich tue freundliche Dinge*«.

4. Entwickeln Sie eine Erzählung, die Ihre neuen autonomen Reaktionsweisen verdeutlicht.
   - Benutzen Sie »*Ich fange an zu*« oder »*Es ist möglich daß*«, um die neue Erzählung zu beginnen.
   - Schreiben Sie in kleinen Einheiten. Beim Re-Storying ist eine kurze Erzählung nützlicher als ein langer Essay.

TIPPS

Durch ihre Erzählungen definieren Klienten, wer sie sind und wie sie in der Welt ihren Weg finden. In ihre alten Erzählungen sind Aktivitäten der Schutzsuche eingebettet, die aus sympathischen oder dorsal-vagalen Zuständen hervorgehen. Helfen Sie Ihren Klienten, neue, in ihrer ventral-vagalen Energie verankerte Erzählungen zu entwickeln, die ihr Nervensystem nähren.

Resilienz

> *Resilienz – die Fähigkeit, sich im Wind zu biegen, mit dem Fluß zu fließen, aus Ungemach ohne Schädigung hervorzugehen – ist für das Überleben und Gedeihen von Menschen und ganzen Gesellschaften entscheidend.*
>
> — LINDA GRAHAM

Aus der Perspektive des ANS ist Resilienz die Fähigkeit, nach einem Fall in sympathische oder dorsal-vagale Reaktionen in den ventral-vagalen Zustand zurückzukehren. Veränderungen des autonomen Zustandes in Reaktion auf die Herausforderungen des Alltags sind normal und zu erwarten. Es geht nicht darum, immer in einem regulierten ventral-vagalen Zustand zu verharren, sondern es geht um die Fähigkeit zum flexiblen Umgang mit den kleinen, normalen Veränderungen des Alltags und um die Entwicklung eines Maßes an Resilienz, das ausreicht, um traumatische Erlebnisse aufzulösen. Klienten entwickeln Resilienz, indem sie immer wieder den Zyklus der Regulation, Dysregulation und Wiederherstellung der Regulation durchlaufen.

Schon vor der Geburt wird die Resilienz durch den Streß der Mutter beeinflußt, der sich auf das ANS des Fötus auswirkt (Bush et al. 2017). Die mit Hilfe der Herzratenvariabilität (HRV) gemessene ventral-vagale Aktivität wird mit Resilienz in Verbindung gebracht. Menschen mit hohem HRV-Wert erzielen in Resilienzfragebögen bessere Ergebnisse, sie erholen sich besser von akutem psychischem Streß, und sie sind weniger anfällig für die Symptome, die mit PTBS oder Depression assoziiert werden (Carnevali, Koenig, Sgoifo & Ottaviani 2018).

Resilienz hilft Klienten, die Hoffnung auch dann nicht zu verlieren, wenn eine Situation wenig Anlaß dazu gibt. Sie hilft ihnen weiterhin, bei Gefahr eine affektive Überlebensreaktion zu nutzen, in einer belastenden Umgebung mit Streß fertig zu werden und in einer von Leiden geprägten Welt ihren Weg zu gehen.

ÜBUNG

Die Vagusbremse trainieren

Diese Übung beschäftigt sich mit der Rolle des ventral-vagalen Pfades für den Schrittmacher des Herzens (den Sinusknoten) hinsichtlich der Regulierung autonomer Reaktionen. Durch Nutzung eines Bildes und einer Bewegung können Klienten die wichtigen regulierenden Fähigkeiten der Vagusbremse kontaktieren und trainieren.

DER HINTERGRUND

Die Vagusbremse kann die Herzfrequenz beschleunigen und verlangsamen. Sie ermöglicht, die Energie des SNS stärker zu spüren, und hält gleichzeitig das ventral-vagale System aktiv und funktionsfähig. Wird die Vagusbremse gelöst, tritt die mobilisierende Energie des SNS aus dem Hintergrund in den Vordergrund. Wird die Vagusbremse wieder aktiviert, verläuft der Prozeß umgekehrt: Die sympathische Energie verschwindet im Hintergrund, und die ventral-vagale Energie tritt in den Vordergrund. Die Vagusbremse verhält sich im Grunde ähnlich wie die Bremsen eines Fahrrads. Stellen Sie sich vor, Sie fahren auf einem Fahrrad einen Hügel hinunter und möchten ein wenig schneller fahren. Wenn Sie dann die Bremse ein wenig lösen, drehen sich die Räder schneller. Treten Sie wieder leicht auf die Bremse, fahren Sie langsamer.

Wenn sich Ihre Vagusbremse nicht vollständig löst, können Sie unterschiedlich reagieren, unter anderem indem Sie sich ruhig, engagiert, erfreut, begeistert, leidenschaftlich, verspielt, aufmerksam oder wachsam fühlen, wobei Sie weiter zuverlässig im ventral-vagalen System verankert bleiben. So können Sie die Energie aufbringen, die Sie für eine Reaktion auf das Geschehen im betreffenden Augenblick brauchen. Eine gut funktionierende Vagusbremse unterstützt die Flexibilität Ihrer Reaktionen und erzeugt das Gefühl, Übergänge mit einer gewissen Leichtigkeit bewältigen zu können.

Metaphern und bildliche Vorstellungen können Ihnen helfen, sich darin zu üben, die Vagusbremse zu aktivieren, zu lösen und erneut zu aktivieren. Dadurch können Sie erleben, wie dieser Teil des ventral-vagalen Systems Ihnen hilft, mit alltäglichen Herausforderungen fertig zu werden. Durch stetiges Üben werden Sie in die Lage versetzt, flexibler zu reagieren und die positiven Wirkungen eines resilienten ANS zu spüren.

DIE SCHRITTE

1. Suchen Sie ein Bild für die Vagusbremse aus, das Ihnen das Gefühl gibt, die Energie auf den ventral-vagalen Pfaden verstärken und verringern zu können. Wählen Sie ein Bild, das Ihnen das Gefühl vermittelt, die Dimensionen von etwas beherrschen zu können. Sehr häufig werden hierzu Bildvorstellungen wie die Bremsen eines Fahrrads, eine Tür, eine Brücke, ein Tor, ein Wasserhahn, ein Lautstärkeregler und ein Dimmer benutzt. Lassen Sie sich bei der Suche nach einem Bild von einem Objekt, das Sie beeinflussen und dessen Veränderungen Sie messen können, von Ihrer Vorstellung leiten.

2. Schreiben Sie eine einfache Erzählung über Ihre Vagusbremse, in der Sie das gewählte Bild verwenden. Beschreiben Sie das Objekt und wie Sie es nutzen, um Ihre Energie zu stärken und sich in einen ruhigen Zustand zu versetzen.

3. Benutzen Sie eine Bewegung. Nicht jeder Mensch kann mit Hilfe einer Bildvorstellung zu seinem inneren Erleben in Kontakt treten. Einige ziehen Bewegungen vor. Wählen Sie eine Bewegung, die sich verändert, um das Stärker- und Schwächerwerden von Energie zu veranschaulichen.

4. Verbinden Sie Ihr Bild der Vagusbremse und/oder die entsprechende Bewegung mit Ihrem Atemzyklus. Ein subtiles Muster der Lösung und Reaktivierung begleitet jeden Atemzyklus. Beim Einatmen löst sich die Bremse jeweils ein wenig und ermöglicht es dem Herzen, schneller zu schlagen, und wenn die Bremse beim Ausatmen reaktiviert wird, wird der Herzschlag verlangsamt. Nehmen Sie sich Zeit, um mit der Aktivität dieser beiden Pfade ein wenig zu experimentieren. Spüren Sie, wie sich die Vagusbremse bei jedem Atemzug

löst und anschließend wieder aktiviert wird. Verfolgen Sie dies über mehrere Atemzyklen, bis Sie es als natürlich empfinden.

5. Nutzen Sie das gewählte Bild und/oder die Bewegung, um die Bremse bewußt zu aktivieren, zu lösen und erneut zu aktivieren.
   - Sehen Sie sich als aktiven Benutzer Ihrer Vagusbremse, der das Zu- und Abnehmen der Energie beeinflußt. Erwecken Sie das Bild zum Leben – indem Sie es sehen und hören und indem Sie spüren, wie Sie darauf einwirken. Spüren Sie, wie sich Ihre Energie im Einklang mit den Veränderungen des Bildes bewegt.
   - Machen Sie sich die mit Ihrer Vagusbremse verbundene Bewegung entweder durch äußere Aktivität oder durch inneres Erleben bewußt. Verändern Sie die Bewegung, und spüren Sie das Zu- und Abnehmen der sympathischen Energie.

6. Spielen Sie mit dem Erlebnis bewußten Trainierens Ihrer Vagusbremse.
   - Beginnen Sie mit einer eher geringen Herausforderung, beispielsweise mit etwas, das Sie häufig im Alltag erleben. Wählen Sie auf einer von 1 bis 10 reichenden Intensitätsskala etwas im Bereich von 1 bis 3.
   - Benutzen Sie Ihr Bild und/oder Ihre Bewegung, um die Bremse zu lösen und die gewählte Herausforderung bewältigen zu können, und aktivieren Sie die Bremse wieder, nachdem Sie die Aufgabe bewältigt haben. Spüren Sie Ihren Einfluß auf die Funktionsweise Ihrer Vagusbremse, der Ihnen ermöglicht, mit alltäglichen Herausforderungen fertig zu werden.

7. Experimentieren Sie mit verschiedensten Herausforderungen, und entwikkeln Sie so Vertrauen in die Nutzung der Vagusbremse zur Bewältigung täglicher Probleme.
   - Sobald Sie das Gefühl haben, mit kleineren Herausforderungen gut fertig zu werden, können Sie sich an schwierigere Aufgaben heranwagen. Achten Sie darauf, wie sich die Vagusbremse löst, Ihre Energie angesichts größerer Herausforderungen steigen läßt und Ihnen gleichzeitig ermöglicht, den ventral-vagalen Zustand der Sicherheit zu erhalten. Reaktivieren Sie die Bremse, und kehren Sie zu Ihrem ventral-vagalen Ausgangspunkt zurück.
   - Üben Sie sich darin, die Vagusbremse bezogen auf Erlebnisse in Ihrer Umgebung zu nutzen.
   - Üben Sie, die Vagusbremse zu nutzen, um mit Beziehungsstressoren fertig zu werden.

TIPPS

Die Vagusbremse ist ein körpereigenes Regulationssystem, das Ihre Klienten bewußt erschließen und trainieren können. Ohne die Vagusbremse verlieren sie die Verankerung im ventral-vagalen Zustand der Sicherheit und Verbundenheit und greifen statt dessen auf Schutzmechanismen des Sympathischen Nervensystems, Kampf und Flucht, zurück. Ohne die Vagusbremse können sie im Zustand sympathischer Mobilisierung gefangen bleiben oder sogar in den dorsal-vagalen Kollaps fallen. Durch stetige Übung können Klienten flexiblere Reaktionen entwickeln; sie lernen dadurch, die mobilisierende Energie des sympathischen Systems gefahrlos zu erschließen, und sie spüren die positiven Auswirkungen eines resilienten ANS.

Es folgen Beispiele für Vorstellungsbilder zur Veranschaulichung der Vagusbremse.

- Das Öffnen einer Zugbrücke, um große Schiffe passieren zu lassen, und das spätere Wiederverschließen der Passage.
- Das Öffnen und Schließen einer Tür, um eine bestimmte gewünschte Menge Licht und Luft einzulassen. Genau richtiges Abstufen der Öffnung, um Hindurchschauen oder Hindurchgehen zu ermöglichen.
- Benutzen eines Dimmerschalters, um einen bestimmten Beleuchtungsgrad zu erreichen. Zwischen Ein- und Ausschalten lassen sich viele Abstufungen einstellen. Entscheiden, wieviel Licht ich in einem bestimmten Augenblick benötige, und entsprechende Einstellung des Dimmers.

ÜBUNG

Resilienzroutinen

Diese Übung soll Klienten helfen zu nutzen, was sie über ihre autonomen Muster herausgefunden haben, und Übungen auszuwählen, die ihrem persönlichen Bedürfnis entsprechen und ihre Fähigkeit zu resilientem Reagieren verbessern. Weil Resilienz mit der Zeit stärker werden kann, verbindet die nun folgende Übung bestimmte dauerhaft zu benutzende zentrale Elemente mit anderen, die regelmäßig ausgetauscht werden können.

DER HINTERGRUND

Resilienz ist eine emergente Eigenschaft eines ventral-vagalen Zustandes. Wenn Sie Ihre Resilienz stärken wollen, reagieren Sie auf eine Herausforderung nicht, indem Sie automatisch in eine überlebenssichernde Reaktion wechseln, sondern Ihnen gelingt eine flexiblere Reaktionsweise. Und falls Sie einmal in eine überlebenssichernde Reaktion hineingezogen werden, brauchen Sie nicht darin gefangen zu bleiben, sondern können in den Zustand ventral-vagaler Regulation zurückkehren. Wird Ihre Resilienz stärker, wirkt sich das auch positiv auf Ihre Fähigkeit, flexibel zu reagieren, aus.

DIE SCHRITTE

1. Entwickeln Sie Resilienzroutinen auf der Grundlage von Übungen, die Körper und Gehirn vielfältig einbeziehen. Schauen Sie sich Kapitel 6 noch einmal an, und suchen Sie dort nach Übungen verschiedener Kategorien, die in Ihre Resilienzroutine passen.

2. Experimentieren Sie mit Aktivitäten, die zu Momenten ventral-vagalen Erlebens führen.
   - Schauen Sie nach innen, während Sie Atem- und Reflektionsübungen ausführen.
   - Schauen Sie nach außen in die Umgebung Ihres Heims und in die Natur.
   - Schauen Sie sich an, wie Sie sich in der Welt bewegen und mit welchen Menschen Sie Umgang pflegen.

3. Wählen Sie Erlebnisse, die Sie als nährend empfinden, und solche, die Sie ein wenig herausfordern. Ziel ist die Zusammenstellung einer Mischung aus Übungen, die sich angenehm anfühlen und leicht auszuführen sind, und anderen, die gezielte Bemühung erfordern. Resilienz zu entwickeln bedeutet einerseits, laufend erhaltend wirkende Übungen auszuführen und regelmäßig neue Übungen zu erproben, die Sie auf angemessene Weise neuronal herausfordern.

4. Stellen Sie einige Übungen zusammen, die Sie im Rahmen Ihres Resilienztrainings ständig ausführen wollen.

5. Wählen Sie eine zweite Gruppe von Übungen, die Sie regelmäßig austauschen werden.
   - Entscheiden Sie, wie lange Sie die Übungen der zweiten Art jeweils nutzen wollen. Die Zeitspanne kann zwischen einer Woche und sechs Monaten liegen.

Meine zentralen Übungen	**Wechselnde Übungen**
Bildvorstellung der Vagusbremse in Verbindung mit dem Atem	In diesem Monat werde ich …
absichtliches Seufzen	einmal täglich meine Atemzüge zählen
Glimmer erleben, während eine Hand auf meinem Herzen ruht	einen Ort suchen, wo ich mich sicher genug fühle, um still zu werden
	jede Woche einen anderen Yoga-Kurs ausprobieren

ABBILDUNG 7.1. Beispiel für Resilienzroutinen

- Suchen Sie einige neue Übungen aus, mit denen Sie in der gewählten Zeitspanne experimentieren wollen. Nach dieser Zeit können Sie unter diesen Übungen einige in die Gruppe der zentralen Übungen übernehmen und andere daraus entfernen. Während des Ausprobierens neuer Übungen entwickeln sich Ihre Bemühungen um die Verbesserung Ihrer Resilienz ständig weiter.

6. Überprüfen und revidieren Sie Ihre Resilienzroutine regelmäßig. Einige Übungen werden Sie Ihr ganzes Leben lang begleiten, andere sind Ihnen eine Weile nützlich und werden dann durch andere ersetzt.

TIPPS

Durch Resilienzroutinen (siehe Abb. 7.1) lernen Ihre Klienten, mit Herausforderungen fertig zu werden, ohne sich zu einer überlebenssichernden Reaktion verleiten zu lassen und darin gefangen zu bleiben. Empfehlen Sie Ihren Klienten, sich die Zeit zu nehmen, um zwei oder drei zentrale Resilienz-Übungen täglich auszuführen. Diese sollten sehr einfach und leicht ausführbar sein, und sie sollten das Gefühl verstärken, aktiv an der Regulierung und Ressourcenausstattung arbeiten zu können. Lassen Sie die Klienten über ihre resilienzstärkenden Übungen sprechen. In den Therapiesitzungen können Sie die zentralen Übungen zur Unterstützung der Arbeit an der Regulationsfähigkeit nutzen.

Zusammenfassung zu Kapitel 7

Wenn in deinem Herzen Licht ist,
wirst du den Weg nach Hause finden.
— Rumi

Das Wort *integrieren* stammt aus dem Lateinischen und bedeutet »zu einem Ganzen machen«. Wenn Ihre Klienten neue autonome Rhythmen integrieren, machen sie ihr ANS auf neuartige Weisen zu einem Ganzen. Sie wechseln dann von einem Muster starrer Reaktionen zu einer Plattform autonomen Handelns, die Flexibilität unterstützt. Die Integration neuer autonomer Muster dauert länger und kann gezielt gefördert werden.

Die Übungen in Kapitel 7 helfen Klienten, die in den Kapiteln 4, 5 und 6 erforschten Fertigkeiten zu verinnerlichen. Sie können den Prozeß der Integration im Sinne der vier Begriffe *Entdecken (discover), Unterbrechen (disrupt), Entwikkeln (develop)* und *Vertiefen (deepen)* erfassen.

- *Entdecken*: Zu Beginn ihrer Reise zur Integration entdecken Klienten ihre Muster der Suche nach Schutz und Verbundenheit.
- *Unterbrechen*: Der nächste Schritt in Richtung Integration besteht im Unterbrechen vertrauter autonomer überlebenssichernder Reaktionen und in der Neutralisierung der mit ihnen verbundenen Erzählungen über Mobilisierung und Unverbundenheit.
- *Entwickeln*: Nachdem die alten Muster unterbrochen sind, erschließen sich Möglichkeiten der Entwcklung neuer Arten des Reagierens, die in ventralvagaler Sicherheit wurzeln.
- *Vertiefen*: Zuletzt werden die neuen Reaktionsweisen mit neuen Erzählungen verbunden.

Integration kostet Zeit, erfolgt schrittweise und erfordert lebenslanges Bemühen.

KAPITEL 8

Connecting

Sich mit anderen verbinden

Wir alle waren hungrig, aber Elisabeth erkannte, daß wir tatsächlich nach Verbundenheit hungerten, nach der Gesellschaft anderer Menschen … nach Zugehörigkeit.

— Annie Barrows,
The Guernsey Literary and Potato Peel Society

Der Prozeß der Evolution hat soziale Verbundenheit und reziproke Beziehungen zwischen Menschen ermöglicht (Carter & Porges 2012). Das Erleben sozialer Beziehungen und von Einsamkeit entscheiden maßgeblich über Wohlbefinden, Krankheit und Sterblichkeit. »Möglicherweise hat kein anderer Faktor eine so starke Wirkung auf Dauer und Qualität des menschlichen Lebens« (Holt-Lunstad, Robles & Sbarra 2017, S. 527). Die soziale Umgebung beeinflußt die biologischen Grundlagen. Offenbar wirken sich soziale Verbindungen und physiologische Tatbestände in einer reziproken Beziehung auf die Genexpression aus (Cole 2014). Menschen, denen es an sozialer Verbundenheit mangelt, scheinen anfälliger für Entzündungsprozesse zu sein, und offenbar ist ihre Immunreaktion beeinträchtigt (Cole 2009). Ausgehend von dieser Beziehung zwischen Physiologie und Psychologie wurde in der britischen Stadt Frome im Rahmen eines Projekts der Aufbau sozialer Netzwerke gefördert, um die Verbundenheit zwischen den Bürgern zu verbessern. Dadurch gelang es, die Zahl der Krankenhauseinweisungen um über 30 Prozent zu verringern (Abel & Clarke 2018). Unsere Biologie reagiert auf Verbindungsbrüche, und unser Glück ist eng mit dem Glück der uns nahestehenden Menschen verknüpft. Gemeinschaft kann Krankheiten heilen.

»Das Leben auf Erden ist wesentlich sozial« (Carter & Porges 2012, S. 12). Das vorliegende Kapitel lädt ein, soziale Verbundenheit, das Prinzip der Reziprozität und die Co-Regulation zu erforschen. Klienten treten zu Menschen in Verbindung, deren autonome Muster ihren eigenen entsprechen und die sie deshalb als vertraut empfinden. Oft unterhalten sie Beziehungen zu Menschen, deren Dysregulation ihrer eigenen ähnelt oder in deren autonomen Reaktionen ihre Kindheitserlebnisse zum Ausdruck kommen. Die Arbeit im Sinne der Polyvagal-Theorie verändert die autonomen Muster, und die betreffenden Klienten werden dazu angeregt, zu Menschen in Kontakt zu treten, die ihren neu entwickelten Mustern besser entsprechen. Der Blick auf Beziehungen auf der Grundlage eines umgestalteten Systems bringt Klarheit darüber, was auf autonomer Ebene erschöpfend und stärkend wirkt. Autonome Resonanz hilft sehr bei der Beurteilung aktueller Beziehungen, bei der Neugestaltung alter Beziehungen und bei der Suche nach Verbindungen zu Menschen, deren autonome Rhythmen unseren eigenen ähneln.

Kapitel 8 enthält zwei Arten von Übungen, die Klienten helfen sollen, ihre Sehnsucht und ihr biologisches Bedürfnis nach Gemeinschaft zu erfüllen: das Bedürfnis nach Zugehörigkeit und das nach einer Verbindung zu etwas, das größer ist als sie selbst. Beide Kategorien erschließen Möglichkeiten, das ANS zur Vertiefung von Verbundenheit zu nutzen. Bezogen auf den Aspekt der Zugehörigkeit werden drei Übungen vorgestellt, die Klienten durch das Erleben der Reziprozität helfen, ihr persönliches Bedürfnis nach Verbundenheit zu verstehen und dieses Bedürfnis zu erfüllen. Verbundenheit mit etwas, das größer ist als sie selbst, erschließt ihnen autonome Erlebnisse von Dankbarkeit, Mitgefühl und Ehrfurcht sowie des Aufbaus von Verbindungen, die über ihre unmittelbaren persönlichen Beziehungen hinausgehen.

Zugehörigkeit

Jedes Herz singt ein Lied, das unvollkommen bleibt,
bis ein anderes Herz zurückflüstert.

— PLATO, Quelle unbekannt

Wir kommen mit der Anlage zur Verbundenheit in die Welt, der Fähigkeit unseres ANS, zum ANS anderer Menschen in Verbindung zu treten. Verbundenheit ist eine für unser Überleben essentielle biologische Notwendigkeit. Zu spüren, daß verläßlich für uns gesorgt wird, erzeugt ein Gefühl der Zugehörigkeit (Baumeister & Leary 1995). Das ANS ist auf Reziprozität angewiesen, um Zustände regulieren und ein Gefühl der Sicherheit erzeugen zu können (Porges 2012). Tatsächlich hat die Qualität von Beziehungen einen stärkeren Einfluß auf Gesundheit und Wohlbefinden als die Quantität (Ozbay et al. 2007). Selbst wenn Menschen im Tagesverlauf mit vielen anderen Menschen interagieren, können sie sich sehr einsam fühlen. Sie können »mit anderen zusammen und doch allein« sein (Turkle 2011/2012).

Ein Gefühl der Zugehörigkeit zu einer Gruppe und daß man etwas mit deren Mitgliedern gemeinsam hat, erzeugt Zufriedenheit (Wakefield et al. 2016). In einer ständig umfassender werdenden Feedbackschleife kommen Klienten, die enge Beziehungen zu Freunden unterhalten, eher in den Genuß von Zufriedenheit mit ihrem Leben, und aufgrund dieser Zufriedenheit sind sie eher in der Lage, stärkere und nähere Beziehungen aufzubauen (Amati et al. 2018). Die Zugehörigkeit zu einem Netzwerk glücklicher Menschen wirkt sich positiv auf das individuelle Glücksgefühl von Klienten aus (Fowler & Christakis 2008).

ÜBUNG

Regeln der Reziprozität

Diese Übung hilft Klienten, sich mit Erlebnissen innerer und äußerer Verbundenheit im Alltagsleben zu beschäftigen und eine Balance zu erreichen, die ihnen die Erfüllung ihrer autonomen Bedürfnisse ermöglicht (siehe Abbildung 8.1).

DER HINTERGRUND

Reziprozität, Nähe und Interaktionen von Angesicht zu Angesicht brauchen wir als Menschen nicht ständig. Dem Wohlbefinden besonders förderlich ist ein ausgewogenes Verhältnis zwischen der Zeit, die wir mit anderen verbringen, und der Zeit, die wir für uns allein zur Verfügung haben. Jeder Mensch hat ein besonderes Bedürfnis nach Reziprozität, und unser Körper spürt, wenn dieses Bedürfnis nicht erfüllt wird. Ohne die erforderliche Reziprozität wechselt unser autonomer Zustand von der Bereitschaft, in Verbindung zu treten, zur Vorbereitung auf Selbstschutz. Eine therapeutisch wirksame Dosis Reziprozität (die für die gewünschte Wirkung notwendige Menge) in unser Alltagsleben einzubeziehen bedeutet, daß wir zunächst unsere Bedürfnisse kennen und dann dauerhafte Verbindungen aufbauen und Möglichkeiten schaffen müssen, diese Bedürfnisse zu erfüllen.

Die Zeitspanne, die ich heute allein verbringen möchte, ist: Heute werde ich Zeit allein verbringen, um zu tun:	= ausgewogene Reziprozität	Die Zeitspanne, die ich heute mit Freunden verbringen will, ist: Ich werde heute in Kontakt treten zu: Und wir werden folgendes tun:
Diese beruflichen Aufgaben bedeuten, daß ich auf mich gestellt arbeiten kann: Diese Dinge in meinem Privatleben bedeuten, daß ich allein bin:	> allein und nicht im Gleichgewicht	Ich habe es versäumt, mit den Menschen in meiner Umgebung, die mir wichtig sind, zusammen zu sein, weil ich auf folgendes nicht geachtet habe: Und ich habe mir keine Zeit genommen für:
Ich habe den Faden verloren im Hinblick auf: Ich war so sehr mit anderen beschäftigt, daß ich mir keine Zeit genommen habe für:	< mit anderen zusammen und aus dem Gleichgewicht	Ich fühle mich zu stark in das Leben von ... involviert. Ich fühle mich übersättigt, wenn ich Dinge mit anderen zusammen tue, weil ich ja gesagt habe zu:

ABBILDUNG 8.1. Darstellung der Reziprozitätsgleichungen

DIE SCHRITTE

1. Ergänzen Sie die folgenden Gleichungen, um Ihre Reziprozitätsrhythmen zu finden. Erkennen Sie die Signale, die anzeigen, daß Sie zu lange allein gewesen sind, daß Sie zuviel Zeit in Gesellschaft mit anderen verbracht oder ein ausgewogenes Verhältnis zwischen beidem gefunden haben.

2. Reziprozität ist kein statisches Erlebnis. Kehren Sie regelmäßig zu dieser Übung zurück, um festzustellen, wann Sie die Balance verloren haben oder wann Sie in guter Gesellschaft mit sich selbst und anderen sind.

3. Kümmern Sie sich um Ihre Verbindungen.
   - Notieren Sie Reziprozitätsabsichten, die beschreiben, wie Sie darauf achten wollen, daß Sie jeden Tag eine Zeitlang im Zustand der Reziprozität sind und eine Weile nicht darin sind. Beispiele hierfür sind: »Ich werde meine Reziprozitätsrhythmen verfolgen und aktiv werden, wenn ich die Balance

verloren habe« oder: »Am Abend jedes Tages werde ich über meine Augenblicke der Reziprozität reflektieren.«

- Nehmen Sie sich Zeit und Raum für reziproke Interaktionen. Stellen Sie fest, wann, wo und mit wem Sie verläßliche, dauerhafte Chancen für Verbundenheit aufbauen können.

TIPPS

Zu Beginn einer Therapie werden die Gleichungen Ihrer Klienten höchstwahrscheinlich unausgewogen sein. Oft ist einer der Gründe, weshalb Klienten zur Behandlung kommen, das Resultat zu starken Fokussierens auf andere oder der Klienten auf sich selbst. Helfen Sie ihnen zu verstehen, daß es keine einzig richtige Formel für den Zustand der Balance gibt, sondern daß jeder Mensch aufgrund seiner persönlichen autonomen Bedürfnisse seine eigenen Formeln entwickelt. Dabei geht es um einen Zustand der Balance zwischen Selbstfürsorge und Verbundenheit mit anderen.

ÜBUNG

Persönliche Verbindungen aufbauen und erhalten

Durch diese Übung können Klienten herausfinden, was Sie tun, um sich verbunden zu fühlen, entscheiden, was sie gern ausprobieren möchten, und dieses Wissen nutzen, um einen Plan für Aufbau und Unterhaltung von Verbindungen zu entwickeln (siehe Abbildung 8.2).

DER HINTERGRUND

Wie sieht eine Landkarte Ihrer Pfade zur Verbundenheit aus? Ihr persönlicher Plan enthält einen doppelten Fokus: Was hält, was es verspricht (Dinge, die bereits an Ort und Stelle sind), und was wird von Ihnen gewünscht (die Dinge, die wir erforschen und befürworten). Die Fragen in dieser Übung beziehen sich auf Menschen; Sie können Ihre Untersuchung aber auch auf Haustiere ausweiten.

DIE SCHRITTE

1. Stellen Sie fest, was seinen Zweck erfüllt.
   - Mit welchen Menschen fühlen Sie sich in Ihrem Leben verbunden?
   - Was, das Sie mit anderen zusammen tun, fördert diese Verbundenheit?
   - Was tun Sie, um Ihr Gefühl der Verbundenheit mit sich selbst zu stärken?

Menschen, zu denen ich weiter in Verbindung treten möchte:	Menschen, die ich kennenlernen möchte:
Dinge, die ich mit meinen Freunden gern weiter tun würde:	Dinge, die ich gern mit anderen zusammen erforschen würde:
Wie ich gern weiter zu meinem eigenen Erleben in Verbindung treten würde:	Neue Dinge, die ich gern allein ausprobieren möchte:

ABBILDUNG 8.2. Plan für persönliche Verbindungen

2. Finden Sie heraus, was Sie wollen.
   - Zu wem würden Sie gern eine Verbindung herstellen?
   - Wie könnten Sie neue Verbindungen erforschen?
   - Was würden Sie gern allein erforschen?
   - Wie paßt spielerische Interaktion mit anderen zu Ihren Vorstellungen über den Umgang mit Verbundenheit?
   - Wie passen Augenblicke gemeinsamen Erlebens von Stille in Ihren Plan für den Umgang mit Verbundenheit?
3. Füllen Sie die obigen Kästen aus, um Ihren persönlichen Plan für den Umgang mit Verbundenheit zu entwickeln. Überarbeiten Sie Ihren Plan, wenn Sie neue Dinge ausprobieren und neue Verbindungen herstellen.

TIPPS

Wenn Klienten an dieser Übung arbeiten, spüren sie manchmal ihren Mangel an Verbundenheit. Sympathische oder dorsal-vagale Reaktionen können ihre Fähigkeit, zu erforschen, was sie wollen, beeinträchtigen. Helfen Sie ihnen, sich in der Energie ihres ventral-vagalen Zustandes zu verankern, damit sie mit ihrem Selbstmitgefühl verbunden bleiben, wenn sie sich anschauen, was präsent ist, und damit sie Zugang zur Neugier haben, wenn sie darüber nachdenken, was sie wollen.

ÜBUNG

Cluster der Verbundenheit

Zu anderen Menschen in Verbindung zu treten ist immer nützlich, aber wie Menschen von Verbundenheit profitieren, hängt von ihrer individuellen Situation und ihrem persönlichen Erleben ab. Die hier beschriebene Übung versucht, Klienten mit den Kategorien *wer*, *wie* und *wie oft* zu helfen, sich mit neuen Möglichkeiten zu befassen, zu anderen Menschen in ihren Netzwerken in Verbindung zu treten.

DER HINTERGRUND

Man kann sich auf viele Arten um Reziprozität bemühen. Viele Pfade führen zur Verbundenheit. Zu wem Sie in Verbindung treten und wie Sie eine Verbindung gestalten, kann aber sehr unterschiedlich sein. Suchen Sie nach einer Möglichkeit, die auf Ihr ANS nährend wirkt, und entwickeln Sie zu anderen Menschen (und zu Haustieren) Beziehungen, die Ihnen das Gefühl geben, in ein Resilienz förderndes Netzwerk eingebunden zu sein.

DIE SCHRITTE

1. Schauen Sie sich an, *wer* in Ihrem Leben eine Rolle spielt.
    - Stellen Sie eine Liste der Menschen zusammen, mit denen Sie sich verbunden fühlen.
    - Lauschen Sie auf Ihre autonome Reaktion, während Sie an diese Menschen denken. Benutzen Sie eine Skala, auf der die Werte 1 bis 3 eine lockere Verbindung anzeigen, die Werte 4 bis 7 eine stärkere Verbindung und die Werte 8 bis 10 eine sehr starke Verbindung. Stellen Sie so fest, wie eng Sie sich den Betreffenden verbunden fühlen. Vielleicht stellt sich dann heraus, daß Sie einige, die Ihnen etwas bedeuten, zwischen 4 und 7 (also »stärker verbun-

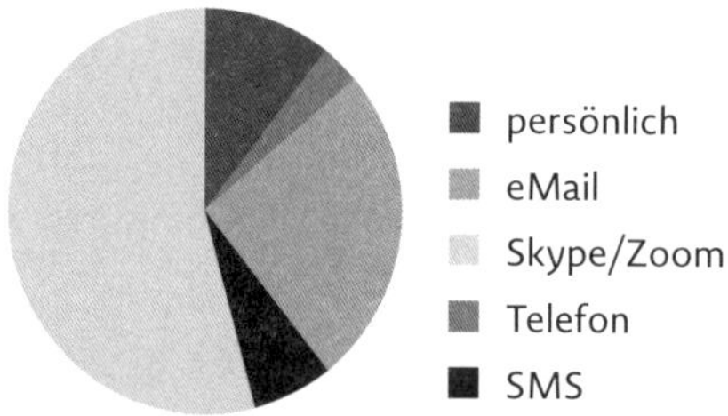

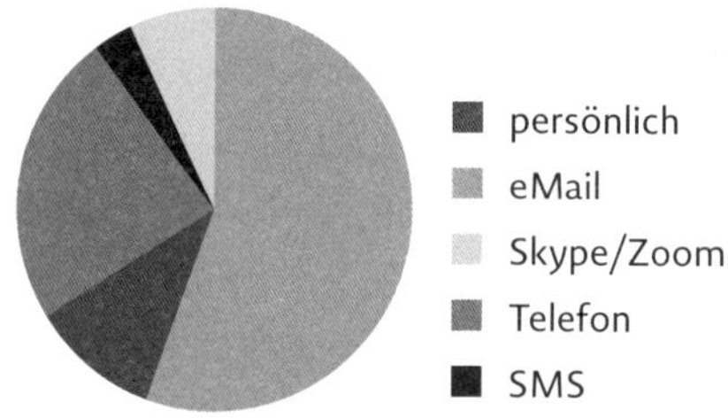

ABBILDUNG 8.3. Arten von Verbindung

den«) einordnen oder daß Sie jemanden, der Ihnen besonders nahesteht, im Bereich zwischen 8 und 10 (also »sehr stark verbunden«) verorten und daß Sie sich in beiden Fällen bei den Betreffenden sehr sicher und von ihnen sehr gut unterstützt fühlen. Entscheidend ist nicht, ob Sie eine bestimmte Anzahl von Verbindungen vorzuweisen haben; wichtiger ist, ob die Menschen, mit denen Sie sich verbunden fühlen, Ihre persönlichen autonomen Bedürfnisse erfüllen.

2. Stellen Sie fest, *wie oft* Sie zu den Menschen, die zu Ihrem Netzwerk gehören, in Kontakt treten. Entspricht Ihr Kontaktverhalten den Bedürfnissen der übrigen Beteiligten, empfinden Sie das als stärkend; besteht hingegen eine Diskrepanz zwischen Ihrem Wunsch nach Verbundenheit und Ihrem tatsächlichen Erleben von Verbundenheit, so ist das schmerzhaft.

3. Schauen Sie sich an, *wie* Sie in Verbindung treten.
   - Zeichnen Sie ein Tortendiagramm, um Ihre Arten von Verbindungen darzustellen. Benutzen Sie die Kommunikationskategorien, die zu Ihnen passen. Die beiden Beispiele in Abbildung 8.3 zeigen sehr unterschiedliche Verbindungsprofile, aber beide Urheber der Diagramme demonstrieren, daß sie sich mit ihrem persönlichen Netzwerk sehr tief verbunden fühlen.

4. Schauen Sie sich an, was Sie tun, wenn Sie in Verbindung treten.
   - Momente der Stille
   - Abenteuer körperlicher Aktivität
   - hinausgehen oder drinnen bleiben
   - Lieblingsaktivitäten, die Sie gern immer wieder aufgreifen
   - neue Dinge, die Sie ausprobieren wollen.

TIPPS

Jeder Klient hat hinsichtlich der Verbundenheit besondere Bedürfnisse und seine spezielle Art, in Verbindung zu treten; und oft vergleichen Klienten ihre persönlichen Muster mit der nach ihrer Meinung »richtigen« oder »normalen« Art, in Verbindung zu treten. Überzeugen Sie sie davon, das Nachdenken über richtige oder falsche Arten, in Verbindung zu treten, zu unterlassen und eine neugierige Haltung gegenüber verschiedenen Arten von Verbundenheit, die für sie persönlich auf der autonomen Ebene befriedigend sind, zu entwickeln.

Zu etwas in Verbindung treten, das größer ist als man selbst

Die Welt ist voller Zauberdinge, die geduldig darauf warten,
daß unsere Sinne lernen, schärfer wahrzunehmen.
— W. B. Yeats

Dankbarkeit, Mitgefühl und Ehrfurcht – sie alle werden selbsttranszendierende Emotionen genannt – sind Erlebnisse, die Menschen miteinander verbinden. Sie haben positive Wirkungen, die über das individuelle Erleben hinausreichen, und erzeugen Beziehungen, die über das Familiensystem hinausgehen. Erlebnisse dieser Art werden mit ventral-vagaler Aktivität assoziiert, sie fördern die physiologische und psychische Gesundheit und können sogar auf molekularer Ebene das Wohlbefinden verbessern (Cole 2014).

Dankbarkeit ist ein Erlebnis, das Menschen in Kulturen auf der ganzen Welt anderen ermöglichen und selbst erleben (Emmons & Stern 2013). »Ganz gleich, ob Dankbarkeit aus dem Annehmen der Güte eines anderen Menschen erwächst, aus der Wertschätzung der Erhabenheit der Natur oder aus der Anerkennung der Geschenke, die ein Mensch in seinem eigenen Leben erhält. Sie bereichert fast alle Sphären menschlichen Erlebens« (Emmons & Stern 2013, S. 846). Einzelne Augenblicke der Dankbarkeit verbinden sich zu einem allgemeinen Gefühl von Dankbarkeit im Alltagsleben (McCullough, Tsang & Emmons 2004). So wie Mitgefühl durch Übung vertieft werden kann, vermag Übung auch die Dankbarkeit zu stärken.

Der ventral-vagale Zustand der Sicherheit erzeugt eine Grundlage für Mitgefühl (Porges 2017b/2019). Wenn wir uns in der Sicherheit eines regulierten Nervensystems gehalten fühlen, können wir in die Welt hinausschauen, das Leiden anderer Menschen erkennen und mitfühlend darauf reagieren. Gesteigerte ventral-vagale Aktivität erzeugt Mitgefühl und Selbstmitgefühl, und beide werden durch regelmäßige Übung gestärkt (Neff & Germer 2017; Stellar, Cohen, Oveis & Keltner 2015).

Charakteristisch für Ehrfurcht sind zwei Eigenschaften: etwas zu erleben, das größer ist als wir selbst oder das über unser gewohntes Erleben hinausgeht, und eine Reorganisation unserer Denkweise mit dem Ziel der Anpassung an das neuartige Erleben (Keltner & Haidt 2003). Ehrfurcht richtet unsere Aufmerksamkeit auf etwas, das unser individuelles Erleben übersteigt und unseren Bezugsrahmen erweitert (Shiota, Keltner & Mossman 2007). Sie erinnert uns daran, daß wir Teil der Menschheit und untrennbar mit der Welt verbunden sind.

ÜBUNG

Mit Dankbarkeit

Diese Übung rückt alltägliche Erlebnisse von Dankbarkeit in den Blick, die unseren Klienten oft fehlen. Sie gehören der Familie ventral-vagaler Mikromomente an, die, sofern sie dem Bewußtsein zugänglich gemacht werden, den Pfad zur Regulation verbessern.

DER HINTERGRUND

Manchmal nimmt Dankbarkeit die Form lebenserhaltender oder lebensrettender Handlungen an (wenn Ihnen z. B. ein Fremder eine Niere spendet oder wenn jemand nicht von Ihrer Seite weicht, während Sie sich in einem Zustand tiefer Verzweiflung befinden), die unwiderruflich Ihre Art, über die Welt zu denken und sich in ihr zu bewegen, verändern. Häufiger begegnen wir Geschenken der Dankbarkeit in Form alltäglicher Erlebnisse. Einfache Interaktionen mit anderen Menschen (das Aufhalten einer Tür, ein Lächeln, die Würdigung des Beitrags eines anderen), das Verhalten von Haustieren (wenn Ihr Hund Sie an der Haustür begrüßt, Ihre Katze Sie am Morgen durch ihre freundlichen Liebkosungen weckt) oder Naturerlebnisse (die Rückkehr der Sonne nach einem Regenschauer oder der Regen nach einer Dürreperiode, das erste Anzeichen für den Frühling) sind Gelegenheiten, Dankbarkeit zu zeigen. Dankbarkeit ist gut für Körper und Gehirn (weniger körperliche Beschwerden, bessere Herzgesundheit, weniger Depression und Angst, mehr Glück). Eine Dankbarkeitspraxis hilft Ihnen, sich kleine alltägliche Erlebnisse von Güte bewußt zu machen, die andernfalls unbemerkt blieben.

DIE SCHRITTE

1. Führen Sie eine Dankbarkeitsliste. Gewöhnen Sie sich an, auf Dinge zu achten, die Sie bisher als selbstverständlich abgetan hätten.

2. Finden Sie Möglichkeiten, Ihre Dankbarkeit zum Ausdruck zu bringen. Sagen Sie Dank. Erwidern Sie einen Gefallen.

3. Benutzen Sie eine Atemübung, um sich in die Würdigung zu vertiefen.
   - Stellen Sie sich vor, Sie atmen in den Ursprung Ihres ventralen Vagus an der Schädelbasis hinein. Folgen Sie dem Weg des Nervs, der zum Herzen läuft, und atmen Sie dann durch das Herz aus. Folgen Sie diesem Atemzyklus, und stellen Sie sich vor, daß Ihr ANS Ihr Erleben von Dankbarkeit unterstützt.
   - Atmen Sie mit einem Wort ein, das einem Augenblick, für den Sie dankbar sein sollten, Anerkennung zollt. Atmen Sie mit einem Wort aus, das Ihre Dankbarkeit zum Ausdruck bringt.

TIPPS

Das Erlebnis der Dankbarkeit können Klienten oft besser erkennen und nutzen als Mitgefühl oder Selbstmitgefühl, und sie schafft die Grundlage für das Eintauchen in letztere. Weil Dankbarkeit im Laufe der Zeit zunimmt und sie hinsichtlich des stärkeren ventral-vagalen Erlebens in persönlichen Erzählungen und verbesserter Verbindungen zu anderen dauerhaft wirkt, ist eine Dankbarkeitsübung eine simple Möglichkeit, intra- und interpersonale Verbindungen zu gestalten.

ÜBUNG

Mitfühlende Verbindungen

Diese Übung hilft Klienten, zu ihrem ventral-vagalen Zustand in Kontakt zu treten und die Sprache des ANS in Form von drei kleinen Übungen zu nutzen, welche die Fähigkeit, Mitgefühl und Selbstmitgefühl zu entwickeln, verbessern.

DER HINTERGRUND

Mit den Augen des Mitgefühls können Sie aus der Perspektive Ihres eigenen regulierten Nervensystems das dysregulierte System eines anderen Menschen betrachten, regulierend darauf einwirken und mit Güte dazu in Kontakt treten. Von der Energie Ihres ventral-vagalen Systems ausgehend, können Sie auch zu sich selbst innerlich in Verbindung treten und in einem Akt des Selbstmitgefühls Ihrem eigenen Leiden beistehen. Anhaltendes Erleben stärkt die Fähigkeit, mitfühlend in Kontakt zu treten. Stellen Sie Übungen zusammen, die Ihr ventral-vagales System zum Leben erwecken. Schaffen Sie eigene mitfühlende Verbindungen.

DIE SCHRITTE

1. Äußern Sie in der Sprache des ANS Mitgefühl.
   - Benutzen Sie eine sprachliche Formulierung, die dem dysregulierten Zustand eines anderen Menschen Rechnung trägt und benennt, wie Ihr ventral-vagaler Zustand Ihnen hilft, die andere Person mitfühlend zu sehen.
   - Legen Sie fest, in welchem Zeitrahmen Sie Ihre Äußerung verwenden wollen. Beispielsweise können Sie sich vornehmen, jede Woche oder jeden Tag eine neue Aussage zu entwickeln.
   - Achten Sie auf Menschen, die Mitgefühl brauchen, und nutzen Sie Ihre Aussage, um den Betroffenen entweder schweigend oder in gesprochener Form eine Botschaft zu übermitteln.

2. Integrieren Sie diese dreiphasige Mitgefühlsübung fest in Ihr Alltagsleben.
   - Suchen Sie Ihren ventral-vagalen Anker.
   - Schauen Sie durch den Filter der Energie Ihres ventral-vagalen Systems. Sehen Sie die andere Person nicht als schlecht oder unwürdig, sondern als in einen Zustand der Dysregulation verstrickt, in eine sympathische oder dorsal-vagale Reaktion der Schutzsuche hineingezogen und nicht in der Lage, sich zu regulieren.
   - Halten Sie die andere Person in Ihrer eigenen ventral-vagalen Energie. Lassen Sie zu, daß Ihr Nervensystem der anderen Person Signale für Sicherheit übermittelt.

3. Formulieren Sie mit Hilfe der Sprache des ANS eine Aussage über Selbstmitgefühl.
   - Benutzen Sie eine Ausdrucksweise, die Ihrem eigenen Zustand der Dysregulation Rechnung trägt, die Dysregulation als ein normales menschliches Erlebnis anerkennt und Sie daran erinnert, daß Ihr ANS den Weg zurück in den Zustand der Regulation kennt.
   - Legen Sie einen Zeitrahmen für die Nutzung Ihrer Aussage fest. Beispielsweise können Sie sich dafür entscheiden, jede Woche oder jeden Tag eine neue Aussage zu formulieren.

- Beachten Sie, wann Sie selbst Mitgefühl brauchen, und wiederholen Sie Ihre Aussage dann entweder innerlich, oder sprechen Sie sie laut aus.

TIPPS

Nur im ventral-vagalen Zustand verankerte Klienten haben Zugang zu Mitgefühl und Selbstmitgefühl. Erinnern Sie sie daran, daß ihr ventral-vagaler Zustand und Mitgefühl eine Feedbackschleife bilden, die beide Erlebnisse vertieft. In diesem Zustand verankert, können sie ihre Fähigkeit zum Mitgefühl verbessern; umgekehrt stärken Augenblicke des Mitgefühls ihre ventral-vagalen Fähigkeiten. Mitgefühl und Selbstmitgefühl entwickeln sich im Laufe der Zeit. Wenn Ihren Klienten klar ist, daß Mitgefühl und Selbstmitgefühl aus einem autonomen Zustand hervorgehen, erschließt ihnen das die Möglichkeit, über diese Übungen nachzudenken, über sie zu reden, mit ihnen zu arbeiten und dabei Geduld zu entwickeln.

Denken Sie sich eigene Beispiele aus, oder benutzen Sie die folgenden, um eine von autonomen Zuständen geprägte Sprache zu veranschaulichen.

Beispielaussagen für Mitgefühl

- Ich sehe das Leiden, das deine Dysregulation mit sich bringt.
- Ich kann dich in meiner ventral-vagalen Energie halten.

Beispielaussagen für Selbstmitgefühl

- Selbst wenn ich spüre, daß ich meine Verankerung im ventral-vagalen Zustand verliere, denke ich daran, daß mein System den Weg zurück kennt.
- Es ist normal, in den Zustand der Regulation einzutreten und ihn wieder zu verlassen.

ÜBUNG

Ehrfurcht wecken

Viele Klienten werden durch das Erlebnis, allein und nicht verbunden zu sein, dazu getrieben, sich in Behandlung zu begeben. Die nun folgende Übung erschließt Möglichkeiten, den autonomen Zustand der Ehrfurcht zu aktivieren und eine Verbindung zu etwas zu spüren, das größer ist als individuelles Erleben.

DER HINTERGRUND

Sie fühlen sich bewegt, wenn Sie von Ehrfurcht erfüllt sind, und reglos, wenn Ehrfurcht Sie ergreift. Ehrfurcht kann sich in einem Spektrum von gewöhnlich bis außergewöhnlich manifestieren. Manche Momente lassen Sie auf Ihrem Weg erstarren und erfordern Ihre Aufmerksamkeit. Andere Augenblicke des Alltags gehen unbemerkt vorüber. Menschen, die Natur, die Architektur, die Künste, spirituelle Erlebnisse und unerklärliche Ereignisse können Gefühle der Ehrfurcht wecken. Wo sind die Augenblicke der Ehrfurcht, die Sie Tag für Tag erleben und die nur darauf warten, von Ihnen entdeckt zu werden?

DIE SCHRITTE

1. Bauen Sie ein Reservoir von Erinnerungen an Erlebnisse von Ehrfurcht auf.
   - Erinnern Sie sich an einen Augenblick der Ehrfurcht.
   - Lassen Sie diesen Augenblick in Ihrem Geist Revue passieren, und rufen Sie sich seinen Reichtum in Erinnerung.
   - Versetzen Sie sich durch das Schreiben erneut in die Situation, um das Erleben zu vertiefen.

2. Stellen Sie fest, wo in Ihrem Leben Sie Ehrfurcht finden.
   - Bestimmte Menschen wecken Ehrfurcht. Bei wem ist das für Sie der Fall? Das können Menschen sein, die Sie kennen und zu denen Sie eine Beziehung unterhalten, oder Menschen, die Sie nur aus der Ferne bewundern.
   - Orte, die Architektur eines bestimmten Gebäudes und äußere Naturphänomene lassen immer wieder Erlebnisse von Ehrfurcht entstehen.
   - Kunst und Musik rufen zuverlässig Ehrfurcht hervor.
   - Auch spirituelle Erlebnisse wecken häufig Ehrfurcht.

3. Treten Sie entweder physisch oder in Form einer Erinnerung zu den Ehrfurcht weckenden Menschen, Orten und Ereignissen in Verbindung, die Sie in Schritt 2 dieser Übung identifiziert haben. Physisch in die betreffende Situation zurückzukehren oder sie sich ins Gedächtnis zu rufen läßt ein Erlebnis und Ihre ventral-vagale Reaktion darauf wieder zum Leben erwachen.

4. Seien Sie offen gegenüber unerklärlichen und unerwartet eintretenden Ereignissen. Lösen Sie sich von dem Bedürfnis, solche Augenblicke zu verstehen und zu erklären, und lassen Sie das Erleben von Ehrfurcht zu.

TIPPS

Ehrfurcht zu erleben ist jedem möglich. Obwohl es oft den Wunsch weckt, das Erlebte anderen Menschen mitzuteilen, geht es dabei doch um ein Erlebnis, das Menschen haben, wenn sie allein sind. Zwar tritt der Zustand der Ehrfurcht oft unerwartet ein, er kann aber auch bewußt inspiriert sein. Helfen Sie Klienten, kleine Momente der Ehrfurcht zu entdecken, die leicht wiederholbar sind.

Es folgt ein Beispiel für das Rekapitulieren eines Erlebnisses und das Wiederauflebenlassen der Fülle der Erinnerung durch das Schreiben einer Erzählung über Ehrfurcht:

> Vor einigen Jahren besuchte ich die mittelalterliche Stadt Brügge in Belgien. Dort fand ich eine Kirche, in die ich mich durch ihre eindrucksvolle gotische Architektur und durch die Stille, die sie ausstrahlte, hineingezogen fühlte. Als ich sie betrat, verwandelte sich mein Zustand von einer Haltung der Neugier zu etwas Stärkerem: etwas, das ich zwar spüren, aber nicht erklären konnte. Ich ging durch das Kirchenschiff auf den Altar zu und sah auf dem Weg einen Gemäldezyklus, der die Passion Christi darstellte. Während ich von Gemälde zu Gemälde ging, spürte ich den Schmerz und die Traurigkeit der ganzen Menschheit, und gleichzeitig empfand ich eine tiefe und anhaltende Liebe. Tränen überströmten mein Gesicht, und eine Kraft, die stärker war als ich, durchflutete mich. Ich empfand gleichzeitig Trauer und Freude, Liebe und Schmerz, Zorn und Frieden. Als ich die Stille des Heiligtums verließ und die Steintreppe hinab auf den mittelalterlichen Marktplatz trat, war es, als beträte ich eine völlig neue Welt. Ich sah mich nicht in der Lage, das soeben Erlebte in Worte zu fassen. Doch was ich an jenem Tag in Brügge erlebt habe, hat mich für immer verändert. In jenem Augenblick wußte ich, daß alles zerbrochen und gleichzeitig alles genau so, wie es war, richtig war.

Zusammenfassung zu Kapitel 8

> *Du entdeckst, daß deine Sehnsüchte universelle Sehnsüchte sind, daß du nicht einsam und von allen anderen isoliert bist. Du gehörst dazu.*
>
> — F. Scott Fitzgerald

Das Kapitel »Sich mit anderen verbinden« lädt Ihre Klienten dazu ein zu erforschen: »Wo sind die Orte? Um welche Erlebnisse geht es? Und wer sind die Menschen, die mein Nervensystem jetzt nähren?« Mit Hilfe dieser Recherche bringen die Klienten ihr inneres Erleben in das Gewahrsein, um neue Rhythmen der Regulation zu entdecken und mit der Entwicklung alltäglicher Lebenserfahrungen zu experimentieren, die ihren sich ständig verändernden autonomen Profilen entsprechen. Die Kombination neu geschaffener und noch entstehender autonomer Pfade zu erkennen, die nun verfügbar sind und ihre Entscheidungen beeinflussen können, ist oft aufregend und beunruhigend. Wenn Klienten anfangen, zu sich selbst, anderen Menschen, der Welt und dem Geist in Verbindung zu treten, können sie sich wegen der Dinge, von denen sie sich lösen, traurig fühlen; sie können Angst vor all den mit neuen Perspektiven verbundenen Veränderungen bekommen oder hinsichtlich der Verbindung zu ihrem ANS Zuversicht empfinden und bereit sein, sich auf das Abenteuer einzulassen. Zu lernen, sich mit neuen Rhythmen durch die Welt zu bewegen, kann beängstigend wirken. Helfen Sie Ihren Klienten, sich an die neu entwickelten ventral-vagalen Pfade zu halten und die neuen Muster zu pflegen, die sich zu verwurzeln beginnen.

Die Übungen in diesem Kapitel unterstützen Klienten beim Aufbau innerer und äußerer Verbindungen. Sie benutzen dazu die Kraft ihrer ventral-vagalen Pfade. Einfache Gewahrseinsübungen, die der Entwicklung sicherer und tragfähiger Verbindungen dienen, werden in Kombination mit Übungen vorgestellt, die dazu anregen, sich auf transzendierende Erlebnisse einzulassen, die das Gefühl hervorrufen, Teil eines Netzwerks zu sein, das wesentlich größer als man selbst ist.

Zusammenfassung zu Teil II

Schritt für Schritt reist man weit.
— J. R. R. Tolkien

Das Leben stellt uns Tag für Tag vor neue Herausforderungen. Um sicher durch den Tag zu kommen, reagiert das ANS schnell sowohl auf reale als auch auf wahrgenommene Herausforderungen, um in Augenblicken der Gefahr das Überleben zu sichern und in Zeiten der Sicherheit das Gedeihen zu fördern. Mit einem flexiblen Autonomen Nervensystem können Ihre Klienten solchen Herausforderungen mit Gleichmut begegnen – in der Mitte stehend, verankert in einem ventral-vagalen Zustand. Wenn das Nervensystem nicht primär um Verbundenheit, sondern um Schutz bemüht und weder zur Selbstregulation noch zur Co-Regulation problemlos in der Lage ist, wird eine Kaskade von Ereignissen initiiert, die zu Leiden führen. Sind Ihre Klienten in alten Mustern verhaftet, welche die mobilisierende Energie des Sympathischen Nervensystems oder die Shutdown-Reaktion des dorsal-vagalen Systems nutzen, werden sie von der biologischen Ressource ihres ventral-vagalen Systems getrennt. Solche adaptiven Reaktionen, die einmal zur Überlebenssicherung notwendig waren, halten die Betreffenden nun davon ab, zu sich selbst, zu anderen und zu ihrer Umgebung in Kontakt zu treten.

Verstehen Klienten die Grundlagen der Polyvagal-Theorie, können sie ihr Alltagsleben betrachten und aus der Perspektive ihres ANS erforschen, wie sie zur Welt in Kontakt treten können. Wenn Sie selbst und Ihre Klienten die Sprache des ANS sprechen, verfügen Sie über eine gemeinsame Sprache, was Klarheit schafft und der Kommunikation zugute kommt. An der Polyvagal-Theorie orientiert, können Sie den Klienten dann helfen, ihr ANS zur Förderung von Sicherheit, Regulation und Bezogenheit zu veranlassen. Die in der BASIC-Sequenz vorgestellten Schritte geben Ihren Klienten die Möglichkeit, ihren verkörperten Erzählungen zu lauschen, ihre Signale für Sicherheit zu erkennen und neue Muster zu entwickeln, die Gesundheit, Wachstum und Erneuerung möglich machen.

Zum Abschluß

Das Leben wird ein entsetzlich
großes Abenteuer werden.
— Peter Pan

Die Wissenschaft weist immer wieder darauf hin, daß sich unser Gehirn und unsere Körpersysteme ständig verändern. Das Konzept der Neuroplastizität (dem zufolge sich die neuronalen Netzwerke ständig reorganisieren) wird mittlerweile allgemein anerkannt. Die Polyvagal-Theorie hat in den letzten Jahren nicht nur unter Psychotherapeuten ungeahntes Interesse geweckt, sondern sie findet auch im Rechtswesen, in der Medizin, in der Wirtschaft und in Schulen immer mehr Beachtung. Wir alle sind natürlich neugierig, wenn wir die tiefgreifenden Veränderungen beobachten, die es bei Einzelnen, in Familien, Gruppen, Systemen und sogar Gesellschaften hervorrufen kann, wenn Menschen sich in der Sicherheit vermittelnden ventral-vagalen Energie geborgen fühlen.

Das ANS ist das Zentrum unseres täglichen Lebens. Seine drei Schaltkreise »manifestieren sich gleichzeitig, existieren zugleich, vermischen sich und erzeugen gemeinsam das Spektrum physiologischer, emotionaler und behavioraler menschlicher Zustände« (Sullivan et al. 2018, S. 5). Die autonomen Schaltkreise schätzen ständig Sicherheit und Gefahr der aktuellen Situation ein und initiieren Aktivitäten, die Klienten helfen, mit aktuellen Anforderungen fertig zu werden. Seit das ventral-vagale System im Laufe der Evolutionsgeschichte seine Funktionsfähigkeit erlangte, sind wir alle in der Lage, unser ANS zu beeinflussen, indem wir mit anderen Menschen von Angesicht zu Angesicht interagieren (Flores & Porges 2017). Aus Sicht der Polyvagal-Theorie nutzen alle Menschen soziale Verbundenheit, um ihren Zustand zu regulieren (Lucas et al. 2016, S. 6). Wurde das ANS von Klienten von einer Atmosphäre der Sicherheit geprägt, können die Betreffenden diese Muster der Verbundenheit verkörpern. Unterlag ihr System hingegen dem Einfluß traumatischer Erlebnisse, ist ihre Fähigkeit, ihren Zustand durch Verbundenheit zu regulieren, beeinträchtigt, und sie bevorzugen Muster der Schutzsuche.

Die Erzählungen der Klienten beginnen in ihrem Körper. Wissenschaftliche Untersuchungen haben ergeben, daß das ANS mit Hilfe habitueller Reaktionsmuster im Hintergrund Erzählungen entwickelt. Mit Gewahrsein und durch Übung können Klienten lernen, ihre Reaktionen zu verändern und ihre Erzählungen umzuformulieren. Eine Landkarte ihrer autonomen Schaltkreise unterstützt sie dabei, mit Hilfe von Übungen neue autonome Muster zu entwickeln, sich aus adaptiven Reaktionen im Interesse der Überlebenssicherung zu befreien und sich den alltäglichen und manchmal auch außergewöhnlichen Herausforderungen ihres Alltlagslebens in einem autonom regulierten Zustand der Sicherheit zu stellen.

»Die Fähigkeit zur Affektregulation ist nicht biologisch vorgegeben oder in unserem Nervensystem angelegt« (Flores & Porges 2017, S. 6). Wie oft Klienten Eingestimmtheit oder Fehleingestimmtheit erleben, wie sie in ihrer Kindheit gesehen, gehört und gehalten werden und wie ihnen die Sicherheit der Co-Regulation angeboten wird – all dies wirkt sich auf ihr autonomes Profil aus. Dieses wird zwar durch frühe Erlebnisse geprägt, aber durch das, was im weiteren Leben geschieht, kann es verändert werden. Ein Training der neuronalen Schaltkreise stärkt die wichtige Fähigkeit zur »Immobilisierung ohne Furcht, zur Mobilisierung ohne Zorn oder Wut und zur Verbundenheit mit anderen Menschen« (Williamson et al. 2015, S. 2). Regelmäßiges Trainieren der Verbundenheit fördernden Schaltkreise kommt der Flexibilität zugute und bewirkt, daß ein System nicht nur reagieren, sondern auch antworten kann.

Wenn Sie Ihren Klienten helfen, ihr Autonomes Nervensystem mit Hilfe von an der Polyvagal-Theorie orientierten Übungen zu nutzen, werden sie dazu angeregt, ihr eigenes System zu studieren. Die Muster des ANS zu verändern dauert einige Zeit, nicht nur in der Therapie, sondern auch in der Zeit zwischen den Sitzungen. Die folgenden beiden Vignetten veranschaulichen, wie es sich auswirken kann, wenn Klienten durch Übungen ihr System zu verändern suchen; außerdem wird darin demonstriert, daß Übungen dieser Art, wenn sie über längere Zeit ausgeführt werden, tatsächlich eine Wirkung entfalten.

Das autonome System trainieren

Bevor ich anfing, von der Polyvagal-Theorie inspirierte Übungen auszuführen, war ich in einem Zustand der Dysregulation gefangen. Ich hätte es damals zwar noch nicht so genannt, aber heute ist mir klar, daß mein autonomes System ständig zwischen dorsal-vagalem Kollaps und sympathischer Aktivierung pendelte. In meinem Leben ging es hauptsächlich ums Überleben und Leiden. Wie die meisten Menschen mit einem komplexen Trauma konnte ich mir nicht vorstellen, daß ich mich einmal entspannt und im gegenwärtigen Augenblick präsent fühlen könnte. Es war für mich unvorstellbar, mich sicher zu fühlen.

Als ich die Polyvagal-Theorie kennenlernte, wußte ich nicht, daß es noch etwas anderes gibt als einen überlebenssichernden Zustand, und selbst als ich etwas von ventral-vagaler Sicherheit und Verbundenheit hörte, befand ich mich so gut wie nie in dieser Verfassung, und ich konnte die wenigen Augenblicke, in denen ich sie erlebte, nicht festhalten. Nach monatelangem Üben fällt es mir nun relativ leicht, den ventral-vagalen Zustand zu erreichen, und ich habe durch Erfahrung herausgefunden, daß ein positives Resultat nur zu erwarten ist, wenn mir genügend ventral-vagale Energie zur Verfügung steht.

Seit ich die von der Polyvagal-Theorie inspirierten Übungen ausführe, hat meine Reaktivität deutlich nachgelassen. Ich bin jetzt toleranter, mitfühlender und habe sogar Selbstmitgefühl entwickelt. Ich erlebe Augenblicke der Ruhe, der Neugier, des Humors und der Dankbarkeit und mache mir weniger Sorgen darüber, daß etwas geschehen könnte, das ich als überwältigend empfinde. Selbst meine Sehnsucht nach Co-Regulation erscheint mir nicht mehr als beschämend. Mir ist heute klar, daß es sich dabei um ein normales autonomes Erlebnis handelt. Die Herausforderung, der ich mich täglich stellen muß, besteht darin, mich in das einzustimmen, was ich brauche, und dann nach Möglichkeiten zu suchen, auf gefahrlose und kluge Weise meine Bedürfnisse zu erfüllen, sowohl solche, die nur mich betreffen, als auch auf andere Menschen bezogene.

Ein wichtiger Teil meiner den autonomen Zustand betreffenden Übungen bezieht sich auf das Erkennen und Benennen. Am Anfang mußte ich innehalten und mich fragen, in welchem autonomen Zustand ich mich befand, und lange konnte ich zwar den dorsal-vagalen, den sympathischen und den ventral-vagalen Zustand unterscheiden und benennen, aber die Nuancen dieser drei Zustände zu identifizieren fiel mir schwer. Heute spüre ich den Fluß großer und kleiner Veränderungen, und das Erkennen und Benennen ist mir zur zweiten Natur geworden.

Wenn ich nicht im regulierten Zustand bin, finde ich einen ventral-vagalen Anker. Seit ich weiß, worum es dabei geht, habe ich viele Anker dieser Art entwickelt, bevorzuge aber immer noch meinen Atem. Und kürzlich habe ich entdeckt, daß ich andere Menschen um so besser anschauen und ihre autonomen Zustände erkennen kann, je mehr ich im ventral-vagalen Zustand erkenne, benenne und verankere. Obwohl meine Fähigkeiten immer noch besser werden, ist mir das Verfolgen der Wechsel meines eigenen autonomen Zustandes und das Erkennen der Zustände anderer Menschen unglaublich nützlich bei meinen Bemühungen, mich abzugrenzen. Das größte Geschenk aber ist für mich, daß die Dysregulation anderer Menschen selbst nicht mehr automatisch auch bei mir eine Dysregulation hervorruft.

Mein Favorit unter den in diesem Buch vorgestellten Übungen ist die Suche nach Glimmern (siehe Kapitel 6). Bevor es auf der Polyvagal-Theorie basierende Übungen gab, war mein Leben weitgehend schwarzweiß, und Glimmer zu finden erschien als ebenso unmöglich, wie ein vierblättriges Kleeblatt zu entdecken. Nun gibt es Farben, und während ich meine eigene Übung »Finde drei Glimmer am Tag« gewissenhaft ausführe, ernte ich tatsächlich meist sogar mehr als drei Glimmer.

Ich habe eine Sequenz autonomer Übungen zusammengestellt, die ich jeden Tag ausführe. Ich weiß, daß ich mit ihrer Hilfe neue neuronale Verbindungen aufbaue und meine Resilienz stärke. Ich spüre es in meinem Körper, sehe es an der Art, wie ich mich durch den Tag bewege, und höre es in meinen Erzählungen.

Experte im Identifizieren autonomer Zustände

Die Erkennen-und-Benennen-Übung (S. 141) ist die Grundlage meines an der Polyvagal-Theorie orientierten Übungsprogramms. Ich bin erfahren darin, meine Position auf der Landkarte autonomer Zustände zu finden, und bin sensibel genug, um sogar subtile Zustandsveränderungen zu erkennen. Ich weiß, wann ich mich in einem ventral-vagalen Zustand befinde und die Situation für mich zwar emotional schwierig, aber zu ertragen ist. Ich weiß auch, wann ich kurz davor bin, in einen sympathisch geprägten Kampf- oder Fluchtzustand zu wechseln. Und ich erkenne, wann ich mich in einem Zustand sympathischer Mobilisierung befinde, vom Geschehen überwältigt werde und mich in Richtung Shutdown bewege. Daß ich Veränderungen erkenne und mich in das Gefühl einstimmen kann, daß ich dabei bin, in einen anderen autonomen Zustand zu wechseln, gibt mir den Moment Zeit, den ich brauche, um meine vertraute habituelle Reaktion zu unterbrechen und etwas anderes auszuprobieren. Daß ich meinen Zustand benennen kann, erschließt mir Wahlmöglichkeiten hinsichtlich meiner Reaktion. Wenn ich merke, daß ich mich dem sympathischen Zustand nähere – was normalerweise einen Wutausbruch zur Folge hätte –, versuche ich, die Energie auf andere, zuträglichere Weise zu nutzen. Ich beende dann ein Gespräch oder verlasse eine Situation, ohne aggressiv zu werden. Gleite ich gar in den dorsal-vagalen Zustand ab, kann ich, wie ich festgestellt habe, den freien Fall aufhalten, indem ich mich bewege (meine Körperhaltung verändere, aufstehe, mich an einen anderen Ort begebe) und mich bemühe, einen Moment sozialer Verbundenheit zu erleben.

Trotzdem gibt es Situationen, in denen der autonome Zustand so plötzlich wechselt, daß ich es erst bemerke, wenn es schon geschehen ist. Aber selbst dann empfinde ich das, was passiert ist, als weniger beängstigend, und ich kann mich schnell davon befreien. Ich versuche zur Zeit, eine Gemeinschaft von Menschen aufzubauen, die »Polyvagal« sprechen, denn ich fühle mich weniger allein, wenn ich Menschen in meiner Nähe weiß, die diese Sprache beherrschen. Jemandem mitzuteilen, in welchem Zustand ich mich befinde, hilft mir, rasch in den Zustand der Regulation zurückzukehren. Wenn ich eine Anziehung in Richtung des dorsal-vagalen Zustandes bemerke, nutze ich das Experiment mit dem Lächeln: Ich suche dann Orte in der Nähe auf, wo ich wahrscheinlich Menschen treffen werde, und bemühe mich, mir die Gesichter von Angestellten, Kunden und anderen in der Umgebung anzuschauen und sie anzulächeln. Schon ein wenig Feedback von einem anderen Gesicht ermöglicht mir, mich von dem dorsal-vagalen Abgrund zu entfernen, in den zu fallen ich Gefahr laufe.

Das Erkennen und Benennen ist mittlerweile ein fester Bestandteil meines Alltags, und ich habe festgestellt, daß ich nicht nur auf meinen eigenen Zustand achten, sondern auch den Zustand anderer identifizieren kann. Wenn Arbeitskollegen oder Familienangehörige auf mich wütend sind, frage ich mich immer wieder, warum sie so reagieren, und versuche herauszufinden, welches Bedürfnis dem zugrunde liegen mag. Früher war es mir unmöglich, nicht sympathisch getriggert zu werden oder mich nicht in den dorsal-vagalen Zustand der Unverbundenheit zurückzuziehen, wenn jemand mich anbrüllte oder mir etwas vorwarf. Heute erkenne ich in der Regel die autonome Reaktion meines Gegenübers, und in den meisten Fällen bleibe ich dann selbst in einem regulierten Zustand und bin sogar in der Lage, die andere Person mitfühlend anzuschauen.

Seit ich die an der Polyvagal-Theorie orientierten Übungen ausführe, verstehe ich mein ANS besser. Ich weiß nun, daß mir der dorsale Shutdown zwar am vertrautesten ist, wenn ich Schutz suche, und daß ich ihn immer noch als erstrebenswerter und weniger schädigend empfinde als die Wut des sympathischen Zustandes, aber mir ist auch klar, daß ich einen hohen Preis zahle, wenn ich genau die Verbindungen einschränke, nach denen ich mich so sehr sehne. Das Erleben kleiner Veränderungen, die in ihrer Summe zu einer besseren Regulation führen, macht jeden Tag sogar angesichts der Probleme, mit denen ich ständig konfrontiert werde, ein wenig leichter. Es gelingt mir oft, ganze Tage ohne meine altbekannten überlebenssichernden Reaktionen auszukommen. Und allmählich vermag ich auch darauf zu vertrauen, daß mein ventral-vagaler Zustand mir helfen wird, mit allem, was ein Tag für mich bereit hält, fertig zu werden.

> *Ich allein kann die Welt nicht verändern, aber ich kann einen Stein über das Wasser werfen und viele Wellen erzeugen.*
>
> — MUTTER TERESA

Von der Polyvagal-Theorie inspirierte Übungen auszuführen sind eine Methode, die von William James vor einem Jahrhundert formulierte Aufforderung zu beherzigen, sich mit dem eigenen Nervensystem vertraut zu machen. Die Übungen sollen die Kraft des ANS aktivieren und Klienten (und Therapeuten) helfen, sich von ihren automatisierten überlebenssichernden Reaktionen zu befreien, so daß sie die im ventral-vagalen Zustand schlummernden Möglichkeiten nutzen können. Ich hoffe, daß Sie auch selbst mit diesen Übungen experimentieren und daß Sie die positiven Auswirkungen dieses Tuns sowohl in Ihrem eigenen Leben als auch in Ihrer beruflichen Arbeit spüren werden. Wenn Sie als Therapeut selbst Erfahrungen mit diesen Übungen gesammelt haben, können Sie Klienten besser helfen, diese zu erforschen und einen Übungsplan zu entwickeln, der ihnen die Umgestaltung ihrer Systeme und das Verfassen neuer Erzählungen über Wohlbefinden ermöglicht.

Aus Sicht der Polyvagal-Theorie ist der permanente aktive Gebrauch ventral-vagaler Energie das Beste, was ein Mensch auf dem Weg zur Heilung tun kann. Das kann bedeuten, einen Stein über das Wasser springen zu lassen. Wenn wir alle zur Selbstregulation fähig sind und in der Lage, als regulierende Kraft in der Welt zu wirken, können wir die Welt verändern, ein Autonomes Nervensystem nach dem anderen.

Anhang

Tracker für persönliche Fortschritte

Hoffnung ist ein wichtiger Bestandteil jeder Veränderung. Klienten kommen mit langjährigen autonomen Mustern zur Behandlung, die mit anhaltendem Erleben physischen und psychischen Leidens und oft auch mit einem Geschmack von Hoffnungslosigkeit verbunden sind. Das Verfolgen der Nuancen autonomer Reorganisation ist ein wichtiger Teil des Therapieprozesses. Ausdrücklich die Aufmerksamkeit auf die subtilen Anfänge von Veränderungen zu richten vermag Hoffnung zu wecken. Tracker für persönliche Fortschritte ermöglichen konkret, frühe Erfolge zu erkennen, kleine Veränderungen zu registrieren und die Schritte, die das ANS einer Veränderung näher bringen, zu identifizieren.

Kapitel 4: Tracker für persönliche Fortschritte beim Befriending

Erforschen Sie mit Hilfe der folgenden Fragen Ihre sich entwickelnden Fähigkeiten, sich vertraut zu machen. Prüfen Sie jede Woche, ob Sie sich besser in Ihr ANS einstimmen und sich ihm neugierig und mitfühlend zuwenden können.

- Ich beachte mein ANS und den Zustand, in dem ich mich befinde (selten, manchmal, gewöhnlich).
- Ich kann meine Position in der Hierarchie autonomer Zustände lokalisieren (selten, manchmal, gewöhnlich).
- Ich habe verschiedene Möglichkeiten, zu meinem ANS in Kontakt zu treten (selten, manchmal, gewöhnlich).
- Ich bin neugierig darauf, wo ich mich befinde (selten, manchmal, gewöhnlich).
- Ich kann Selbstmitgefühl entwickeln und es unterlassen, mich bezüglich meiner aktuellen Position zu kritisieren (selten, manchmal, gewöhnlich).

Kapitel 5: Tracker für persönliche Fortschritte beim Attending

Erforschen Sie mit Hilfe folgender Fragen Ihre zunehmenden Beobachtungsfähigkeiten. Prüfen Sie jede Woche, ob es Ihnen besser gelingt, am betreffenden Tag Ihren autonomen Pfad zu verfolgen, und registrieren Sie die Momente im Zustand ventral-vagaler Regulation.

- Ich kann meine Bewegung durch die verschiedenen Aktivierungszustände verfolgen (selten, manchmal, gewöhnlich).
- Ich fühle mich wohl, wenn ich Signale für Sicherheit aus einem anderen System für soziale Verbundenheit identifiziere (selten, manchmal, gewöhnlich).
- Ich fühle mich wohl, wenn ich Signale für Gefahr aus einem anderen System für soziale Verbundenheit identifiziere (selten, manchmal, gewöhnlich).
- Es macht mir Freude zu spielen (selten, manchmal, gewöhnlich).
- Ich finde Momente, die ich genießen kann (selten, manchmal, gewöhnlich).
- Ich habe Verständnis für meine persönlichen Bedürfnisse, allein zu sein (selten, manchmal, gewöhnlich).
- Ich kümmere mich um meine persönlichen Bedürfnisse, allein zu sein (selten, manchmal, gewöhnlich).
- Ich spüre, daß vom Erleben von Kunst und Natur eine regulierende Wirkung ausgeht (selten, manchmal, gewöhnlich).

Kapitel 6: Tracker für persönliche Fortschritte beim Shaping

Erforschen Sie mit Hilfe der folgenden Fragen Ihre zunehmende Fähigkeit, neue Pfade zu pflegen. Überprüfen Sie wöchentlich, welche Übungen Ihr System neu gestalten.

- Ich erkenne Gestaltungsmöglichkeiten, die bei mir ihren Zweck erfüllen (selten, manchmal, gewöhnlich).
- Ich führe regelmäßig Übungen aus, die mein System verändern (selten, manchmal, gewöhnlich).
- Ich benutze formverändernde Übungen verschiedenen Ursprungs (selten, manchmal, gewöhnlich).

Klang	selten	manchmal	gewöhnlich
Bewegung	selten	manchmal	gewöhnlich
Umgebung	selten	manchmal	gewöhnlich
Atem	selten	manchmal	gewöhnlich
Berührung	selten	manchmal	gewöhnlich
Reflexion	selten	manchmal	gewöhnlich

- Bei mir zu Hause gibt es Orte, die meinem Nervensystem gut tun (noch nicht, ich arbeite daran, ja).
- An meinem Arbeitsplatz gibt es Orte, die meinem Nervensystem gut tun (noch nicht, ich arbeite daran, ja).

Kapitel 7: Tracker für persönliche Fortschritte beim Integrieren

Untersuchen Sie mit Hilfe der folgenden Fragen, wie Ihre neuen Muster sich integrieren und wie Sie dadurch in Ihren Bemühungen unterstützt werden, sich auf neue Arten in der Welt zurechtzufinden. Überprüfen Sie jede Woche, wo die Integration gelingt und worauf Sie weiterhin Ihre Aufmerksamkeit richten müssen.

- Wenn ich Entscheidungen treffen muß, sehe ich mehr als eine Möglichkeit (selten, manchmal, gewöhnlich).
- Ich vertraue auf meine Entscheidungen (selten, manchmal, gewöhnlich).
- Ich höre meinem Körper zu (selten, manchmal, gewöhnlich).
- Ich verstehe die Botschaften, die mein Körper mir übermittelt (selten, manchmal, gewöhnlich).
- Ich bewege mich leicht durch meine täglichen Aktivitäten (selten, manchmal, gewöhnlich).
- Ich erkenne alte Reaktionsmuster, wenn sie auftreten (selten, manchmal, gewöhnlich).

- Ich kann Muster unterbrechen, die nicht mehr erforderlich sind (selten, manchmal, gewöhnlich).
- Ich kann neue Muster vertiefen (selten, manchmal, gewöhnlich).
- Ich kann das Gefühl wiederherstellen, daß ich mich in einem Zustand der Regulation befinde (selten, manchmal, gewöhnlich).

Kapitel 8: Tracker für persönliche Fortschritte beim Herstellen von Verbindungen

Untersuchen Sie mit Hilfe der folgenden Fragen, ob Sie sich stärker mit Ihrem eigenen Erleben, mit anderen Menschen und mit der Welt in Ihrer Umgebung verbunden fühlen. Überprüfen Sie jede Woche, inwieweit Sie Ihrer persönlichen Pfade zur Verbundenheit gewahr sind.

- Ich fühle mich in Gesellschaft anderer Menschen sicher (selten, manchmal, gewöhnlich).
- Ich sorge dafür, daß mein System für soziale Verbundenheit lebendig und aktiv bleibt (selten, manchmal, gewöhnlich).
- Ich weiß, wann meine Verbindung zu anderen nicht mehr adäquat ist (selten, manchmal, gewöhnlich).
- Ich bemühe mich aktiv, die Balance wiederherzustellen (selten, manchmal, gewöhnlich).
- Ich weiß, welche Arten von Verbindungen ich brauche, um das Gefühl zu haben, daß ich mich in einem regulierten Zustand befinde (selten, manchmal, gewöhnlich).
- Ich empfinde anderen gegenüber Mitgefühl (selten, manchmal, gewöhnlich).
- Ich empfinde Selbstmitgefühl (selten, manchmal, gewöhnlich).
- Ich habe Dankbarkeit und Ehrfurcht erlebt (selten, manchmal, gewöhnlich).

Arbeitsblätter für die Übungen

KAPITEL 4 ◆ Befriending-Übungen

ÜBUNG

Autonome Orientierungspunkte – Erzählungen über entscheidende Augenblicke

DER HINTERGRUND

Markante Erscheinungen prägen unsere Umgebung und fungieren als kognitive Anker und Bezugspunkte für die Kommunikation. Markante autonome Phänomene kennzeichnen unser Erleben autonomer Zustände. Wir alle orientieren uns an individuellen Besonderheiten, die unser Erleben eines Zustandes verkörpern und in unserem Gedächtnis gespeichert sind. Der jetzige Augenblick unterscheidet sich von allen anderen Augenblicken, und Sie können auf ihn als auf ein entscheidendes Erlebnis einer autonomen Reaktion zurückblicken. Den für jeden Zustand entscheidenden Augenblick zu identifizieren hilft, schnell die Eigenschaften zu erkennen, die den betreffenden Zustand ausmachen.

DIE SCHRITTE

1. Welche Erzählungen sind mit Ihren entscheidenden dorsal-vagalen (Kollaps oder Shutdown), sympathischen (Kampf oder Flucht) und ventral-vagalen (sicher und verbunden) Augenblicken assoziiert? Um Ihnen das Nachdenken über Ihre autonomen Zustände zu erleichtern, können Sie diesen zusätzlich zu den physiologischen auch deskriptive Namen geben. Nehmen Sie sich Zeit, um zurückzuschauen und die betreffenden Augenblicke in Ihrem Gedächtnis zu lokalisieren. Fahnden Sie nach besonders markanten Situationen, die als Archetypen für die verschiedenen autonomen Zustände gelten können.

2. Orientierungspunkte sind an ihren Namen und Eigenarten erkennbar. Schreiben Sie eine Erzählung über solch einen wichtigen Augenblick. Bemühen Sie sich, die konkreten Einzelheiten des Geschehens zu beschreiben – was geschehen ist, wie Sie darauf reagiert haben, wie sich Ihr Körper anfühlte und was Sie dachten.

3. Lesen Sie die Geschichte anschließend noch einmal, und stellen Sie fest, was der entscheidende Augenblick war. Benennen Sie die Geschichte nach diesem Augenblick.

ÜBUNG

Ventral-vagale Verankerung in der Sicherheit

DER HINTERGRUND

Der Thesaurus von Merriam-Webster definiert einen Anker als »etwas, das dazu dient, ein Objekt an einem Ort festzuhalten; eine zuverlässige Unterstützung«. Ein ventral-vagaler Anker erhält die Verbindung zur Energie Ihres ventral-vagalen Systems aufrecht, wenn Erlebnisse Sie in einen sympathischen oder dorsal-vagalen Zustand zu versetzen drohen. Ihre ventral-vagalen Anker helfen Ihnen, in den Zustand der Regulation zurückzufinden und dort zu bleiben. Es handelt sich um autonome Signale für Sicherheit, die sich den Kategorien Wer, Was, Wo und Wann zuordnen lassen. Sie können Ihre Anker benutzen, indem Sie die Verbindung zu einem Anker wiederherstellen oder indem Sie die Erinnerung an ihn reaktivieren. Bei regelmäßiger Benutzung stärken ventral-vagale Anker die Fähigkeit, in den Zustand der Regulation zurückzukehren.

DIE SCHRITTE

1. **Wer** Reflektieren Sie über die Menschen in Ihrem Leben, und stellen Sie eine Liste derjenigen zusammen, die Ihnen das Gefühl vermitteln, bei ihnen in Sicherheit und willkommen zu sein. Vielleicht erfüllt aber auch ein Haustier diese Funktion für Sie. Stellen Sie zunächst fest, welche Person oder welches Tier in Ihrem Leben diese Rolle spielt. Später können Sie Ihre Recherche erweitern, indem Sie auch Menschen einbeziehen, die nicht mehr leben, Menschen, die Sie zwar nie persönlich kennengelernt haben, die aber Ihren ventral-vagalen Zustand zum Leben erwecken. Und schließlich können Sie auch spirituelle Gestalten einbeziehen.

2. **Was** Denken Sie darüber nach, welche Ihrer Aktivitäten Ihren ventral-vagalen Zustand stimulieren. Suchen Sie nach kleinen Handlungen, die Sie als nährend und die Verbundenheit fördernd empfinden. Verfolgen Sie, welche Aktivitäten zu Augenblicken oder Mikro-Augenblicken ventral-vagaler Regulation führen.

3. **Wo** Begeben Sie sich auf eine Rundfahrt durch Ihre Welt, und suchen Sie die physischen Orte, von denen für Sie Signale für Sicherheit ausgehen. Schauen

Sie sich zu Hause, in der Nachbarschaft, in Ihrem Viertel, am Arbeitsplatz und an einem Ort, zu dem Sie eine spirituelle Verbindung verspüren, um. Stellen Sie sich die Orte vor, an denen Sie sich Tag für Tag bewegen. Registrieren Sie die entsprechenden Umgebungen, und benennen Sie diejenigen, die Ihren ventral-vagalen Zustand aktivieren.

4. **Wann** Stellen Sie fest, in welchen Augenblicken Sie sich in Ihrer ventral-vagalen Energie verankert fühlen. Nehmen Sie sich Zeit, um sich diese Erlebnisse zu vergegenwärtigen. Bringen Sie sie in Ihr Gewahrsein, und notieren Sie sie.

5. **Stellen Sie Ihre ventral-vagalen Anker zusammen.** Entscheiden Sie, wie Sie Ihre Anker zusammenfassen wollen: Sie können sie in einem Notizbuch vermerken, sie in einem Tagebuch illustrieren, eine Liste zusammenstellen und diese gut sichtbar irgendwo aufhängen. Sie können die Anker Ihrer Liste auch auf Klebezettel schreiben, die Sie so in Ihrem Haus und an Ihrem Arbeitsplatz verteilen, daß Sie sie ständig sehen. Experimentieren Sie, um die für Sie beste Möglichkeit zu finden, weil Sie dadurch sicherstellen, daß Sie leichten Zugang zu Ihren Ankern haben.

ÜBUNG

Sich mit der autonomen Hierarchie vertraut machen

DER HINTERGRUND

Sofern Sie Ihre autonomen Zustände zu benennen und die Wechsel zwischen ihnen zu erkennen vermögen, können Sie repräsentieren, wie Sie sich in der Hierarchie bewegen. Durch die Auseinandersetzung mit verschiedenen Arten der Darstellung dieser Bewegungen wird diese Verbindung erweitert. Bei der Entwicklung von Hierarchien handelt es sich um ein Sich-Vertraut-Machen (*Befriending*).

DIE SCHRITTE

1. Zeichnen Sie eine vertikale Linie, die Sie in Drittel aufteilen, und markieren Sie die drei autonomen Zustände (den ventralen, sympathischen und dorsalen – oder benutzen Sie eigene Bezeichnungen für die drei Zustände).
2. Stellen Sie sich vor, Sie bewegen sich entlang dieser Linie und spüren die Veränderungen des autonomen Zustandes.
3. Veranschaulichen Sie die kleinen Veränderungen, die eintreten, während Sie sich in der Hierarchie abwärts und aufwärts bewegen, und benutzen Sie dazu:
   - Farben, um die verschiedenen Zustände und die Übergänge von einem zum anderen Zustand zu repräsentieren, wobei Sie das Spektrum der autonomen Hierarchie durch Schattierungen veranschaulichen können;
   - Worte zur Bezeichnung des Spektrums Ihres Erlebens vom dorsalen über den sympathischen zum ventralen Bereich;
   - Fotos von Gesichtern, um zu zeigen, auf wie viele verschiedene Arten Ihre autonomen Zustände zum Ausdruck kommen können;
   - Bilder von Tieren, die bestimmte Zustände repräsentieren;
   - Bilder von Orten, die Punkte des Spektrums zum Leben erwecken;
   - Naturszenen für die Darstellung der vielen Stopps auf dem Weg durch die Hierarchie;
   - Namen von Songs, welche die Energie der einzelnen autonomen Zustände zum Ausdruck bringen.

4. Entwickeln Sie mehrere illustrierte Hierarchien, um herauszufinden, wie Sie mit verschiedenen Arten der Darstellung zurechtkommen. Stellen Sie fest, ob Sie eine bestimmte Art, die Hierarchie zu repräsentieren, bevorzugen oder ob Sie zu verschiedenen Darstellungsweisen eine Verbindung haben.

5. Wählen Sie eine oder mehrere Hierarchien aus, und entwickeln Sie eine Routine, diese zu nutzen, um Ihren Ort zu finden und Ihren Zustand zu benennen.

ÜBUNG

Autonome Bäume

DER HINTERGRUND

Der Baum ist eine beliebte Metapher. Der Lebensbaum wird zur Veranschaulichung von Entwicklungsprozessen und Beziehungsmustern benutzt. Wenn Sie mit Hilfe der Metapher des Baumes Ihre autonomen Erlebnisse untersuchen, kann der Baum sowohl regulierte Reaktionen als auch reaktive Systeme repräsentieren. Es gibt viele Möglichkeiten, sich mit den Eigenschaften autonomer Bäume zu beschäftigen, und jede davon erschließt spezielle Möglichkeiten, sich mit dem verkörperten Erleben Ihres ANS vertraut zu machen.

Bildende Kunst

Künstlerische Arbeit ist eine Möglichkeit, gefahrlos autonome Zustände zu erforschen. Die Arbeit an Bildern von regulierten und reaktiven autonomen Bäumen lädt Sie dazu ein, Ihre autonomen Zustände aufzuwecken, und ermöglicht Ihnen, sich mit Hilfe von Farbe und einer bestimmten Darstellungsweise mit ihnen vertraut zu machen.

Schreiben

Sich hinzusetzen, um eine Erzählung über regulierte und reaktive autonome Bäume aufzuschreiben, erfordert eine Haltung der Neugier, die das Befriending fördert.

Bewegung

Mit Hilfe von vorgestellten oder real ausgeführten Bewegungen können Sie die Rhythmen Ihrer regulierten und reaktiven Bäume spüren. Autonome Bäume fühlen sich manchmal an, als würden sie ächzen oder sich wiegen, als bögen und drehten sich ihre Stämme, während sich ihre Äste und Zweige empor und nach außen strecken und ihre Knospen im Frühling sprießen oder ihre Blätter im Herbst fallen.

DIE SCHRITTE BEI DER KÜNSTLERISCHEN DARSTELLUNG EINES AUTONOMEN BAUMES

1. Bereiten Sie Ihren kreativen Raum vor. Legen Sie Papier unterschiedlicher Größe und andere Materialien für die künstlerische Arbeit bereit.
2. Unter den Tausenden von existierenden Baumarten sind viele auf der Welt nur in einer bestimmten Region zu finden. Ihre regulierten und reaktiven autonomen Bäume leben in Ihrer persönlichen Welt und verfügen über einzigartige Charakteristika. Stellen Sie sich ihre Wurzeln, Zweige und Blätter vor. Sehen Sie ihre typischen Formen und Farben.
3. Kreieren Sie Ihre Bäume. Sie können entweder einen Baum für alle drei autonomen Zustände schaffen oder je einen regulierten und einen reaktiven Baum oder auch eine Familie regulierter und reaktiver Bäume (siehe Abbildung 4.1).
4. Reflektieren Sie über Ihre Darstellungen. Welche autonomen Erlebnisse kommen darin zum Ausdruck?
5. Kehren Sie von Zeit zu Zeit zu Ihren Bäumen zurück, und treten Sie zu Ihrem persönlichen Baumreich in Kontakt.

DIE SCHRITTE BEIM SCHREIBEN VON BAUMERZÄHLUNGEN

1. Sie können die von Ihnen selbst entwickelten Baumdarstellungen als Ausgangspunkte für das Zuhören benutzen. Sie können aber auch Ihre regulierten und reaktiven autonomen Bäume zum Leben erwecken, indem Sie auf ein inneres Bild fokussieren.
2. Nutzen Sie die folgenden Anhaltspunkte, um für jeden der Bäume eine Geschichte zu schreiben:
   - (Die Wurzeln, der Stamm, die Zweige) meines Baums bringen …
   - Wenn ich unter meinem Baum sitze, …
   - Wenn ich meinen Baum umarme, …
   - Wenn ich meinem Baum zuhöre, merke ich …
3. Lesen Sie Ihre Geschichte noch einmal durch, und fügen Sie eventuell weitere Informationen hinzu.
4. Geben Sie Ihrer Geschichte einen Titel.

DIE SCHRITTE BEI DER DARSTELLUNG VON BÄUMEN DURCH BEWEGUNG

1. Visualisieren Sie Ihren Baum. Spüren Sie, wie er sich in Ihrem Körper bewegt.
2. Stellen Sie sich die Bewegung entweder innerlich vor, oder lassen Sie zu, daß sie physisch zum Ausdruck kommt. Entscheiden Sie sich für eine Möglichkeit, die eine Neurozeption von Sicherheit hervorbringt.
3. Untersuchen Sie, wie sich Ihr Baum bewegt. Die ventral-vagale Regulation findet im Spektrum von der Ruhe bis zur freudigen Leidenschaft auf viele Arten statt. Reaktivität umfaßt die Intensität der sympathischen Mobilisierung des Kampfes und der Flucht ebenso wie den völligen Mangel an Energie im Falle der dorsal-vagalen Phänomene des Verschwindens, der Unverbundenheit und des Kollaps.
4. Wiederholen Sie den hier beschriebenen Prozeß mit Ihren sämtlichen autonomen Bäumen.
5. Machen Sie es zu einer regelmäßigen Praxis, sich mit Ihren Bäumen zu bewegen.

ÜBUNG

Körpersprache

DER HINTERGRUND

Wenn es Ihnen möglich ist, sicher zu Ihren autonomen Zuständen in Kontakt zu treten und dieses verkörperte Erleben dem expliziten Gewahrsein zugänglich zu machen, haben Sie sich die wichtige autonome Information erschlossen, die Ihr tägliches Erleben bestimmt.

DIE SCHRITTE

1. Finden Sie heraus, wo in Ihrem Körper Sie sich am stärksten mit Ihrem ventral-vagalen Zustand verbunden fühlen. Bringen Sie die Eigenarten dieses Erlebnisses ins explizite Gewahrsein, und versuchen Sie, es sprachlich zu beschreiben.
2. Stellen Sie fest, wo in Ihrem Körper Sie sich am stärksten mit Ihrem sympathischen Zustand verbunden fühlen. Machen Sie die Eigenarten dieses Erlebnisses dem expliziten Gewahrsein zugänglich, und versuchen Sie, es sprachlich zu beschreiben.
3. Untersuchen Sie, wo in Ihrem Körper Sie sich am stärksten mit Ihrem dorsal-vagalen Zustand verbunden fühlen. Erschließen Sie die Eigenarten dieses Erlebnisses dem expliziten Gewahrsein, und versuchen Sie, es sprachlich zu beschreiben.
4. Treten Sie zu den drei Orten in Ihrem Körper in Kontakt, an denen Sie den jeweiligen Zustand am stärksten gespürt haben. Wechseln Sie dabei von einem Ort zum anderen. Spüren Sie, wie sich Ihr Erleben verändert, wenn Sie Ihren Fokus verändern.
5. Kontaktieren Sie Ihren ventral-vagalen Zustand der Sicherheit und Verbundenheit. Stimmen Sie sich darauf ein, wie dieser Zustand in Ihrem Körper zum Ausdruck kommt. Werden Sie sich über die Eigenarten Ihrer Atmung, Ihres Muskeltonus und Ihrer Haltung klar. Verfolgen Sie den Fluß der Energie durch Ihren Körper, und achten Sie auf alle mit diesem autonomen Zustand verbundenen Bewegungen.
6. Wechseln Sie nun zu Ihrem Sympathischen Nervensystem, und vergegenwärtigen Sie sich die Aktivierung der mobilisierenden Energie des Kampfes und

der Flucht. Stimmen Sie sich darauf ein, wie dies in Ihrem Körper zum Ausdruck kommt. Machen Sie sich die Besonderheiten Ihrer Atmung, Ihres Muskeltonus und Ihrer Haltung bewußt. Verfolgen Sie den Fluß der Energie durch Ihren Körper, und achten Sie auf mit diesem Zustand verbundene Bewegungen.

7. Wechseln Sie in den dorsal-vagalen Zustand, und vergegenwärtigen Sie sich, wie Sie Kollaps und Shutdown erleben. Stimmen Sie sich darauf ein, wie dieser Zustand in Ihrem Körper zum Ausdruck kommt. Machen Sie sich die Eigenarten Ihrer Atmung, Ihres Muskeltonus und Ihrer Haltung bewußt. Verfolgen Sie den Fluß der Energie durch Ihren Körper, und achten Sie auf eventuell mit dem Zustand verbundene Bewegungen.

8. Wechseln Sie auf diese Weise zwischen den autonomen Zuständen, und achten Sie auf dabei stattfindende Veränderungen. Machen Sie sich damit vertraut, wie sich Ihr Körper durch die verschiedenen Zustände bewegt.

ÜBUNG

Das Spektrum autonomer Zustände – Von der Überlebenssicherung zur sozialen Verbundenheit

DER HINTERGRUND

Zwischen den beiden Extrempunkten autonomer Reaktionen liegen viele Abstufungen. Einige markieren das Erleben einer subtilen Veränderung des autonomen Zustandes, wohingegen andere anzeigen, wo ein massiverer Wechsel von einem autonomen Zustand in einen anderen erfolgt. Ein Spektrum ermöglicht, eine Folge kleiner Schritte zu erfassen, welche die beiden Extrempunkte miteinander verbinden. Um ein solches Spektrum zu erzeugen, müssen Sie die Aufmerksamkeit auf Ihre speziellen Arten des Wechsels zwischen Schutzsuche und Verbundenheit richten.

DIE SCHRITTE

1. Zeichnen Sie eine horizontale Linie, und benennen Sie die beiden Enden Ihres Spektrums. Wie lautet Ihre persönliche Bezeichnung für Verbundenheit? Und wie bezeichnen Sie den Zustand der Unverbundenheit?

2. Beginnen Sie an einem der Endpunkte. Identifizieren Sie den ersten kleinen Schritt aus dem Anfangszustand heraus in Richtung des anderen Endes. Wiederholen Sie dieses Markieren kleiner Schritte, bis Sie das andere Ende erreichen.

3. Markieren Sie den Punkt in der Mitte, wo Sie den Wechsel vom Zustand der Verbundenheit in den der Schutzsuche am stärksten spüren. Dieser Punkt bietet eine gute Möglichkeit, den Moment der Veränderung zu identifizieren.

4. Denken Sie daran, daß Sie sich immer im Bereich dieses Spektrums bewegen, wobei Sie manchmal an einem Ort verharren und in anderen Fällen von einem Ende zum anderen gezogen werden. Halten Sie inne, und stellen Sie fest, wo Sie sich befinden. Nutzen Sie den Mittelpunkt, um zunächst festzustellen, ob Sie dem Zustand der Schutzsuche oder dem Zustand der Verbundenheit näher sind. Stellen Sie anschließend präziser fest, wo in Ihrem Reaktionsspektrum Sie sich aktuell befinden.

5. Kehren Sie immer wieder zu Ihrem Spektrum zurück, und üben Sie sich darin, Ihre aktuelle Position darauf zu bestimmen, bis es für Sie zur zweiten Natur geworden ist, zu erkennen, wo Sie sind und in welche Richtung Ihr ANS Sie führt.

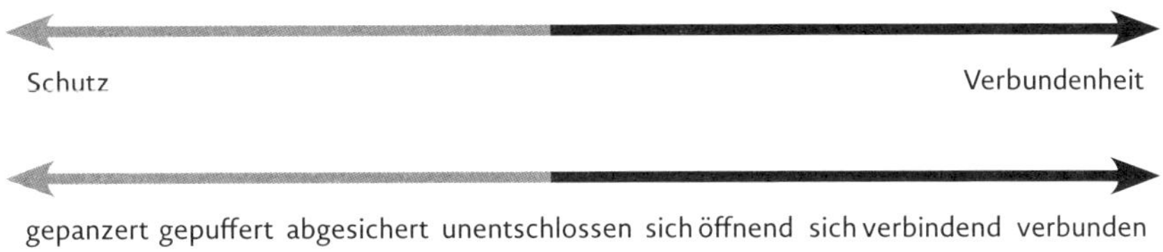

Abbildung 4.2. Zwischen Schutzsuche und Verbundenheit: Spektrum und Beispiel

ÜBUNG

Die Skala für soziale Verbundenheit

DER HINTERGRUND

Das System für soziale Verbundenheit kann nicht nur ein- oder ausgeschaltet sein, sondern ein ganzes Spektrum abgestufter Reaktionen erzeugen. Manchmal haben Sie das Bedürfnis, sich auf Gespräche einzulassen, in anderen Situationen erfüllt Sie tiefe Zufriedenheit, wenn Sie sich zurücklehnen und zuhören. In einem bestimmten Moment bewegen Sie sich synchron mit einem anderen Menschen, im nächsten freuen Sie sich, ein Beobachter zu sein. Zwischen den beiden Extrempunkten Verbundenheit und Unverbundenheit sind viele verschiedene Erlebnisse möglich. Abgesehen von den absehbaren täglichen Fluktuationen unterliegt die Fähigkeit zu sozialem Kontakt auch dem Einfluß von Krankheiten und Wohlbefinden. Im Falle einer Krankheit zieht sich das System für soziale Verbundenheit zurück, weil es dann auf die physiologische Forderung reagiert, sich auf eine bestimmte innere Situation einzustellen. Im Falle des Wohlbefindens ist das System für soziale Verbundenheit in der äußeren Umgebung aktiv. Es sucht dann Verbundenheit und signalisiert die Bereitschaft, in Verbindung zu treten.

DIE SCHRITTE

1. Markieren Sie auf der Skala Ihr persönliches Erleben der Punkte zwischen »offen und verbunden« und »innerlich und verbunden«. Bezeichnen Sie zunächst die beiden Endpunkte und anschließend die Punkte dazwischen.
2. Stellen Sie fest, wo Sie sich im Moment befinden. Halten Sie inne, und stellen Sie Ihre aktuelle Position auf der Skala fest.
3. Reflektieren Sie über kürzlich Erlebtes, und stellen Sie fest, wo auf der Skala Sie sich in diesen Situationen befanden.
4. Stellen Sie fest, wann Ihre Position auf der Skala mit den Anforderungen der Umgebung und relationalen Erfordernissen im betreffenden Augenblick in Einklang steht und wann nicht.
5. Erkennen Sie eventuelle Muster hinsichtlich Ihrer Position auf der Skala. Suchen Sie nach Menschen, Orten und Erlebnissen, die Sie vorhersehbar an ei-

nen bestimmten Punkt auf der Skala bringen. Entwickeln Sie Neugier auf die Eigenheiten der Interaktionen, die diese Reaktion hervorrufen. Lernen Sie Ihr persönliches Profil bezüglich sozialer Verbundenheit kennen.

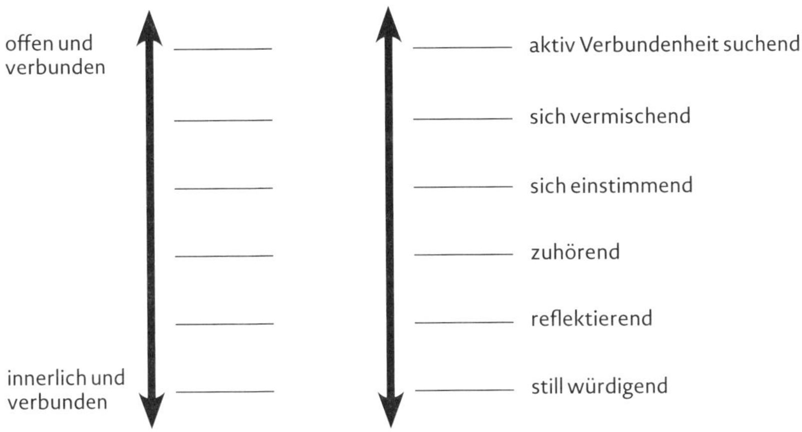

ABBILDUNG 4.3. Skala für soziale Verbundenheit und Beispiel

ÜBUNG

Ein Neurozeptionsnotizbuch

DER HINTERGRUND

Die Neurozeption, die Botschaften, die das ANS im Inneren Ihres Körpers, in Ihrer Umgebung und beim Austausch zwischen Ihnen und anderen Menschen auffängt und aufzeichnet, erschließt wertvolle Informationen, sofern es gelingt, diese bewußt zu machen. Wenn Sie Neurozeption der Wahrnehmung zugänglich machen, finden Sie Erinnerungen an ventral-vagale Möglichkeiten und können Momente des Chaos und des Leidens identifizieren. Das Führen eines Neurozeptionsnotizbuchs ist eine Möglichkeit, das explizite Gewahrsein auf den Einfluß des ANS auf unser Leben zu richten.

DIE SCHRITTE

1. Teilen Sie ein Notizbuch in Abschnitte für die drei Kategorien der Neurozeption auf: das ventral-vagale Empfinden von Sicherheit, das sympathische Empfinden von Gefahr und das dorsal-vagale Empfinden von Lebensgefahr. Versehen Sie die drei Abschnitte mit Ihren eigenen Bezeichnunngen.

2. Tragen Sie dieses Notizbuch ständig bei sich, und schreiben Sie immer dann etwas hinein, wenn Sie das Gefühl haben, daß sich Ihr Zustand verändert. Oder nehmen Sie sich jeweils am Abend Zeit, um zurückzuschauen und über Ihre Erlebnisse zu reflektieren.

3. Achten Sie auf Signale, die Veränderungen Ihres autonomen Zustandes ankündigen. Notieren Sie die so erkannten Signale für Sicherheit, Gefahr und Lebensgefahr.

4. Suchen Sie in den Signalen zu erwartende Muster, die Sie in Richtung Verbundenheit oder Schutzsuche streben lassen.

KAPITEL 5 ◆ Attending-Übungen

ÜBUNG

Autonome Alphabete

DER HINTERGRUND

Der Blick über die allgemeine Beschreibung eines autonomen Zustandes hinaus führt zu einem erweiterten Verständnis der Möglichkeiten, autonome Zustände zu erleben. Das Bemühen, die vielfältigen Nuancen jedes autonomen Zustandes herauszufinden, spornt zur Bewußtmachung der subtilen Veränderungen Ihres autonomen Zustandes von Augenblick zu Augenblick an.

DIE SCHRITTE ZUR ENTWICKLUNG IHRES PERSÖNLICHEN ALPHABETS

1. Wählen Sie je ein Wort für jeden Buchstaben des Alphabets, mit dem Sie die Qualitäten Ihrer drei autonomen Zustände (bei Buchstaben wie X müssen Sie besonders kreativ vorgehen) beschreiben.
2. Entwickeln Sie zunächst Ihr Alphabet für den dorsal-vagalen Zustand.
3. Wechseln Sie danach auf die nächsthöhere Ebene der Hierarchie, und entwikkeln Sie Ihr Alphabet für den sympathischen Zustand.
4. Wechseln Sie schließlich auf die oberste Ebene der Hierarchie, und entwikkeln Sie Ihr Alphabet für den ventral-vagalen Zustand.
5. Nutzen Sie diese Alphabete, um sich Nuancen Ihres jeweiligen autonomen Zustandes bewußt zu machen. Wenn Ihnen ein vertrautes Gefühl auffällt, eine Qualität, die in einem Ihrer Alphabete vermerkt ist, halten Sie inne und benennen den entsprechenden Zustand. Und wenn Sie merken, daß Sie sich in einem bestimmten Zustand befinden, dann suchen Sie nach der betreffenden Qualität in Ihrem Alphabet.

ÜBUNG

Autonome Kurzgeschichten

DER HINTERGRUND

Autonome Ereignisse sprachlich auszudrücken ist eine der Möglichkeiten, sich mit den verschiedenen autonomen Zuständen und ihrer Veränderung vertraut zu machen. Der Handlungsverlauf Ihrer Kurzgeschichte veranschaulicht einen Aspekt eines autonomen Erlebnisses. Diese kurze Schreibübung konzentriert die Aufmerksamkeit auf einen bestimmten Moment im autonomen Geschehen und hilft, sich ein wenig Zeit für die Auseinandersetzung damit zu nehmen.

DIE SCHRITTE

1. Benutzen Sie die folgenden Stichpunkte für die Formulierung Ihrer autonomen Kurzgeschichte. Beschäftigen Sie sich mit jedem nicht länger als eine Minute.
   - Mein autonomer Zustand ist ...
   - Mein System reagiert auf ...
   - Mein Körper will ...
   - Mein Gehirn entwickelt die Geschichte, nach der ...
   - Beim Lesen meiner Kurzgeschichte fällt mir auf, daß ...
2. Wenn Sie spüren, daß sich eine Zustandsveränderung anbahnt, sollten Sie sich ein wenig Zeit nehmen, um in sich hineinzuhorchen und sich an den fünf Stichpunkten zu orientieren.
3. Wenn Sie würdigen wollen, wohin Ihr ANS Sie geführt hat, dann schreiben Sie mit Hilfe der Stichpunkte eine Kurzgeschichte.
4. Verfolgen Sie, wie sich Ihre Geschichten verändern, wenn sich Ihre autonomen Reaktionen verändern.

ÜBUNG

Beobachten über kürzere oder längere Zeit

DER HINTERGRUND

Während Atomuhren die Zeit präzise messen, verändert sich unser persönliches Zeiterleben entsprechend der Art unserer Bezugnahme darauf. Manchmal scheint die Zeit stillzustehen, dann wieder zu verfliegen. Wir können uns in einem Zustand der Dysregulation gefangen fühlen oder unfähig sein, an einem Zustand der Regulation festzuhalten. Wenn wir Zustandsveränderungen in kleinen Zeitabschnitten verfolgen, erweitern wir unser Verständnis unserer täglichen Erlebnisse um einen chronologischen Aspekt. Das Geschehen über kurze und lange Zeitspannen zu verfolgen ermöglicht, sowohl den ständigen Wechsel von Ebbe und Flut unseres ANS als auch seine Veränderungen von Augenblick zu Augenblick und seine Muster zu erkennen.

DIE SCHRITTE FÜR EINEN KÜRZEREN BEOBACHTUNGSZEITRAUM

1. Entscheiden Sie sich für eine fünf- oder zehnminütige Zeitspanne. Führen Sie mit Hilfe der folgenden Stichpunkte in der gewählten Zeitspanne drei Überprüfungen durch.
    - In diesem Moment ist mein autonomer Zustand ...
    - Und ich fühle (mich) ...
    - Nun ist mein autonomer Zustand ...
    - Und ich fühle (mich) ...
    - Und nun ist mein autonomer Zustand ...
    - Und ich fühle (mich) ...
2. Wiederholen Sie diese Übung einige Wochen lang ein paarmal am Tag.
3. Halten Sie nach Mustern Ausschau. In welchen Situationen reagieren Sie flexibel? Und wann haben Sie das Gefühl festzusitzen? Fallen Ihnen, während Sie das Geschehen verfolgen, irgendwelche Veränderungen auf?

DIE SCHRITTE FÜR LÄNGERE BEOBACHTUNGSPERIODEN

1. Längere Zeitspannen ermöglichen Ihnen, sich hinsichtlich Ihres Erlebens in eine Art Vogelperspektive zu versetzen. Entscheiden Sie, in welchem zeitlichen Rahmen Sie sich bewegen wollen. Sie können damit experimentieren, die Übung am Morgen, am Abend oder nur einmal wöchentlich auszuführen.

2. Beantworten Sie folgende vier Fragen.
   - *Wo bin ich?* Der Ausgangspunkt befindet sich dort, wo Sie im Moment sind. Stellen Sie zunächst Ihren aktuellen autonomen Zustand fest.
   - *Wo bin ich gewesen?* Reflektieren Sie von Ihrem momentanen Bezugspunkt aus, was in der Vergangenheit geschehen ist, und achten Sie dabei auf etwaige Veränderungen Ihres autonomen Zustandes.
   - *Was bedeutet dies für die Beantwortung der Frage, in welche Richtung ich mich bewege?* Ausgehend vom Verständnis Ihrer Bewegung von der Vergangenheit in die Gegenwart, sollten Sie dem Verlauf Ihres Wegs von der Vergangenheit in die Gegenwart mit Neugier begegnen. Erkennen Sie ein Muster? Verstehen Sie, was vor sich geht, wenn Sie es klar sehen?
   - *Was will ich jetzt tun?* Ist dies ein Pfad, dem Sie folgen wollen? Oder ist es ein Muster, das Sie unterbrechen wollen?

3. Wiederholen Sie diese Übung mehrere aufeinanderfolgende Tage oder Wochen lang, und stellen Sie fest, ob sich Muster herausbilden.

ÜBUNG

Eine Tortengraphik für jeden Tag

DER HINTERGRUND

Wir versehen unsere Tage gern mit einem Etikett: Dies war ein guter oder schwieriger Tag, ein ruhiger oder geschäftiger Tag, und in der Regel liegt solchen Einschätzungen ein bestimmter besonders intensiver Augenblick oder eine Folge miteinander verbundener Erlebnisse zugrunde. Wenn wir unsere Tage so charakterisieren, vergessen wir oft die Augenblicke, die dem betreffenden Etikett nicht entsprechen. Betrachten wir einen Tag aus autonomer Sicht und schauen uns die Beziehung zwischen den autonomen Zuständen und ihren jeweiligen Zeitanteil an, ergibt sich ein umfassenderes Bild. Ein Tortendiagramm ermöglicht, ventral-vagale, sympathische und dorsal-vagale Erlebnisse als Bestandteile eines Gesamtbildes autonomer Zustände zu sehen. Der generelle Charakter eines Tages resultiert aus den Beiträgen aller drei autonomen Zustände. Ein Tortendiagramm (siehe Abbildung 5.1) veranschaulicht den allgemeinen Eindruck, den ein Tag bei uns hinterläßt, und erweckt das für uns damit verbundene Gefühl in Form und Farbe zum Leben. Mit welchen Wörtern würden Sie die im folgenden dargestellten Tage beschreiben?

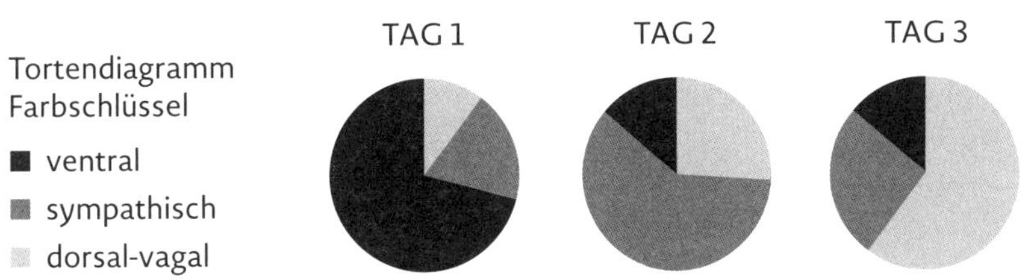

ABBILDUNG 5.1. Tortendiagramme für jeden Tag

DIE SCHRITTE

1. Wie sieht Ihr autonomes Tortendiagramm aus? Zeichnen Sie jeden Abend einen Kreis, und füllen Sie diesen mit den Anteilen für die drei autonomen Zustände.
2. Wählen Sie nach Belieben Farben für die drei Zustände, und teilen Sie die Torte in ein ventral-vagales, ein sympathisches und ein dorsal-vagales Stück.

3. Geben Sie dem Tag einen Namen.

4. Stellen Sie eine Anzahl Ihrer Tagesdiagramme zusammen, um einen allgemeinen Eindruck von Ihrem autonomen Erleben während einer bestimmten Zeitspanne zu gewinnen. Wenn Sie eine Anzahl solcher Diagramme vor sich haben, können Sie Ebbe und Flut Ihrer autonomen Zustände und deren Wirkung auf Ihr autonomes Erleben betrachten.
   - Werden an einem bestimmten Wochentag immer die gleichen autonomen Reaktionen hervorgerufen?
   - Welche Atmosphäre herrscht in einer bestimmten Woche vor?
   - Erkennen Sie an Wochenenden ein bestimmtes Muster?
   - In einer Übergangsphase können Sie mit Hilfe der Tortengraphiken feststellen, wie Ihr ANS reagiert.

ÜBUNG

Tages-Tracker – Drei unterschiedliche Dinge

DER HINTERGRUND

Eine Zeit der Reflexion am Ende eines Tages, in deren Verlauf Sie sich subtile Veränderungen Ihres autonomen Zustandes bewußt machen, ist eine gute Form des Rückblicks auf Ihren autonomen Pfad im Tagesverlauf. Wenn Sie sich an eine solche autonome Reflexion gewöhnt haben, ermöglichen implizites Wissen und explizites Gewahrsein Ihnen ein tieferes Verständnis des Einflusses, den das ANS auf Ihr Leben hat. Im Bewußtsein dessen, daß autonome Reaktionen immer adaptiv sind, sollten Sie nicht nach etwas Ausschau halten, das besser (geworden) ist, sondern nach etwas, das anders ist. Regelmäßiges Tracking fokussiert die Aufmerksamkeit auf kleine Veränderungen von Mustern, die Aufschluß über die Reorganisation Ihres Systems geben.

DIE SCHRITTE

1. Lassen Sie den Tag Revue passieren, und identifizieren Sie drei unterschiedliche Reaktionen Ihres ANS im Tagesverlauf.

2. Richten Sie die Aufmerksamkeit auf das, was geschehen ist. Vielleicht fällt Ihnen eine etwas weniger starke Reaktion auf ein Ereignis oder eine leichtere Rückkehr in den regulierten Zustand auf. Oder Sie erkennen eine andere Art von Reaktion – eine sympathische Mobilisierung statt eines dorsal-vagalen Kollaps oder einen Augenblick ventral-vagaler Verbundenheit statt einer Kampf- oder Fluchtreaktion.

3. Ebenso wichtig ist es, sich mit dem zu befassen, was *nicht* geschehen ist. Auch das Ausbleiben einer Reaktion ist ein deutliches Anzeichen für die Veränderung eines Reaktionsmusters und für die Annäherung Ihres Systems an einen regulierten Zustand.

4. Führen Sie Tagebuch über Ihre täglichen »drei verschiedene Dinge«-Erlebnisse. Wenn sich kleine Veränderungen häufen, entwickeln sich neue autonome Muster.

5. Sichten Sie von Zeit zu Zeit Ihre Tagebuchaufzeichnungen, um festzustellen, ob und wie sich Ihre Reaktionen verändern. Schauen Sie auf das Spektrum

Ihrer autonomen Reaktionen zurück, und betrachten Sie das umfassendere Bild der stattfindenden Veränderung. Erkennen Sie einen Wandel? Wenn ja, in welche Richtung? Berücksichtigen Sie bei Ihrer Reflexion Intensität, Frequenz und Dauer Ihrer autonomen Zustände und deren Wechsel.

ÜBUNG

Das autonome Verlangen nach Verbundenheit

DER HINTERGRUND

Das Autonome Nervensystem strebt mit seinen Aktivitäten nach Verbundenheit. Unsere biologische Beschaffenheit prädestiniert uns, zu anderen Menschen in Verbindung zu treten. Augen, Stimmen, Gesichter und Gesten signalisieren uns, ob es ungefährlich ist, eine Beziehung zu erforschen. Die Elemente des Systems für soziale Verbundenheit sind für die Einschätzung von Sicherheit und Gefahr unverzichtbar. Aufgrund des Einflusses unseres persönlichen Erlebens auf unser Nervensystem können wir diese Einladungen aber auch übersehen oder falsch verstehen.

Ein ununterbrochener Strom willkommenheißender und warnender Signale wird über die Pfade des Systems für soziale Verbundenheit empfangen und ausgesendet. Die Augenringmuskeln öffnen und schließen die Augenlider und unterstützen so die Runzeln, die unsere Augen umgeben, beim Ausdruck von Emotionen. In diesem Bereich des menschlichen Gesichts forscht das Nervensystem nach Anzeichen für Wärme und nach Signalen, die einladen, in Verbindung zu treten. Die Prosodie (rhythmische Muster unseres stimmlichen Ausdrucks, Stimmklang und Tonhöhe) ist ein wichtiges nonverbales Signal, das dem Nervensystem eines anderen Menschen einladende und warnende Botschaften übermittelt. Der Gesichtsausdruck übermittelt Informationen über die soziale Situation. Ein Gesicht, auf dem keinerlei Mienenspiel zu erkennen ist, wird als Anzeichen für Gefahr angesehen, wohingegen ein reiches Mienenspiel als Anzeichen für Lebendigkeit und soziale Ausdrucksfähigkeit gedeutet wird. Auch das Drehen und Kippen des Kopfes signalisiert, ob wir offen für Kontakt und daran interessiert sind.

Sie können das Gespräch zwischen zwei Nervensystemen verstehen, wenn Ihnen die Signale, die Sie aussenden, bewußt sind und wenn Sie die Signale, die Sie selbst empfangen, richtig zu deuten gelernt haben. Sobald Sie mit dieser Art des Zuhörens vertraut sind, werden Sie besser in der Lage sein, mit Beziehungen umzugehen.

DIE SCHRITTE

1. Üben Sie sich darin, Augen anzuschauen, Stimmen zuzuhören, mimischen Ausdruck zu erkennen und auf soziale Gesten zu achten. Richten Sie Ihr explizites Gewahrsein auf Erlebnisse mit einem anderen System für soziale Verbundenheit im gegenwärtigen Augenblick. Entwickeln Sie mit Hilfe der folgenden Stichpunkte Ihre Beobachtungsfähigkeiten:

   - Ihre Augen signalisieren ...
   - Ihre Stimme klingt ...
   - Ihr Gesicht drückt aus ...
   - Ihre Gesten sagen ...

2. Stellen Sie fest, welche besonderen Charakteristika zur Kontaktaufnahme einladen und welche eine Bewegung initiieren, die zur Auflösung von Verbundenheit führt. Was genau an den Augen, der Stimme, dem Gesicht und den Bewegungen einer anderen Person übermittelt Ihrem Nervensystem Signale für Sicherheit oder Gefahr?

3. Fragen Sie sich, ob Ihre Reaktion der Situation im gegenwärtigen Augenblick angemessen ist oder ob sie durch ein früheres Erlebnis verursacht wird.

4. Wenn Sie Ihre Reaktionen auf das System für soziale Verbundenheit eines anderen Menschen kennengelernt haben, richten Sie die Aufmerksamkeit auf Ihren eigenen Anteil an der Interaktion, wozu Sie die gleichen Stichpunkte benutzen:

   - Meine Augen signalisieren ...
   - Meine Stimme klingt ...
   - Mein Gesicht drückt aus ...
   - Meine Gesten sagen ...

ÜBUNG

Pfade zur Spielfreude

DER HINTERGRUND

Sie können sowohl allein als auch im Kontakt mit anderen Menschen spielerisch aktiv sein. Freude am Spiel und Wohlbefinden sind miteinander verwandt. Spielfreude fördert die Fähigkeit, neue Perspektiven zu erschließen und Widrigkeiten zu bewältigen.

DIE SCHRITTE

1. Lernen Sie sich als einen spielfreudigen Menschen kennen. Schauen Sie sich an, was Ihre Spielfreude fördert:

   - Stellen Sie fest, wo, wann und in wessen Gegenwart Ihre Freude am Spiel angeregt wird.
   - Stellen Sie fest, wo, wann und in wessen Gegenwart Ihre Freude am Spiel schwindet.

2. Verfolgen Sie Ihre unterschiedlichen Erlebnisse von Spielfreude. Stellen Sie fest, wo in der Hierarchie autonomer Zustände Sie sich befinden, wenn Sie diese Art von Spielfreude entwickeln oder erwägen, sich ihr zu widmen:

   - Spielen mit anderen
   - Spielen mit Gedanken und Ideen
   - spontanes Spiel
   - Tagträumen

ÜBUNG

Spielerische Augenblicke

DER HINTERGRUND

Spielfreude ist eine wichtige Eigenschaft, die dem Wohlbefinden zugute kommt. Wenn es Ihnen gelingt, Gelegenheiten zu finden, um Augenblicke der Spielfreude zu genießen, können Sie ein spielfreudigerer Mensch werden und die damit verbundene Freude und Kreativität erleben.

DIE SCHRITTE

1. Stellen Sie fest, wie oft, unbeschwert und intensiv Sie spielen.
2. Versuchen Sie, sich häufiger spielerischen Erlebnissen zu widmen. Stellen Sie fest, welche Situationen dieser Art bei Ihnen ein Lächeln hervorzaubern und welche Ihnen Energie geben, und spielen Sie dann ein wenig mehr auf diese Arten.
3. Weiten Sie Ihre Freude am Spiel aus. Experimentieren Sie auch mit Arten von Spiel, die noch nicht zu Ihrem Repertoire an spielerischen Aktivitäten gehören.

ÜBUNG

Persönliche Vorlieben hinsichtlich des Alleinseins

DER HINTERGRUND

Anders als die Einsamkeit, die erwiesenermaßen viele negative körperliche und psychische Folgen haben kann, wirken sich Augenblicke des Alleinseins positiv auf das Wohlbefinden aus. Sich darin zu üben, einen Augenblick allein zu sein, erzeugt das Gefühl, zentriert und im Frieden zu sein.

DIE SCHRITTE

1. Lokalisieren Sie in Ihrer Hierarchie autonomer Zustände Erlebnisse des Alleinseins und der Einsamkeit. Spüren Sie den Unterschied zwischen beiden.
2. Stellen Sie fest, wo in Ihrer täglichen Umgebung Sie Alleinsein erleben können.
3. Viele Menschen finden in der Natur eine Möglichkeit, sich zurückzuziehen, wenn sie sich von Forderungen des Alltags bedrängt fühlen und ihr ANS Raum zum Atmen benötigt.
   - Reflektieren Sie über Ihre täglichen Erlebnisse, um herauszufinden, wo Sie allein sein wollen.
   - Finden Sie heraus, welche Art von Naturszenerie Ihnen als besonders attraktiv erscheint.
   - Achten Sie darauf, wo es in Ihrem täglichen Lebensumfeld Orte in der Natur gibt, die Sie jederzeit aufsuchen können, wenn Sie die positive Wirkung des Alleinseins spüren wollen.
4. Alleinsein braucht man nicht in einem Zustand der Isolation zu erleben. Man kann auch an Orten, wo andere Menschen sind, allein sein.
   - Stellen Sie fest, an welchen Orten und in welchen Räumen, die Sie jeden Tag aufsuchen und die Ihnen ermöglichen, einen Augenblick des Alleinseins zu erleben, sich auch andere Menschen aufhalten.
5. Finden Sie heraus, wann Sie die Abgeschiedenheit suchen.
   Denken Sie darüber nach, welche Ereignisse Sie dazu veranlassen, die Stille zu suchen.
   - Schauen Sie sich in Ihrer physischen Umgebung um.
   - Betrachten Sie die Aktivitäten der Menschen in Ihrer Nähe.

- Reflektieren Sie über die Zahl der Anforderungen, die an Ihre Zeit und Aufmerksamkeit gerichtet werden, über ihre Häufigkeit und ihre verschiedenen Arten.

6. Stellen Sie fest, wieviel Abgeschiedenheit Sie benötigen.
Fokussieren Sie auf die Augenblicke Ihres Alleinseins und darauf, wieviel Zeit Sie in diesem Zustand brauchen, bis sich bei Ihnen ein Gefühl, genährt zu werden, einstellt.

- Denken Sie darüber nach, wann ein paar Augenblicke des Alleinseins Ihr Bedürfnis erfüllen.
- Vergleichen Sie dies mit Situationen, in denen Sie längeres Alleinsein erleben müssen, um sich genährt zu fühlen.
- Stellen Sie fest, woran Sie erkennen, ob Ihr System genug Alleinsein erlebt hat und Sie bereit sind, sich der Außenwelt zu öffnen.

ÜBUNG

Auf Stille achten

DER HINTERGRUND

Im Laufe der Evolutionsgeschichte entwickelten die Menschen die Fähigkeit, still zu werden, um sich ausruhen und sich regenerieren zu können. Doch manchmal wirkt die Stille auf Menschen nicht nährend, sondern die Konfrontation mit Ruhe aktiviert bei ihnen Gefahrensignale und ruft Gefühle der Verletzlichkeit hervor. Wenn Ihr ANS sich aus der Aktivität zur Stille bewegt, spüren Sie manchmal, daß Ihr Sympathisches Nervensystem mit der Mobilisierung von Energie darauf reagiert oder Sie in einen dorsal-vagalen Kollaps versetzt. Konzentrieren Sie Ihre Neugier auf das Identifizieren von Elementen, die Ihre Erlebnisse der Ruhe mit einem Gefühl von Sicherheit verbinden, damit Sie den Weg zu Orten finden, wo Sie die positiven Auswirkungen von Augenblicken der Ruhe aufnehmen können.

DIE SCHRITTE

1. Stellen Sie fest, welche Umgebungen Ruhe und welche Rastlosigkeit ausstrahlen.
   - Menschen empfinden Umgebungen, in denen sich viele Menschen intensiv bewegen und Geräusche erzeugen, meist als rastlos. Der Arbeitsplatz und der tägliche Weg dorthin und zurück nach Hause sind Situationen, die oft als mobilisierend und nicht als erholsam bezeichnet werden. Hingegen werden Aufenthalte in der Natur und die häusliche Umgebung oft als förderlich für das Erleben von Ruhe und für die Regeneration wahrgenommen.
   - Identifizieren Sie Umgebungen, welche die beiden Endpunkte des Spektrums Ihres Erlebens bilden – Orte, die bei Ihnen Empfindungen der Rastlosigkeit hervorrufen, und Orte, an denen Sie sich ausruhen können.
2. Achten Sie auf die Eigenschaften von Räumen, in denen Sie eine Qualität der Erholung wahrnehmen.
   - Ort
   - Größe und Form des Raumes
   - Farben, Geräusche und Strukturen

3. Denken Sie darüber nach, wann Sie allein sein und wann Sie mit anderen (Menschen oder Haustieren) zusammen sein wollen.
4. Stellen Sie eine Liste der Eigenschaften zusammen, die Ihnen wichtig sind. Und machen Sie sich dann auf die Suche nach Orten, die Ihnen diese Eigenschaften bieten.
5. Überlegen Sie, wie Sie regelmäßig die Orte aufsuchen können, die Ihnen nach Ihrer eigenen Einschätzung ermöglichen, sich auszuruhen.
6. Schaffen Sie Ihren persönlichen Raum, und berücksichtigen Sie dabei die Eigenschaften, die Ihnen helfen, sich einen Augenblick lang auszuruhen.

ÜBUNG

Augenblicke genießen

DER HINTERGRUND

Zu genießen bedeutet, einen Augenblick ventral-vagaler Regulation und das Empfinden von Sicherheit zu nutzen und eine Erzählung über Verbundenheit mit sich selbst, mit einem anderen Menschen oder mit der Natur zu erleben. Zu genießen ist eine schnell ausführbare Übung, mit deren Hilfe wir einen ventral-vagalen Moment erfassen und rasch der bewußten Aufmerksamkeit zugänglich machen können. Augenblicke des Genießens ergeben sich im Alltagsleben immer wieder. Weil nur 20 bis 30 Sekunden erforderlich sind, um von dieser Übung zu profitieren, ist es problemlos möglich, sie im natürlichen Fluß des Alltagslebens auszuführen.

DIE SCHRITTE

1. Halten Sie nach einem ventral-vagalen Augenblick, den Sie genießen können, Ausschau. Machen Sie ihn sich bewußt, und richten Sie 20 bis 30 Sekunden lang die Aufmerksamkeit darauf. Wenn Sie große Schwierigkeiten haben, Genießen zu erleben, können Sie mit Mikro-Augenblicken des Genießens (5 bis 10 Sekunden) beginnen. Jeder von diesen wirkt auf Ihr ganzes System. Ihre Fähigkeit zu genießen wird allmählich zunehmen, bis Sie es über eine Zeitspanne von 20 bis 30 Sekunden können – die maximale Zeitspanne, über die man ein Erlebnis des Genießens aufrechterhalten kann.
2. Üben Sie sich jeden Tag im Genießen. Legen Sie für den Anfang im Tagesverlauf einen Zeitpunkt fest, zu dem Sie sich im Genießen üben wollen. Sobald es Ihnen leichter fällt, die Übung auszuführen, können Sie mehr Zeitpunkte im Tagesverlauf, zu denen Sie dies üben wollen, festlegen.
3. Verfolgen und dokumentieren Sie die Augenblicke des Genießens, die Sie erleben.
    - Legen Sie ein Notizbuch oder Tagebuch für Momente des Genießens an.
    - Nehmen Sie sich am Abend ein wenig Zeit, um Augenblicke zu entdecken und zu genießen, die Sie vorher nicht bemerkt hatten.

- Vereinbaren Sie mit einem Freund, sich mit ihm über Augenblicke des Genießens auszutauschen, entweder in einem Gespräch von Mensch zu Mensch oder mit Hilfe technischer Kommunikationsmittel.
- Organisieren Sie einen Kreis der Genießer – online, persönlich oder in Form einer Kombination von beidem.
- Stellen Sie ein Album des Genießens zusammen, indem Sie in einfachen Zeichnungen darstellen, wie Sie Augenblicke genießen, und ergänzen Sie diese Zeichnungen durch Bildtexte.

4. Machen Sie es sich zur Gewohnheit, Dinge zu genießen.
   - Machen Sie sich bewußt, daß Augenblicke des Genießens im Alltag häufig vorkommen.
   - Halten Sie ständig Ausschau nach kurzen Momenten, die Sie in einen ventral-vagalen Zustand versetzen.
   - Nehmen Sie sich vor, jeden Tag eine bestimmte Anzahl von Augenblicken zu genießen.
   - Laden Sie einen Freund ein, mit Ihnen zusammen zu genießen.

ÜBUNG

Mit Hilfe von Kunst gegenwärtig sein

DER HINTERGRUND

Kunst existiert in vielen Formen, und man braucht keine spezielle Ausbildung, um von ihrer Betrachtung zu profitieren. Kunst spricht über die autonomen Pfade den Körper an und erzeugt Reaktionen, die zu neuen Denkweisen führen können. Auf der Suche nach Möglichkeiten, der Kunst in unserem Leben Raum zu geben, hören wir unserem ANS zu und sammeln Erkenntnisse über unsere spezielle Art, in Verbindung zu treten.

DIE SCHRITTE

1. Erforschen Sie leicht zugängliche Möglichkeiten, Kunst zu betrachten und zu erleben. Museen, Workshops bildender Künstler, Kunstwerke im öffentlichen Raum, Kunstfestivals und illustrierte Kunstbücher sind nur einige dieser Möglichkeiten.
2. Finden Sie heraus, welche Arten von Kunst Sie besonders ansprechen. Beschäftigen Sie sich mit unterschiedlichen Kunstgattungen (Fotographien, Skulpturen, Zeichnungen, Gemälden, Keramiken, Mosaiken, Textilien usw.), und stellen Sie fest, wie Sie darauf reagieren.
3. Finden Sie heraus, wie und wie oft Sie zu Kunst in Kontakt treten müssen, um das Gefühl zu haben, daß es in Ihrem Leben genug Kunst gibt.

ÜBUNG

In der Natur gegenwärtig sein

DER HINTERGRUND

Die Natur erschließt sowohl im realen Leben als auch beim Betrachten von Naturbildern Möglichkeiten, sich zu entspannen und zu regenerieren. Überall in der Natur existieren Fraktale, jene einfachen Muster, die schon nach nur kurzem Anschauen regulierend auf den autonomen Zustand wirken. Suchen Sie nach den speziellen Orten und Arten von Verbindung zur Natur, die Ihr ventral-vagales System aufwecken.

DIE SCHRITTE

1. Werden Sie sich der Natur in Ihrer Umgebung bewußt, und beobachten Sie, wie Sie darauf reagieren. Stellen Sie fest, welche Orte Sie in einen Zustand ventral-vagaler Regulation, sympathischer Mobilisierung oder dorsal-vagaler Getrenntheit versetzen.
2. Suchen Sie Orte, die eine regulierende Wirkung auf Sie haben. Begeben Sie sich entweder tatsächlich dorthin, oder betrachten Sie entsprechende Bilder. Sie können es aber auch mit einer Kombination von beidem versuchen.
3. Halten Sie im Tagesverlauf in Ihrer Umgebung nach Fraktalen Ausschau. Verweilen Sie einige Sekunden, wenn Sie die Fraktale auf sich wirken lassen.
4. Suchen Sie nach Bildern von Fraktalen oder Objekten, die Eigenschaften von Fraktalen aufweisen, und stellen Sie fest, welche Darstellungen dieser Art eine starke ventral-vagale Reaktion hervorrufen. Im Internet werden Sie viele entsprechende Bilder finden, und die Pflanzen und Bäume in Ihrer natürlichen Umgebung bieten Ihnen lebendige Beispiele.
5. Sammeln Sie Abbildungen von Fraktalen oder entsprechende Objekte, so daß Sie jederzeit leicht auf sie zurückgreifen können. (Ein Bildschirmschoner, Fotos auf dem Handy, eine blühende Pflanze oder ein Kaktus in der Wohnung oder im Büro sind einige Möglichkeiten.)

KAPITEL 6 ◆ Shaping-Übungen

ÜBUNG

Graphische Darstellung von Energie und Aktivitäten

DER HINTERGRUND

Aktivitäten, die auf das ANS wirken, lassen sich in einem Spektrum von passiv bis aktiv einordnen. Es gibt Situationen, in denen das Nachdenken über Bewegung, das Erinnern an eine Verbindung zu einem Freund oder simples Emporschauen zum Himmel die richtige Wahl ist. In anderen Fällen müssen Sie physisch aktiv werden, Ihren Körper in Bewegung bringen oder sich in die Welt aufmachen und sich um soziale Verbindungen bemühen. Im dorsal-vagalen Kollaps der Immobilisierung sollten Sie sich für eine Aktivität entscheiden, die Ihnen einen Ertrag an Energie bringt. Spüren Sie die frenetische Aktivität des sympathischen Zustandes, dann suchen Sie nach einer Möglichkeit, Energie sicher zu entladen. Und in der Sicherheit des ventral-vagalen Zustandes verwurzelt, suchen Sie nach einer Aktivität, die das Gefühl der Regulation vertieft.

DIE SCHRITTE

1. Benennen Sie Ihren Zustand im oberen Kästchen des Diagramms für Energie und Aktivitäten. Verwenden Sie seinen physiologischen Namen (dorsal, sympathisch, ventral), oder geben Sie ihm einen Namen, der für Sie eine besondere Bedeutung hat.
2. Bewegen Sie sich beim sympathischen oder dorsal-vagalen Zustand entlang der Linie zwischen passiv und aktiv, und identifizieren Sie Aktivitäten, die Ihnen die Rückkehr in den ventral-vagalen Zustand der Regulation ermöglichen. Vermerken Sie auf der linken Seite Aktivitäten, die der Selbstregulation dienen, und auf der rechten Seite solche, die der Co-Regulation dienen.
3. Identifizieren Sie für den ventral-vagalen Zustand entlang der Linie zwischen passiv und aktiv Aktivitäten, die das Erleben von Sicherheit und Verbundenheit vertiefen. Vermerken Sie auf der linken Seite Aktivitäten, die die Selbstregulation fördern, und auf der rechten Seite solche, die der Co-Regulation dienen.

4. Erstellen Sie für jeden der drei autonomen Zustände ein Diagramm.
5. Suchen Sie mit Hilfe Ihrer Diagramme eine Ressource in dem Energiebereich, der Ihren aktuellen Bedürfnissen entspricht.
6. Überarbeiten Sie Ihre Diagramme, wenn Sie weitere Ressourcen entwickelt haben.

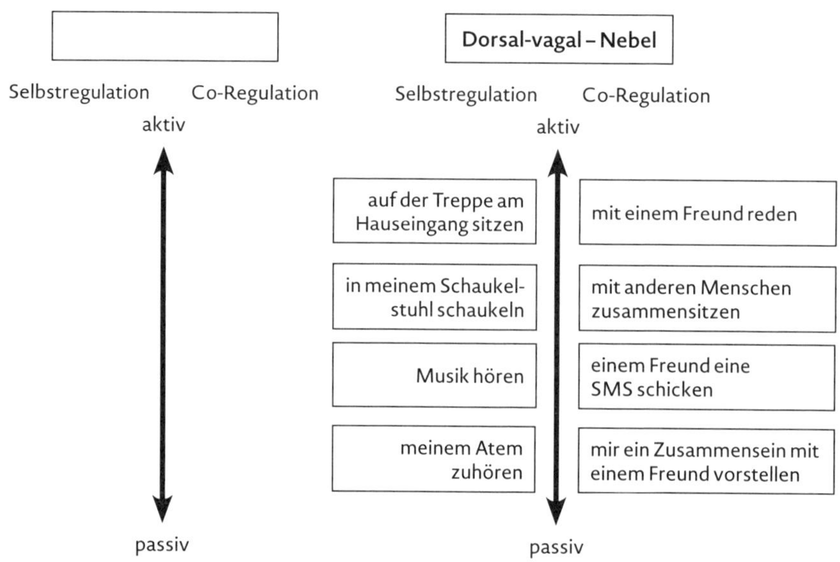

Abbildung 6.1. Diagramm für Energie und Aktivitäten und vollständiges Beispiel

ÜBUNG

Glimmer finden

DER HINTERGRUND

Glimmer sind die Mikromomente ventral-vagalen Erlebens, die im Alltagsleben regelmäßig vorkommen, aber oft unbemerkt bleiben. Zur Sicherung ihres Überlebens entwickeln Menschen von Geburt an eine negative Grundeinstellung: Wir alle achten von Natur aus stärker auf negative als auf positive Ereignisse und übersehen deshalb häufig die auch in Phasen der Dysregulation auftretenden ventral-vagalen Augenblicke. Ein freundliches Gesicht, ein beruhigender Klang einer Stimme und etwas Erfreuliches in der Umgebung werden uns dann nicht bewußt. Ein wichtiger Schritt bei der Umgestaltung Ihres autonomen Systems besteht darin, einen Glimmer zu erkennen, inne zu halten, um den Glimmer in sich aufzunehmen, und anschließend nach weiteren Glimmern Ausschau zu halten.

DIE SCHRITTE

1. Nehmen Sie sich vor, jeden Tag nach einer bestimmten Zahl von Glimmern Ausschau zu halten. Entscheiden Sie sich für eine Anzahl, die Ihnen für den Anfang als erreichbar erscheint. Falls Ihnen Glimmer noch nicht besonders vertraut sind, können Sie zunächst nach einem einzelnen Glimmer Ausschau halten. Sobald Ihnen das Auffinden von Glimmern leichter fällt, können Sie sich ein neues Ziel setzen.

2. Achten Sie darauf, ob Sie einen Funken ventral-vagaler Energie spüren. Halten Sie in Ihrem Alltagsleben nach Glimmern Ausschau. Diese kommen immer wieder vor, aber da es um Mikromomente geht, kostet es ein wenig Mühe, sie zu erkennen.

3. Halten Sie inne, wenn Sie Glimmer erkennen. Entwickeln Sie eine leicht realisierbare Möglichkeit, einen Glimmer, den Sie entdecken, als solchen anzuerkennen. Sie können die Aufmerksamkeit auf den betreffenden Augenblick fokussieren, indem Sie einfach »Glimmer« sagen oder den Moment durch eine Bewegung markieren (vielleicht indem Sie eine Hand auf Ihr Herz halten).

4. Registrieren Sie Ihre Glimmer. Notieren Sie in einer Art Tagebuch, wann Sie Glimmer entdecken.

5. Halten Sie nach Glimmern an bestimmten Orten, in Gegenwart bestimmter Menschen und zu bestimmten Zeiten Ausschau. Stellen Sie fest, wann und wo Ihre Glimmer immer wieder auftauchen.

6. Äußern Sie sich über Ihre Glimmer. Sie können einem Freund eine entsprechende Nachricht schicken, das Sprechen über die täglich auftauchenden Glimmer in Ihrer Familie zu einem Ritual machen oder Ihre Liste entdeckter Glimmer wöchentlich zur Therapie mitbringen. Entscheiden Sie, was von alldem für Sie am besten ist.

ÜBUNG

Vom Glimmer zum Glühen

DER HINTERGRUND

Sobald Sie den Mikromoment eines Glimmers bemerken, spüren Sie den Funken Ihres ventral-vagalen Systems. So wie man mit Funken ein Feuer entfachen kann, kann man Glimmer in das tiefere Erlebnis des Glühens transformieren. Beim Auftauchen eines Glimmers halten Sie gerade lange genug inne, um zur Kenntnis nehmen zu können, daß im Fluß des Alltagsgeschehens ein ventral-vagaler Augenblick sichtbar wird. Im Falle eines Glühens halten Sie länger inne und feiern den Glimmer. Lassen Sie sich davon durchfluten, und nehmen Sie sich die Zeit, eine tiefere Bedeutung damit zu verbinden.

DIE SCHRITTE

1. Registrieren Sie einen Glimmer, halten Sie inne, und lassen Sie sich von dem Erlebnis erfüllen. Bleiben Sie mindestens eine halbe Minute oder noch länger dabei. Lassen Sie dem Glimmer Zeit, zu einem Glühen zu werden.
2. Spüren Sie, was geschieht, während sich die einen Mikromoment anhaltende Verbindung in ein längeres Erlebnis verwandelt.
3. Lauschen Sie der Erzählung, die mit dem Glühen verbunden ist.
4. Beschreiben Sie Ihr Erleben des Glimmers und des Glühens. Achten Sie darauf, wie sich das Erleben verändert. Beispielsweise könnte man einen bestimmten Glimmermoment als ein unerwartetes Glückserlebnis charakterisieren, das ein Lächeln hervorlockt, und wenn sich dieses Erlebnis in ein Glühen verwandelt, fühlt es sich wie ein Bad in der warmen Sonne an, das Sie mit einem Seufzer der Zufriedenheit kommentieren.

ÜBUNG

Der Klang Ihrer Stimme

DER HINTERGRUND

Das ANS nutzt den Klang der Stimme, um sich über die Sicherheit einer Situation klar zu werden. Wir reagieren auf den Klangcharakter von Stimmen, bevor wir die in der gesprochenen Botschaft enthaltenen Informationen aufnehmen. Wie wir sprechen, verändert, wie wir uns fühlen, welche Geschichte wir erzählen und wie die Menschen in unserer Umgebung hören, was wir sagen.

DIE SCHRITTE

1. Experimentieren Sie mit verschiedenen Wirkungen Ihrer Stimme auf Ihre Empfindungen. Erzählen Sie eine kurze Geschichte, indem Sie Ihre Stimme unterschiedliche Charakteristika zum Ausdruck bringen lassen, oder nehmen Sie Beispiele für den unterschiedlichen Stimmklang auf. Achten Sie darauf, wohin auf Ihrer autonomen Landkarte die unterschiedlichen Klangfarben Ihrer Stimme Sie führen.

2. Verfolgen Sie, wie das gleiche Wort unterschiedliche Zustände und Empfindungen hervorrufen kann, je nachdem, wie es gesprochen wird. Wählen Sie ein Wort, sprechen Sie es unterschiedlich aus, und verfolgen Sie, wie sich dadurch Ihre Zustände und Empfindungen verändern. Probieren Sie dies mit verschiedenen Worten aus, und achten Sie darauf, daß bestimmte Arten, sie auszusprechen, bestimmte Zustände und Gefühle hervorrufen.

3. Sprechen Sie über ein schwieriges Erlebnis mit verschiedenen Stimmcharakteristiken. Verfolgen Sie, wie sich dies auf Ihren autonomen Zustand auswirkt. Finden Sie heraus, welche Art zu sprechen Sie in einen ventral-vagalen Zustand versetzt. Und achten Sie darauf, welche Stimmcharakteristik Ihnen hilft, Möglichkeiten, reguliert aktiv zu werden, zu erkennen.

4. Bitten Sie einen Freund, mit Ihnen zusammen mit Klang zu experimentieren. Sprechen Sie mit unterschiedlichen stimmlichen Charakteristika, und bitten Sie den Freund um Feedback. Bitten Sie ihn anschließend, selbst mit dem Stimmklang zu experimentieren, und beobachten Sie Ihre eigenen Reaktionen darauf.

ÜBUNG

Die Musik in Ihrem Leben

DER HINTERGRUND

Musik umgibt uns überall und beeinflußt ständig unsere Physiologie und unsere Gefühle. Sie kann nicht nur eine ventral-vagale Reaktion hervorrufen, sondern hat auch eine paradoxe Wirkung, denn sie ermöglicht Ihnen, ungefährdet zu Ihrem sympathischen und dorsal-vagalen Zustand in Kontakt zu treten und beide sogar zu genießen.

DIE SCHRITTE

1. Machen Sie sich bewußt, in welcher Hinsicht Musik in Ihrem Leben eine Rolle spielt.
   - Musik hören: Hören Sie regelmäßig Musik? Haben Sie im Radio einen Lieblingssender? Gibt es Songs oder Musiker, die Ihnen besonders gut gefallen? Hören Sie gern Live-Musik?
   - Musizieren: Machen Sie selbst Musik? Spielen Sie ein Instrument? Oder singen Sie manchmal allein oder mit anderen Menschen zusammen?
2. Schätzen Sie ein, wieviel Musik es in Ihrem Alltagsleben gibt.
   - Haben Sie das Gefühl, daß Sie im Alltag genug Musik erleben?
   - Vermissen Sie die Musik in Ihrem Leben und möchten gern mehr hören?
3. Falls Sie der Musik in Ihrem Alltag schon genug Raum geben, sollten Sie die Bedeutung der Musik für Sie anerkennen und feststellen, ob sie in Ihrem Leben regulierend wirkt.
4. Falls Ihre Analyse ergibt, daß Sie mehr mit Musik zu tun haben wollen, sollten Sie nach Möglichkeiten suchen, der Musik in Ihrem Leben mehr Geltung zu verschaffen.
5. Machen Sie sich klar, welche Musikstücke Sie auf die verschiedenen Ebenen der autonomen Hierarchie führen. Bewältigen Sie Ihren Alltag, indem Sie singen, musizieren oder tanzen. Treten Sie mit Hilfe unterschiedlicher Musikstücke zu Ihrem sympathischen und dorsal-vagalen Zustand sowie zu allen Spielarten des ventral-vagalen Zustandes in Verbindung.

ÜBUNG

Augenblicke der Bewegung

DER HINTERGRUND

Bewegungen umfassen ein Spektrum von Ausdrucksformen, die von einfach bis komplex, von Mikro- bis Ganzkörperbewegungen reichen. Jeder autonome Zustand hat ein anderes Energieniveau, zu dem wir in Kontakt treten und das wir nutzen können, um unser Erleben zu formen. Bewegung absichtlich zu nutzen ist eine Möglichkeit, Intensität und Dauer des dorsal-vagalen und sympathischen Zustandes zu verringern. Durch Bewegung können wir aber auch unsere Fähigkeit zu ventral-vagalem Erleben vertiefen.

DIE SCHRITTE

1. Wählen Sie einen autonomen Zustand. Benutzen Sie eine Linie, um Ihre Arten, sich zu bewegen, zu repräsentieren, und identifizieren Sie dann Bewegungen, die den beiden Endpunkten der Linie entsprechen. Suchen Sie nach Bewegungen, welche die wenigste bzw. meiste Energie erfordern, die Ihnen im betreffenden autonomen Zustand zur Verfügung steht.

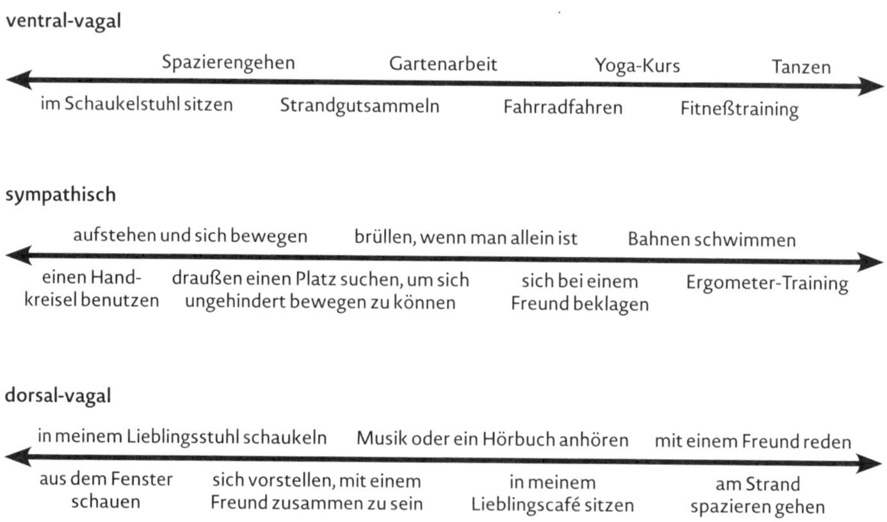

ABBILDUNG 6.2. Bewegungsspektren

2. Identifizieren Sie Bewegungen, die zwischen den beiden Endpunkten des Spektrums liegen. Halten Sie im dorsal-vagalen Zustand nach Bewegungen Ausschau, die Ihnen neue Energie zuführen. Suchen Sie im sympathischen Zustand nach Bewegungen, welche die aktivierte Energie organisiert und sicher nutzen. Forschen Sie im ventral-vagalen Zustand nach Bewegungen, die das Erlebnis verlängern.

3. Entwickeln Sie drei Bewegungsspektren, die das Gewahrsein der in jedem der autonomen Zustände möglichen Bewegungen fördern.

ÜBUNG

Imaginiertes Handeln

DER HINTERGRUND

Sich Bewegungen vorzustellen ist von Nutzen, wenn die Umgebung, in der Sie sich befinden, es unmöglich macht, sich zu bewegen, wenn körperliche Probleme Bewegungen erschweren und wenn Klienten Bewegungen als bedrohlich empfinden und die Gefahr besteht, daß sie eine schützende überlebenssichernde Reaktion hervorrufen. Vorgestellte Bewegungsübungen, entweder als Ersatz für reale Bewegungen oder als Ergänzung zu ihnen, sind eine weitere Möglichkeit, die positive Wirkung von Bewegungen zu genießen und zu erleben.

DIE SCHRITTE

1. Stellen Sie sich eine Bewegung vor, die Sie zwar interessiert, die Sie aber noch nicht ausgeführt haben. Spielen Sie damit. Stellen Sie sich vor, daß Sie diese Aktivität lebendig werden lassen, ohne sich in Gefahr zu bringen. Sehen Sie sich bei der Ausführung dieser Bewegungen. Spüren Sie von innen, daß sich Ihr Körper bewegt. Spüren Sie die mit Ihren Bewegungen verbundenen Emotionen. Und hören Sie die Erzählung darüber, wer Sie sind, während Sie sich bewegen.

2. Sobald Sie ein Gefühl für die vorgestellte Bewegung entwickelt haben, können Sie eine Bewegungssequenz zusammenstellen. Benutzen Sie Ihre Vorstellung, um sich so zu bewegen, wie Sie es immer wollten.

3. Nehmen Sie sich jeden Tag ein wenig Zeit, um einen Ihrer Bewegungsmomente innerlich zum Leben zu erwecken.

4. Stellen Sie fest, ob die Nutzung motorischer Vorstellungen im Laufe der Zeit dazu führt, daß die betreffenden Bewegungen in die reale Welt gelangen, oder ob sie, falls sie im imaginierten Erleben verbleiben, nährend auf die autonome Hierarchie wirken.

ÜBUNG

Gehen in einem Labyrinth

DER HINTERGRUND

Menschen begehen seit Jahrhunderten Labyrinthe. Im Gegensatz zu einem Irrgarten gibt es in einem Labyrinth nur einen Weg und keine Sackgassen. Beim Betreten eines Labyrinths – das oft als Pfad zur Transformation verstanden wird –, lösen Sie Ihre Verbindung zur Alltagswelt. Wenn Sie das Zentrum des Labyrinths erreichen, haben Sie das Gefühl, Weisheit zu empfangen. Und nachdem Sie den Weg durch das Labyrinth vollständig zurückgelegt haben, spüren Sie eine subtile Veränderung Ihres Empfindens Ihrer selbst und der Welt. Beim Begehen eines Labyrinths steigt die Mobilisierung zunächst leicht an, und darauf folgt die Rückkehr in den Zustand der Ruhe. Dadurch wird der Weg durch das Labyrinth zu einer sanften autonomen Übung.

DIE SCHRITTE

1. Untersuchen Sie, wie Sie in einem Labyrinth gehen können. Die Adressen von Tausenden von Labyrinthen auf der ganzen Welt und Informationen über den Zugang zu virtuellen und auf Papier abgebildeten Labyrinthen finden Sie im Internet unter der Adresse https://labyrinthsociety.org.
   - Begehen Sie ein Labyrinth in der Natur.
   - Navigieren Sie auf Ihrem Computer in einem virtuellen Labyrinth.
   - Erforschen Sie ein auf Papier abgebildetes Labyrinth.
   - Erforschen Sie ein Labyrinth mit den Fingern unter Verwendung einer Anleitung für das sogenannte Fingergehen (*Finger Walking*).
2. Machen Sie sich Ihre physiologische Reaktion auf jede der verschiedenen Möglichkeiten des Begehens von Labyrinthen bewußt. Welche dieser Möglichkeiten wirkt am stärksten regulierend?
3. Achten Sie darauf, ob sich Ihr Denken irgendwie verändert, während Sie durch das Labyrinth gehen.
4. Verfolgen Sie die Erzählungen über sich selbst und die Welt, die Sie auf Ihrem Weg durch Labyrinthe kontaktieren.

5. Suchen Sie eine für Sie leicht zugängliche Form des Labyrinth-Gehens, mit deren Hilfe Sie zur Regulation zurückkehren können, wenn Sie merken, daß Sie zunehmend unter Streß geraten.

6. Kombinieren Sie verschiedene Formen von Labyrinth-Gehen zu einer Übungsroutine.

ÜBUNG

Finden Sie Ihren Atem

DER HINTERGRUND

Es gibt viele Atemmuster. Manchmal atmen wir in Form eines ruhigen, rhythmischen Zyklus, in anderen Fällen atmen wir erratisch und wirken beim Atmen gestreßt. Weil unterschiedliche Atemrhythmen die Physiologie verändern, kann die Atmung unmittelbar autonome Reaktionen beeinflussen. Identifizieren Sie mit Hilfe der autonomen Hierarchie die vielen Arten von Atemmustern, die Sie im Laufe eines Tages benutzen.

DIE SCHRITTE

1. Versuchen Sie zunächst herauszufinden, wie Sie im ventral-vagalen, sympathischen und dorsal-vagalen Zustand atmen.
2. Experimentieren Sie mit verschiedenen Arten zu atmen. Achten Sie darauf, wie sich dies auf Ihren autonomen Zustand auswirkt. Stellen Sie fest, welche Atemmuster mobilisierend, beruhigend, verbindend und separierend wirken.
3. Entwickeln Sie ein Diagramm Ihrer Atemmuster.
   - Deuten Sie durch eine vertikale Linie die Hierarchie autonomer Zustände an. Treten Sie so zu jedem autonomen Zustand in Verbindung, und spüren Sie, auf welche Arten Sie darin atmen.

ventral-vagal	voll, tief, leicht, stetig, langsam, lang, beruhigend, erfüllend, gleichförmig, regelmäßig, zwischen Herz und Bauch fließend, gesund, stützend
sympathisch	scharf, kurz, schnell, laut, erzwungen, unregelmäßig, angespannt, einschränkend, feurig, japsend
dorsal-vagal	flach, still, nicht erfüllend, leer, schwach, erschöpfend

ABBILDUNG 6.3. Beispiel für ein Diagramm der Atemmuster

- Atmen Sie unterschiedlich, und stellen Sie fest, wohin Sie der Atem jeweils führt. Ordnen Sie die unterschiedlichen Arten zu atmen auf Ihrem Atemdiagramm ein.

4. Stellen Sie mit Hilfe des Diagramms fest, wo in der Hierarchie autonomer Zustände Sie sich befinden.

ÜBUNG

Ihren Atem verstehen

DER HINTERGRUND

Das Zwerchfell ist beim Atmen der wichtigste Muskel. Es unterteilt den Rumpf in die Brusthöhle im Brustkorb mit Lunge und Herz und die Bauchhöhle, in der sich Magen, Leber, Darm und Nebennieren befinden. Bei jedem Atemzyklus verändert das Zwerchfell seine Form. Beim Einatmen kontrahieren seine Muskeln; dadurch wird es flach und weitet die Lunge, die dann mehr Luft aufnehmen kann. Wenn sich die Zwerchfellmuskeln beim Ausatmen entspannen, wird die natürliche Wölbung des Zwerchfells wiederhergestellt und die Luft aus der Lunge ausgestoßen. Müssen wir besonders viel Kraft mobilisieren, um schwere Gegenstände zu heben, bewegt sich die Atmung vom Bauch zur Brust aufwärts. Das gleiche geschieht beim Körpertraining und in einem sympathischen Zustand des Kampfes oder der Flucht. In einer bestimmten Situation mag diese Reaktion notwendig und wünschenswert sein, aber über einen längeren Zeitraum aufrechterhalten, ruft Brustatmung Angst und Erschöpfung hervor. Die Bauchatmung hingegen gibt der Bewegung des Bauchs Vorrang; dieser wird beim Einatmen gefüllt und gedehnt und beim Ausatmen geleert und kontrahiert. Die Bauchatmung stimuliert das Zwerchfell, vertieft die Atmung, aktiviert das ventral-vagale System und lädt so zur Rückkehr in einen regulierten Zustand ein.

DIE SCHRITTE

1. Entwickeln Sie ein Gefühl dafür, wie Ihr Zwerchfell seine Funktion erfüllt.
   - Halten Sie beide Hände vor Ihren Körper, die Finger ineinander verflochten, die Ellbogen an den Körperseiten. In dieser Haltung ahmen die Hände die Form der Kurve des Zwerchfells nach.
   - Atmen Sie ein, heben Sie die Ellbogen so, daß sie seitlich vom Körper weg weisen, und lassen Sie die Finger eine flache Haltung annehmen.
   - Sie atmen aus, entspannen die Arme und lassen die Ellbogen seitlich sinken, während die Finger in die Kurvenform des Zwerchfells zurückkehren.
   - Wiederholen Sie diesen Zyklus, lassen Sie Ihre Bewegungen den Rhythmus Ihrer Atmung spiegeln, und stellen Sie sich dabei die Aktivität Ihres Zwerchfells vor.

2. Spielen Sie mit Veränderungen des Bewegungsrhythmus und der Synchronisierung des Atems. Beschleunigen und verlangsamen Sie die Bewegung. Beobachten Sie die Veränderungen Ihres autonomen Zustandes bei verschiedenen Atemmustern.

3. Lauschen Sie den Erzählungen, die mit Veränderungen des autonomen Zustandes verbunden sind.
   - Üben Sie, die Aktivität Ihres Zwerchfells mit Ihrer Atmung und dem Anhören der Erzählung zu verbinden.
   - Atmen Sie in den Brustkorb, und stellen Sie fest, wie sich dadurch Ihr autonomer Zustand verändert. Richten Sie Ihr Gewahrsein auf die durch die Veränderung beeinflußten Erzählungen.
   - Atmen Sie in den Bauch, und stellen Sie fest, wie sich dadurch Ihr autonomer Zustand verändert. Fokussieren Sie auf die mit der Veränderung verbundenen Erzählungen.

ÜBUNG

Ihrem Atem folgen

DER HINTERGRUND

Einige Möglichkeiten, dem eigenen Atem zu folgen, sind: jeden Atemzyklus zu verfolgen; die Bewegung des Atems durch den Körper zu verfolgen; den Atemzyklus durch Bewegungen zu ergänzen und ein Mantra zu entwickeln, um mit dem Ein- und Ausatmen eine Intention zu verbinden.

DIE SCHRITTE

1. Zählen Sie Ihre Atemzüge. Dieses Zählen (tatsächlich wird jeweils das Ausatmen gezählt) ist seit über 1 500 Jahren Bestandteil der Achtsamkeitsübung.
    - Beginnen Sie mit kurzen Zeiteinheiten – diese sollten sich zwischen drei- und zehnmaligem Ausatmen bewegen. Experimentieren Sie, bis Sie herausgefunden haben, wie viele Atemzüge Sie in den ventral-vagalen Bereich Ihres Atemdiagramms versetzen.
    - Zählen Sie, bis Sie die entsprechende Anzahl von Malen ausgeatmet haben, und fangen Sie danach wieder von vorn an. Experimentieren Sie mit zwei- oder dreimaligem Wiederholen dieser Sequenz, um eine Balance zwischen Herausforderung und nährender Zuwendung zu erreichen.
2. Finden Sie in Ihrem Körper Bereiche, wo Sie die Atembewegungen spüren.
    - Bereiche, wo die Atmung häufig gespürt wird, sind die Bauchhöhle, die Brust, das Herz, die Kehle, der Bereich unmittelbar unter dem Brustbein, die Innenseite der Rippen und der Unterrücken.
    - Wählen Sie zwei Bereiche aus, und legen Sie auf beide je eine Hand. Spüren Sie beim Ein- und Ausatmen, wie sich der Atem zwischen Ihren Händen bewegt. Suchen Sie Bereiche, in denen Sie leicht spüren können, wie die Atmung zwischen Ihren Händen fließt.
3. Entwickeln Sie ein Mantra. Der Gebrauch von Mantras im Rahmen der Achtsamkeitsübung ist sehr verbreitet und eine Möglichkeit, den Atem mit fokussierter Aufmerksamkeit zu verbinden.
    - Wählen Sie ein Wort oder einen Ausdruck, das oder den Sie bei jedem Ein- und Ausatmen wiederholen, um Ihr Gewahrsein auf folgendes zu lenken:
        - das Empfinden zunehmender und abnehmender Energie (Mobilisierung, Beruhigung)

   - das Spüren äußerer und innerer Verbundenheit (sich einstimmen, sich anderen zuwenden)
   - die Bewegung zwischen Aktivität und Ruhe (aufmerksam, friedlich)
- Würdigen Sie die Verbindung zwischen Ihrem ANS und Ihrer Atmung. Lassen Sie sich bei der Suche nach Ihren eigenen Worten und Ausdrucksweisen von Ihrer Atmung und Ihrem Körper leiten.

4. Atmen Sie außerhalb Ihres Körpers ein, und ergänzen Sie dies durch eine Bewegung.

   - Zwischen Atmung und Haltung besteht eine starke Verbindung. Experimentieren Sie mit verschiedenen Haltungen (Liegen, Sitzen oder Stehen; zusammengesunken, aufrecht oder leicht gebeugt), und hören Sie der mit jeder Veränderung verbundenen Erzählung zu.
   - Die Integration von Atem und Armbewegungen stärkt die beim Atmen benutzten Muskeln und vergrößert das Lungenvolumen. Experimentieren Sie damit, Ihren Atemzyklus durch Armbewegungen zu ergänzen. Versuchen Sie dies sowohl im Sitzen als auch im Stehen. Überlassen Sie dabei Ihrem Körper die Führung. Lassen Sie Ihre Arme Ihr Ein- und Ausatmen veranschaulichen. Achten Sie darauf, wie sich Ihre Bewegungen ändern, wenn sich die Qualität Ihrer Atmung verändert. Suchen Sie nach einem Muster, das Sie als stärkend empfinden, und entwickeln Sie eine tägliche Übung, bei der Sie sich mit Ihrer Atmung bewegen.

5. Fügen Sie einen Seufzer hinzu. Seufzen wirkt auf das Atemsystem wie ein Reset; es beeinflußt den physiologischen Zustand und wirkt sich auf die entstehende Erzählung aus. Menschen seufzen stündlich viele Male, und dieses spontane Seufzen zeigt, daß Ihr ANS nach einer Regulationsmöglichkeit sucht. Sie können auch absichtlich seufzen, um diesen Prozeß auszulösen.

   - Machen Sie sich bewußt, wann Sie spontan seufzen, weil Ihr System sich um Regulation bemüht. Üben Sie sich darin, diesen Vorgang zu beobachten. Nehmen Sie sich etwas Zeit, die Weisheit Ihrer Biologie aktiv zu würdigen.
   - Seufzen Sie absichtlich. Experimentieren Sie mit dem Seufzen, um einen sympathisch aktivierten Augenblick zu unterbrechen oder einem dorsal-vagalen Augenblick des Kollabierens ein wenig Energie zuzuleiten. Entwickeln Sie die Gewohnheit, in einer für Sie schwierigen Situation zu seufzen. Stoßen Sie einen Seufzer der Erleichterung aus, oder sinken Sie in einen Seufzer der Zufriedenheit, um einen Zustand der Regulation zu vertiefen und eine Erzählung über Wohlbefinden zu nähren.

ÜBUNG

Grün, blau und blühend

DER HINTERGRUND

Es wird allgemein anerkannt, daß der *grüne Effekt* (die Wirkung des Aufenthalts in grünen Bereichen) stark zum körperlichen und psychischen Wohlbefinden beiträgt und der Aufenthalt in einer *blauen Umgebung* (in der Nähe von Wasser oder im Wasser) Streß verringert und ebenfalls das Wohlbefinden stärkt. Auch direkt zur Oberfläche der Erde in Verbindung zu treten, ein simpler Akt, der auch unter dem Namen Erdung bekannt ist, wirkt regulierend auf den autonomen Zustand. Die Kraft der Umgebung zu nutzen und sich von der Natur nähren zu lassen, ist eine Möglichkeit, Ihr System auf natürliche Weise in Richtung Wohlbefinden zu beeinflussen.

DIE SCHRITTE

1. Begeben Sie sich in die Welt der Natur.
   - Gehen Sie in den Wald. Waldbaden, ein Begriff, der in Japan in den 1980er Jahren geprägt wurde, beschreibt die regulierende und regenerierende positive Wirkung eines Aufenthalts im Wald.
   - Suchen Sie grüne Orte in der Nähe Ihres Hauses und Ihres Arbeitsplatzes auf. Kehren Sie regelmäßig zu Orten zurück, die Sie in einen ventral-vagalen Zustand versetzen.

2. Begeben Sie sich zum Wasser.
   - In der Nähe von Wasser zu sein wirkt regulierend und regenerierend auf das ANS. Stellen Sie fest, wo in Ihrer Nähe Sie die Möglichkeit haben, sich in einer *blauen Umgebung* aufzuhalten. Betrachten Sie das Meer, Flüsse, Seen, Teiche, Bäche und Springbrunnen in Parks.
   - Ein Aufenthalt im Wasser hat eigene positive Auswirkungen. Kaltes Wasser ruft erwiesenermaßen eine Reaktion des SNS hervor, und das Eintauchen in warmes Wasser verringert sympathische Aktivierung und stärkt den ventral-vagalen Einfluß. Begeben Sie sich in Wasser, dessen Temperatur Ihren persönlichen momentanen autonomen Bedürfnissen entspricht.

3. Stellen Sie eine körperliche Verbindung zur Erdoberfläche her.
   - Gehen Sie barfuß im Gras, auf dem Erdboden oder in Sand.
   - Graben Sie Ihre Hände in den Schmutz oder Sand.

4. Bringen Sie das Äußere nach innen.
   - Schmücken Sie Ihr Heim und Ihren Arbeitsplatz mit Pflanzen und Blumen, und genießen Sie deren regulierende Wirkung auf Ihren autonomen Zustand.
   - Für den Geruch sauberer Luft und feuchter Erde sind alle Säugetiere und insbesondere Menschen sensibel. Verfolgen Sie, was in Ihrem Körper geschieht und wohin Ihr ANS Sie führt, wenn Sie mit diesen Gerüchen konfrontiert werden.
   - Experimentieren Sie mit Düften. Die Gerüche, die Sie in der Natur finden, aktivieren in starkem Maße autonome Zustände. Wachholder, Lavendel, Rosenöl und Bergamotte sind Düfte, die erwiesenermaßen entspannend und regulierend wirken. Und Rosmarin, Grapefruit und Fenchel machen wacher.
   - Finden Sie heraus, welche Düfte Ihr ANS als erneuernd empfindet. Experimentieren Sie mit verschiedenen Möglichkeiten, sie zu nutzen. Lebende oder getrocknete Objekte aus der Welt der Natur, Kerzen, ätherische Öle und Körperlotionen bieten sich hierfür unter anderem an. Beziehen Sie Ihre Lieblingsdüfte in Ihren Alltag ein.

5. Betrachten der Natur
   - Schon wenn Sie nur fünf Minuten aus einem Fenster in die Natur schauen, fördert das nach belastenden Erlebnissen die Rückkehr in einen regulierten Zustand.
   - Sie können Ihre Zeit in der Natur auch durch Bildvorstellungen von Naturszenen ergänzen oder sie als Ersatz für einen Aufenthalt in der Natur benutzen, falls die Möglichkeiten, sich real in der Natur aufzuhalten, sehr gering sind. Suchen Sie Naturszenen, die automatisch regulierend auf Sie wirken.

ÜBUNG

Ein eigener ventral-vagaler Raum

DER HINTERGRUND

Dänen haben ein Wort für eine Lebensweise, die sie mit Wohlgefühl assoziieren. *Hygge* bezeichnet bei ihnen eine Art zu leben, die angenehm, fürsorglich, zufrieden, freundlich und sicher ist. Dies entspricht unserer Sehnsucht nach einer Umgebung, in der zahlreiche Signale für Sicherheit existieren und die zur Belebung ventral-vagaler Energie inspirieren. Wenn es Ihnen gelingt, diese Eigenschaften in Form kleiner und simpler Aktionen in Ihrem Heim und an Ihrem Arbeitsplatz zu repräsentieren, so ist dies ein Akt autonomer Gestaltung.

DIE SCHRITTE

1. Lauschen Sie Ihrem ANS, und werden Sie der Dinge in Ihrer Umgebung bewußt.
    - Schauen Sie sich in Ihrem Haus um, und stellen Sie fest, wo Ihr sympathisches und Ihr dorsal-vagales System aktiv werden. Stellen Sie fest, was diese Zustände zum Leben erweckt.
    - Finden Sie auch heraus, welche Dinge in Ihrer Umgebung ein Gefühl der Unzufriedenheit oder des Unbehagens hervorrufen.
    - Schauen Sie sich in Ihrem Zuhause um, und ergründen Sie, wo es sich heimelig, behaglich und verbindend anfühlt. Und stellen Sie fest, was diese Empfindungen hervorruft.
    - Achten Sie auch darauf, welche Objekte in Ihrer Umgebung Empfindungen der Sicherheit, Zufriedenheit und Wärme fördern.
    - Verfahren Sie mit Ihrem Arbeitsplatz ebenso.
2. Stellen Sie eine Liste der Orte und Dinge in Ihrem Zuhause und an Ihrem Arbeitsplatz zusammen, die ein Gefühl von Sicherheit und Verbundenheit erzeugen. Werden Sie sich darüber klar, welche spezifischen Eigenschaften nach Ihrem Empfinden eine regulierende und nährende Wirkung auf Ihr Nervensystem haben.
3. Begegnen Sie dem Möglichen mit Neugier. Suchen Sie in Ihrem Zuhause und an Ihrem Arbeitsplatz nach Bereichen (einem Raum, einer Ecke), die für Sie zu einem Ort ventral-vagaler Inspiration werden könnten.

4. Suchen Sie nach Objekten, die Ihr ventral-vagales System lebendig werden lassen, und bringen Sie diese in Ihren persönlichen Raum. Nehmen Sie kleine Veränderungen vor, und verfolgen Sie Ihre autonome Reaktion auf jede von diesen. Bedenken Sie, daß sich relativ unscheinbare Ereignisse zu einem wichtigen Wendepunkt summieren können. Werden Sie sich über den Moment klar, in dem Sie einen bestimmten Raum als willkommenheißend empfinden. Halten Sie dann inne, und werden Sie dessen bewußt, was Sie empfinden.

5. Ventral-vagale Räume sind reich gefüllt, müssen deshalb aber nicht überfüllt sein. Überfluß und Mangel gelangen nicht im Vorhandensein oder Fehlen von Objekten zum Ausdruck, sondern in Ihren autonomen Zuständen. Finden Sie ein ausgewogenes Verhältnis zwischen offenen und gefüllten Räumen, das bei Ihnen ein autonomes Gefühl des Überflusses hervorruft.

ÜBUNG

Reflexionen aufschreiben

DER HINTERGRUND

Ihre autonomen Zustände enthalten eine Fülle von Informationen. Diese verbal auszudrücken, fokussiert eine andere Art von Gewahrsein auf Ihre autonomen Erzählungen. Selbst wenn Sie sich nicht für einen Schriftsteller halten, profitiert Ihr ANS davon, daß Sie Ihrem Zustand zuhören und Worte zu Papier bringen.

DIE SCHRITTE

1. Denken Sie an eine Situation, in der Sie einen Zustand der Dysregulation erlebt haben. Nehmen Sie sich ein wenig Zeit, um etwas darüber zu schreiben. Hören Sie, was Ihr sympathischer oder dorsal-vagaler überlebenssichernder Zustand Ihnen zu sagen hat, und schreiben Sie auf, was Sie hören.
2. Denken Sie an eine Situation, in der Sie den Fluß ventral-vagaler Energie gespürt haben. Wenden Sie sich diesem Erlebnis zu. Hören Sie sich an und schreiben Sie auf, was Ihr ventral-vagaler Zustand Ihnen mitteilen möchte.
3. Wählen Sie eine bestimmte Zeitspanne aus, und nehmen Sie sich vor, etwas über ein Erlebnis aus der Perspektive jedes der drei autonomen Zustände heraus zu schreiben. Die Übung sollte über sechs Wochen einmal pro Woche ausgeführt werden. Sobald Sie diesen ersten Schreibversuch als positives Erlebnis empfinden, können Sie die nächste Intention festlegen.
4. Suchen Sie sich jemanden, dem Sie mitteilen können, was Sie geschrieben haben, oder bringen Sie das Geschriebene in die nächste Therapiesitzung mit. Wenn Sie Ihre Erzählungen jemand anderem mitteilen, hören Sie diese auch selbst auf neuartige Weise. Das Erzählen fördert häufig ein tieferes Gewahrsein und weitere Erkenntnisse zutage.

ÜBUNG

Mitfühlend reflektieren

DER HINTERGRUND

Mitgefühl entspringt einem ventral-vagalen Zustand und erschließt Ihnen mehr ventral-vagale Energie. Die Meditation liebender Güte, eine alte Übung, zielt darauf, Gefühle der Liebe, des Mitgefühls und des guten Willens sich selbst und anderen gegenüber zu produzieren. Sie nutzt die Macht des ventral-vagalen Systems zunächst durch Entwickeln von Selbstmitgefühl und später durch mitfühlende Hinwendung zu anderen Menschen.

Die traditionellen vier Sätze der Meditation liebender Güte lauten: »Möge ich glücklich sein. Möge ich gesund sein. Möge ich mich sicher fühlen. Möge ich unbeschwert leben.« Varianten dieser vier Sätze werden seit Jahrhunderten benutzt. Jack Kornfield und Sharon Salzberg, zwei Experten auf dem Gebiet dieser Meditation, haben erklärt, es sei problemlos möglich, Worte zu wählen, die für einen bestimmten Übenden besonders bedeutsam sind. Welche Worte lassen die vier Äußerungen für Sie persönlich lebendig werden? Lassen Sie sich von Ihrem ventral-vagalen Zustand leiten.

DIE SCHRITTE

1. Betrachten Sie die vier erwähnten Kategorien (glücklich, gesund, sicher, unbeschwert) im Sinne der Sprache des ANS.
   - Suchen Sie nach Worten, die Ihrem Sprachempfinden entsprechen, und schreiben Sie die vier Sätze in Ihren Worten auf. Es folgt ein Beispiel für solche Umformulierungen:
     - Möge ich jeden Tag Glimmer finden.
     - Möge der Fluß der ventral-vagalen Energie mich nähren.
     - Möge eine Neurozeption von Sicherheit mich erfüllen.
     - Möge ich im Rhythmus eines regulierten Nervensystems leben.
2. Sprechen Sie Ihre Sätze laut. Hören Sie sich die Worte an, und spüren Sie, wie sie auf Ihr System wirken. Ob Sie die richtigen Worte gefunden haben, wissen Sie, wenn Sie eine tiefe Verbindung zu Ihrem ventral-vagalen System spüren.
3. Sprechen Sie die Sätze zunächst bezogen auf Sie selbst (»Möge ich«). Senden Sie sie danach anderen (»Mögest du«), wobei Sie mit jemandem begin-

nen, dem gegenüber Sie sich sicher und mit dem Sie sich verbunden fühlen. Anschließend übermitteln Sie die Wünsche einer Person, zu der Sie ein neutrales Verhältnis haben, dann jemandem, mit dem Sie eine unerledigte Zwistigkeit haben, und schließlich allen lebenden Wesen.

4. Teilen Sie Ihre vier Sätze einem anderen Menschen mit. Das kann ein Freund, ein Mitglied Ihrer Familie oder Ihr Therapeut sein. Äußern Sie die vier Sätze in Anwesenheit der anderen Person, und bitten Sie diese, Ihnen Ihre vier Sätze vorzulesen. Achten Sie darauf, was geschieht, wenn Sie Ihre speziellen Formulierungen selbst aussprechen und wenn Sie diese von der anderen Person hören. Verfolgen Sie Ihre autonome Reaktion auf das Anbieten von Mitgefühl und das anschließende Annehmen von Mitgefühl.

KAPITEL 7 • Integrating-Übungen

ÜBUNG

Erkennen und Benennen

DER HINTERGRUND

Des eigenen autonomen Zustandes gewahr zu sein ist ein schützender Faktor. Wenn wir nicht in der Lage sind, die Wechsel der autonomen Zustände zu erkennen, laufen wir Gefahr, in einem Zustand der Dysregulation gefangen zu bleiben. Die Frage »Wo auf meiner autonomen Landkarte befinde ich mich?« ermöglicht, auf einfache Weise ein Gewahrsein des eigenen autonomen Zustandes zu entwickeln.

DIE SCHRITTE

1. *Erkennen.* Richten Sie das Gewahrsein auf Ihren autonomen Zustand. Nutzen Sie zur Einstimmung, was Sie durch die Übungen in den Kapiteln 4 und 5 über autonome Zustände gelernt haben.
2. *Benennen.* Halten Sie sich aus Ihrer Erzählung heraus, und stellen Sie Ihren autonomen Zustand fest. Wo auf der autonomen Landkarte befinden Sie sich?
3. Wiederholen Sie diese beiden Schritte so lange, bis Sie sich auf Ihrer autonomen Landkarte schnell und präzise lokalisieren können.

ÜBUNG

Reflektieren

DER HINTERGRUND

Sobald einem Klienten das Erkennen und Benennen leicht fällt und er in der Lage ist, es automatisch auszuführen, kann er sich seinem ANS zuwenden und sich einen Moment anhören, was es zu sagen hat. Er braucht sich nicht die vollständige Geschichte anzuhören, sondern sollte nur so lange verweilen, bis er einen allgemeinen Eindruck von der Situation gewonnen hat.

DIE SCHRITTE

1. Seien Sie neugierig darauf, was das sympathische System mobilisiert hat, was zum Abstieg in den dorsal-vagalen Erhaltungsmodus geführt oder was ein Erlebnis ventral-vagaler Regulation hervorgerufen hat.
2. Hören Sie sich an, was Ihr Zustand Ihnen mitteilen will.
   - Meine sympathische Mobilisierung sagt mir ...
   - Mein dorsal-vagaler Zustand läßt mich wissen ...
   - Mein ventral-vagales System lädt mich ein, ...
3. Hören Sie einen Moment neugierig und ohne jedes Urteil zu. Verbringen Sie mit dem Zuhören nicht mehr als eine Minute. Durch diese Übung können Sie sich schnell und in groben Zügen mit Ihrer Erzählung vertraut machen und brauchen nicht tiefer in die Einzelheiten einzutauchen.

ÜBUNG

Regulieren

DER HINTERGRUND

Die Bewältigung des Alltagslebens erfordert, Ziele zu definieren und so zu handeln, daß diese Ziele erreicht werden. Ziele sind nützlich, um herauszufinden, was Sie erreichen wollen, und häufig werden sie in Form einer Intention zum Ausdruck gebracht.

DIE SCHRITTE

1. Machen Sie sich klar, welche autonomen Ziele Sie erreichen wollen. Fragen Sie sich:
   - Wohin sollen meine autonomen Muster mich bringen?
   - Was will ich verändern?
   - Was will ich vertiefen?

2. Notieren Sie sich Ziele, die sich auf etwas beziehen, das Sie entdeckt haben. Beginnen Sie jede Aussage mit den Worten »Ich beabsichtige«. Beispielsweise: »Ich beabsichtige, mich nicht im dorsal-vagalen Kollaps zu verfangen.« – »Ich beabsichtige, schneller mit meiner sympathischen Reaktion fertig zu werden.« – »Ich beabsichtige, Augenblicke ventral-vagalen Glücks zu finden und zu genießen.« Suchen Sie nach Worten, die Ihre autonomen Ziele zum Ausdruck bringen, und notieren Sie Ihre persönlichen Intentionen.

ÜBUNG

Formulieren von »Wenn-dann«-Aussagen

DER HINTERGRUND

Nachdem Sie Ihre autonomen Ziele erkannt haben, müssen Sie Ihre Intention in Handlungen übersetzen, indem Sie den Zielen eine sogenannte Ausführungsabsicht hinzufügen. Dies geschieht in Form einer Wenn-dann-Aussage, die klarstellt, wann, wo und wie Sie auf eine bestimmte Situation reagieren wollen. Das Formulieren von Ausführungsabsichten lenkt die Aufmerksamkeit auf bestimmte Erlebnisse. Dazu wird eine Verbindung zwischen Signalen und Reaktionen hergestellt, die es erleichtert, Situationen zu erkennen und darin aktiv zu werden.

DIE SCHRITTE

1. Legen Sie Ziele für einen neuen Umgang mit Signalen für Sicherheit und Gefahr fest. Formulieren Sie Ziele für alle drei autonomen Zustände. Hüten Sie sich davor, Ihre Ziele zu hoch zu stecken (und damit für den Anfang unerreichbar zu machen), sie zu umfassend (nicht klar genug, schwer realisierbar) oder zu langweilig (uninteressant, nicht fesselnd genug) zu formulieren. Treten Sie den Weg zu Ihren Zielen mit kleinen Schritten an, die dann zu einer größeren, klar definierten, gut meßbaren Veränderung führen. So werden Sie dazu motiviert, sehen zu wollen, was Sie erreichen können, wenn Sie am Ball bleiben.
2. Formulieren Sie zu diesem Zweck eine Aussage, die beginnt: »Wenn das geschieht, dann werde ich ...«, und formulieren Sie nach diesem Schema Wenn-dann-Äußerungen für jedes Ihrer Ziele.
3. Formulieren Sie Aussagen, die sich auf äußere Signale beziehen (Reaktionen auf bestimmte Menschen, Orte oder Ereignisse).
4. Formulieren Sie Aussagen, die sich auf innere Signale beziehen (Reaktionen auf Veränderungen Ihres autonomen Zustandes).
5. Lesen Sie Ihre Wenn-dann-Aussagen noch einmal, und überprüfen Sie Ihre autonome Reaktion darauf. Sorgen Sie dafür, daß jede Aussage eine Neurozeption von Sicherheit hervorruft. Formulieren Sie Aussagen um, die zu einer sympathischen oder dorsal-vagalen Reaktion führen.
6. Benutzen Sie Ihre Aussagen, und stellen Sie fest, was sie bewirken. Wenn sich Ihre Reaktionen verändern, wollen Sie möglicherweise neue Ziele definieren und neue Wenn-dann-Aussagen formulieren.

ÜBUNG

Re-Storying – Umschreiben einer Erzählung

DER HINTERGRUND

Menschen sind ständig auf der Suche nach einem Sinn, und sie werden automatisch dazu hingezogen, eine Erzählung zu entwickeln. Die Arbeit an den Fertigkeiten des Erkennens, Reflektierens und Regulierens führt zum Re-Storying. Durch die Integration neuer Muster entfernen wir uns von unseren alten Erzählungen und wenden uns der Entwicklung neuer zu. Dieser Übergang erzeugt oft Unbehagen, und wir können dabei leicht in altbekannte Erzählungen über uns selbst und die Welt hineingezogen werden. Der Re-Storying-Prozeß durchbricht die Gewohnheit, sich einer alten Erzählung abermals zuzuwenden, und fördert die Entwicklung einer neuen Erzählung. Re-Storying motiviert Sie dazu, sich aktiv am eigenen autonomen Abenteuer zu beteiligen.

DIE SCHRITTE

1. In welcher Hinsicht reagiert Ihr ANS anders? Vervollständigen Sie die folgenden Sätze so, daß die stattfindenden Veränderungen im Zentrum stehen:
   - Statt meiner erwarteten sympathischen Mobilisierung ...
   - Statt meiner altbekannten dorsal-vagalen Unverbundenheit ...
   - Mir fällt auf, daß ich mehr ...
   - Mir fällt auf, daß ich weniger ...
2. Schreiben Sie eine Erzählung, die Ihr neues Muster berücksichtigt. Wählen Sie Worte, die aus Ihrem ventral-vagalen Zustand hervorgehen und diesen Zustand aktiv halten. Beispielsweise könnte »Ich bin stark, wenn ich mit anderen Menschen interagiere« zu einer sympathischen Mobilisierung führen. Hingegen könnte »Ich verfüge über innere Stärke, die mir hilft, wenn ich mit anderen interagiere« Sie im ventral-vagalen Zustand verankert halten.
3. Schreiben Sie über Eigenschaften, nicht über Verhaltensweisen. Lassen Sie die Sätze mit »Ich bin« (einer Eigenschaft) beginnen, nicht mit »Ich tue« (einem Verhalten). »*Ich bin freundlich*« ist eine andere Geschichte als »*Ich tue freundliche Dinge*«.

4. Entwickeln Sie eine Erzählung, die Ihre neuen autonomen Reaktionsweisen verdeutlicht.
   - Benutzen Sie »*Ich fange an zu*« oder »*Es ist möglich daß*«, um die neue Erzählung zu beginnen.
   - Schreiben Sie in kleinen Einheiten. Beim Re-Storying ist eine kurze Erzählung nützlicher als ein langer Essay.

ÜBUNG

Die Vagusbremse trainieren

DER HINTERGRUND

Die Vagusbremse kann die Herzfrequenz beschleunigen und verlangsamen. Sie ermöglicht, die Energie des SNS stärker zu spüren, und hält gleichzeitig das ventral-vagale System aktiv und funktionsfähig. Wird die Vagusbremse gelöst, tritt die mobilisierende Energie des SNS aus dem Hintergrund in den Vordergrund. Wird die Vagusbremse wieder aktiviert, verläuft der Prozeß umgekehrt: Die sympathische Energie verschwindet im Hintergrund, und die ventral-vagale Energie tritt in den Vordergrund. Die Vagusbremse verhält sich im Grunde ähnlich wie die Bremsen eines Fahrrads. Stellen Sie sich vor, Sie fahren auf einem Fahrrad einen Hügel hinunter und möchten ein wenig schneller fahren. Wenn Sie dann die Bremse ein wenig lösen, drehen sich die Räder schneller. Treten Sie wieder leicht auf die Bremse, fahren Sie langsamer.

Wenn sich Ihre Vagusbremse nicht vollständig löst, können Sie unterschiedlich reagieren, unter anderem indem Sie sich ruhig, engagiert, erfreut, begeistert, leidenschaftlich, verspielt, aufmerksam oder wachsam fühlen, wobei Sie weiter zuverlässig im ventral-vagalen System verankert bleiben. So können Sie die Energie aufbringen, die Sie für eine Reaktion auf das Geschehen im betreffenden Augenblick brauchen. Eine gut funktionierende Vagusbremse unterstützt die Flexibilität Ihrer Reaktionen und erzeugt das Gefühl, Übergänge mit einer gewissen Leichtigkeit bewältigen zu können.

Metaphern und bildliche Vorstellungen können Ihnen helfen, sich darin zu üben, die Vagusbremse zu aktivieren, zu lösen und erneut zu aktivieren. Dadurch können Sie erleben, wie dieser Teil des ventral-vagalen Systems Ihnen hilft, mit alltäglichen Herausforderungen fertig zu werden. Durch stetiges Üben werden Sie in die Lage versetzt, flexibler zu reagieren und die positiven Wirkungen eines resilienten ANS zu spüren.

DIE SCHRITTE

1. Suchen Sie ein Bild für die Vagusbremse aus, das Ihnen das Gefühl gibt, die Energie auf den ventral-vagalen Pfaden verstärken und verringern zu können. Wählen Sie ein Bild, das Ihnen das Gefühl vermittelt, die Dimensionen von etwas beherrschen zu können. Sehr häufig werden hierzu Bildvorstellungen wie die Bremsen eines Fahrrads, eine Tür, eine Brücke, ein Tor, ein Wasserhahn, ein Lautstärkeregler und ein Dimmer benutzt. Lassen Sie sich bei der Suche nach einem Bild von einem Objekt, das Sie beeinflussen und dessen Veränderungen Sie messen können, von Ihrer Vorstellung leiten.

2. Schreiben Sie eine einfache Erzählung über Ihre Vagusbremse, in der Sie das gewählte Bild verwenden. Beschreiben Sie das Objekt und wie Sie es nutzen, um Ihre Energie zu stärken und sich wieder in einen ruhigen Zustand zu versetzen.

3. Benutzen Sie eine Bewegung. Nicht jeder Mensch kann mit Hilfe einer Bildvorstellung zu seinem inneren Erleben in Kontakt treten. Einige ziehen Bewegungen vor. Wählen Sie eine Bewegung, die sich verändert, um das Stärker- und Schwächerwerden von Energie zu veranschaulichen.

4. Verbinden Sie Ihr Bild der Vagusbremse und/oder die entsprechende Bewegung mit Ihrem Atemzyklus. Ein subtiles Muster der Lösung und Reaktivierung begleitet jeden Atemzyklus. Beim Einatmen löst sich die Bremse jeweils ein wenig und ermöglicht es dem Herzen, schneller zu schlagen, und wenn die Bremse beim Ausatmen reaktiviert wird, wird der Herzschlag verlangsamt. Nehmen Sie sich Zeit, um mit der Aktivität dieser beiden Pfade ein wenig zu experimentieren. Spüren Sie, wie sich die Vagusbremse bei jedem Atemzug löst und anschließend wieder aktiviert wird. Verfolgen Sie dies über mehrere Atemzyklen, bis Sie es als natürlich empfinden.

5. Nutzen Sie das gewählte Bild und/oder die Bewegung, um die Bremse bewußt zu aktivieren, zu lösen und erneut zu aktivieren.
   - Sehen Sie sich als aktiven Benutzer Ihrer Vagusbremse, der das Zu- und Abnehmen der Energie beeinflußt. Erwecken Sie das Bild zum Leben – indem Sie es sehen und hören und indem Sie spüren, wie Sie darauf einwirken. Spüren Sie, wie sich Ihre Energie im Einklang mit den Veränderungen des Bildes bewegt.

- Machen Sie sich die mit Ihrer Vagusbremse verbundene Bewegung entweder durch äußere Aktivität oder durch inneres Erleben bewußt. Verändern Sie die Bewegung, und spüren Sie das Zu- und Abnehmen der sympathischen Energie.

6. Spielen Sie mit dem Erlebnis bewußten Trainierens Ihrer Vagusbremse.
   - Beginnen Sie mit einer eher geringen Herausforderung, beispielsweise mit etwas, das Sie häufig im Alltag erleben. Wählen Sie auf einer von 1 bis 10 reichenden Intensitätsskala etwas im Bereich von 1 bis 3.
   - Benutzen Sie Ihr Bild und/oder Ihre Bewegung, um die Bremse zu lösen und die gewählte Herausforderung bewältigen zu können, und aktivieren Sie die Bremse wieder, nachdem Sie die Aufgabe bewältigt haben. Spüren Sie Ihren Einfluß auf die Funktionsweise Ihrer Vagusbremse, der Ihnen ermöglicht, mit alltäglichen Herausforderungen fertig zu werden.

7. Experimentieren Sie mit verschiedensten Herausforderungen, und entwikkeln Sie so Vertrauen in die Nutzung der Vagusbremse zur Bewältigung täglicher Probleme.
   - Sobald Sie das Gefühl haben, mit kleineren Herausforderungen gut fertig zu werden, können Sie sich an schwierigere Aufgaben heranwagen. Achten Sie darauf, wie sich die Vagusbremse löst, Ihre Energie angesichts größerer Herausforderungen steigen läßt und Ihnen gleichzeitig ermöglicht, den ventral-vagalen Zustand der Sicherheit zu erhalten. Reaktivieren Sie die Bremse anschließend, und kehren Sie zu Ihrem ventral-vagalen Ausgangspunkt zurück.
   - Üben Sie sich darin, die Vagusbremse bezogen auf Erlebnisse in Ihrer Umgebung zu nutzen.
   - Üben Sie, die Vagusbremse zu nutzen, um mit Beziehungsstressoren fertig zu werden.

ÜBUNG

Resilienzroutinen

DER HINTERGRUND

Resilienz ist eine emergente Eigenschaft eines ventral-vagalen Zustandes. Wenn Sie Ihre Resilienz stärken wollen, reagieren Sie auf eine Herausforderung nicht, indem Sie automatisch in eine überlebenssichernde Reaktion wechseln, sondern Ihnen gelingt eine flexiblere Reaktionsweise. Und falls Sie einmal in eine überlebenssichernde Reaktion hineingezogen werden, brauchen Sie nicht darin gefangen zu bleiben, sondern können in den Zustand ventral-vagaler Regulation zurückkehren. Wird Ihre Resilienz stärker, wirkt sich das auch positiv auf Ihre Fähigkeit, flexibel zu reagieren, aus.

DIE SCHRITTE

1. Entwickeln Sie Resilienzroutinen auf der Grundlage von Übungen, die Körper und Gehirn vielfältig einbeziehen. Schauen Sie sich Kapitel 6 noch einmal an, und suchen Sie dort nach Übungen verschiedener Kategorien, die in Ihre Resilienzroutine passen.
2. Experimentieren Sie mit Aktivitäten, die zu Momenten ventral-vagalen Erlebens führen.
   - Schauen Sie nach innen, während Sie Atem- und Reflektionsübungen ausführen.
   - Schauen Sie nach außen in die Umgebung Ihres Heims und in die Natur.
   - Schauen Sie sich an, wie Sie sich in der Welt bewegen und mit welchen Menschen Sie Umgang pflegen.
3. Wählen Sie Erlebnisse, die Sie als nährend empfinden, und solche, die Sie ein wenig herausfordern. Ziel ist die Zusammenstellung einer Mischung aus Übungen, die sich angenehm anfühlen und leicht auszuführen sind, und anderen, die gezielte Bemühung erfordern. Resilienz zu entwickeln bedeutet einerseits, laufend erhaltend wirkende Übungen auszuführen und regelmäßig neue Übungen zu erproben, die Sie auf angemessene Weise neuronal herausfordern.
4. Stellen Sie einige Übungen zusammen, die Sie im Rahmen Ihres Resilienztrainings ständig ausführen wollen.

5. Wählen Sie eine zweite Gruppe von Übungen, die Sie regelmäßig austauschen werden.
   - Entscheiden Sie, wie lange Sie die Übungen der zweiten Art jeweils nutzen wollen. Die Zeitspanne kann zwischen einer Woche und sechs Monaten liegen.
   - Suchen Sie einige neue Übungen aus, mit denen Sie in der gewählten Zeitspanne experimentieren wollen. Nach dieser Zeit können Sie unter diesen Übungen einige in die Gruppe der zentralen Übungen übernehmen und andere daraus entfernen. Während des Ausprobierens neuer Übungen entwickeln sich Ihre Bemühungen um die Verbesserung Ihrer Resilienz ständig weiter.

6. Überprüfen und revidieren Sie Ihre Resilienzroutine regelmäßig. Einige Übungen werden Sie Ihr ganzes Leben lang begleiten, andere sind Ihnen eine Weile nützlich und werden dann durch andere ersetzt.

Meine zentralen Übungen	**Wechselnde Übungen**
Bildvorstellung der Vagusbremse in Verbindung mit dem Atem	In diesem Monat werde ich …
absichtliches Seufzen	einmal täglich meine Atemzüge zählen
Glimmer erleben, während eine Hand auf meinem Herzen ruht	einen Ort suchen, wo ich mich sicher genug fühle, um still zu werden
	jede Woche einen anderen Yoga-Kurs ausprobieren

Abbildung 7.1. Beispiel für Resilienzroutinen

KAPITEL 8 ◆ Connecting-Übungen

ÜBUNG

Regeln der Reziprozität

DER HINTERGRUND

Reziprozität, Nähe und Interaktionen von Angesicht zu Angesicht brauchen wir als Menschen nicht ständig. Dem Wohlbefinden besonders förderlich ist ein ausgewogenes Verhältnis zwischen der Zeit, die wir mit anderen verbringen, und der Zeit, die wir für uns allein zur Verfügung haben. Jeder Mensch hat ein besonderes Bedürfnis nach Reziprozität, und unser Körper spürt, wenn dieses Bedürfnis nicht erfüllt wird. Ohne die erforderliche Reziprozität wechselt unser autonomer Zustand von der Bereitschaft, in Verbindung zu treten, zur Vorbereitung auf Selbstschutz. Eine therapeutisch wirksame Dosis Reziprozität (die für die gewünschte Wirkung notwendige Menge) in unser Alltagsleben einzubeziehen bedeutet, daß wir zunächst unsere Bedürfnisse kennen und dann dauerhafte Verbindungen aufbauen und Möglichkeiten schaffen müssen, diese Bedürfnisse zu erfüllen.

DIE SCHRITTE

1. Ergänzen Sie die folgenden Gleichungen, um Ihre Reziprozitätsrhythmen zu finden. Erkennen Sie die Signale, die anzeigen, daß Sie zu lange allein gewesen sind, daß Sie zuviel Zeit in Gesellschaft mit anderen verbracht oder ein ausgewogenes Verhältnis zwischen beidem gefunden haben.
2. Reziprozität ist kein statisches Erlebnis. Kehren Sie regelmäßig zu dieser Übung zurück, um festzustellen, wann Sie die Balance verloren haben oder wann Sie in guter Gesellschaft mit sich selbst und anderen sind.
3. Kümmern Sie sich um Ihre Verbindungen.
   - Notieren Sie Reziprozitätsabsichten, die beschreiben, wie Sie darauf achten wollen, daß Sie jeden Tag eine Zeitlang im Zustand der Reziprozität sind und eine Weile nicht darin sind. Beispiele hierfür sind: »Ich werde meine Reziprozitätsrhythmen verfolgen und aktiv werden, wenn ich die Balance verloren habe« oder: »Am Abend jedes Tages werde ich über meine Augenblicke der Reziprozität reflektieren.«

- Nehmen Sie sich Zeit und Raum für reziproke Interaktionen. Stellen Sie fest, wann, wo und mit wem Sie verläßliche, dauerhafte Chancen für Verbundenheit aufbauen können.

Die Zeitspanne, die ich heute allein verbringen möchte, ist: Heute werde ich Zeit allein verbringen, um zu tun:	= ausgewogene Reziprozität	Die Zeitspanne, die ich heute mit Freunden verbringen will, ist: Ich werde heute in Kontakt treten zu: Und wir werden folgendes tun:
Diese beruflichen Aufgaben bedeuten, daß ich auf mich gestellt arbeiten kann: Diese Dinge in meinem Privatleben bedeuten, daß ich allein bin:	> allein und nicht im Gleichgewicht	Ich habe es versäumt, mit den Menschen in meiner Umgebung, die mir wichtig sind, zusammen zu sein, weil ich auf folgendes nicht geachtet habe: Und ich habe mir keine Zeit genommen für:
Ich habe den Faden verloren im Hinblick auf: Ich war so sehr mit anderen beschäftigt, daß ich mir keine Zeit genommen habe für:	< mit anderen zusammen und aus dem Gleichgewicht	Ich fühle mich zu stark in das Leben von ... involviert. Ich fühle mich übersättigt, wenn ich Dinge mit anderen zusammen tue, weil ich ja gesagt habe zu:

ABBILDUNG 8.1. Darstellung der Reziprozitätsgleichungen

ÜBUNG

Persönliche Verbindungen aufbauen und erhalten

DER HINTERGRUND

Wie sieht eine Landkarte Ihrer Pfade zur Verbundenheit aus? Ihr persönlicher Plan enthält einen doppelten Fokus: Was hält, was es verspricht (Dinge, die bereits an Ort und Stelle sind), und was wird von Ihnen gewünscht (die Dinge, die wir erforschen und befürworten). Die Fragen in dieser Übung beziehen sich auf Menschen; Sie können Ihre Untersuchung aber auch auf Haustiere ausweiten.

DIE SCHRITTE

1. Stellen Sie fest, was seinen Zweck erfüllt.
   - Mit welchen Menschen fühlen Sie sich in Ihrem Leben verbunden?
   - Was, das Sie mit anderen zusammen tun, fördert diese Verbundenheit?
   - Was tun Sie, um Ihr Gefühl der Verbundenheit mit sich selbst zu stärken?
2. Finden Sie heraus, was Sie wollen.
   - Zu wem würden Sie gern eine Verbindung herstellen?
   - Wie könnten Sie neue Verbindungen erforschen?
   - Was würden Sie gern allein erforschen?
   - Wie paßt spielerische Interaktion mit anderen zu Ihren Vorstellungen über den Umgang mit Verbundenheit?
   - Wie passen Augenblicke gemeinsamen Erlebens von Stille in Ihren Plan für den Umgang mit Verbundenheit?
3. Füllen Sie die Kästen in Abbildung 8.2 auf der folgenden Seite aus, um Ihren persönlichen Plan für den Umgang mit Verbundenheit zu entwickeln. Überarbeiten Sie Ihren Plan, wenn Sie neue Dinge ausprobieren und neue Verbindungen herstellen.

Menschen, zu denen ich weiter in Verbindung treten möchte:	Menschen, die ich kennenlernen möchte:
Dinge, die ich mit meinen Freunden gern weiter tun würde:	Dinge, die ich gern mit anderen zusammen erforschen würde:
Wie ich gern weiter zu meinem eigenen Erleben in Verbindung treten würde:	Neue Dinge, die ich gern allein ausprobieren möchte:

Abbildung 8.2. Plan für persönliche Verbindungen

ÜBUNG

Cluster der Verbundenheit

DER HINTERGRUND

Man kann sich auf viele Arten um Reziprozität bemühen. Viele Pfade führen zur Verbundenheit. Zu wem Sie in Verbindung treten und wie Sie eine Verbindung gestalten, kann aber sehr unterschiedlich sein. Suchen Sie nach einer Möglichkeit, die auf Ihr ANS nährend wirkt, und entwickeln Sie zu anderen Menschen (und zu Haustieren) Beziehungen, die Ihnen das Gefühl geben, in ein Resilienz förderndes Netzwerk eingebunden zu sein.

DIE SCHRITTE

1. Schauen Sie sich an, *wer* in Ihrem Leben eine Rolle spielt.
   - Stellen Sie eine Liste der Menschen zusammen, mit denen Sie sich verbunden fühlen.
   - Lauschen Sie auf Ihre autonome Reaktion, während Sie an diese Menschen denken. Benutzen Sie eine Skala, auf der die Werte 1 bis 3 eine lockere Verbindung anzeigen, die Werte 4 bis 7 eine stärkere Verbindung und die Werte 8 bis 10 eine sehr starke Verbindung. Stellen Sie so fest, wie eng Sie sich den Betreffenden verbunden fühlen. Vielleicht stellt sich dann heraus, daß Sie einige, die Ihnen etwas bedeuten, zwischen 4 und 7 (also »stärker verbunden«) einordnen oder daß Sie jemanden, der Ihnen besonders nahesteht, im Bereich zwischen 8 und 10 (also »sehr stark verbunden«) verorten und daß Sie sich in beiden Fällen bei den Betreffenden sehr sicher und von ihnen sehr gut unterstützt fühlen. Entscheidend ist nicht, ob Sie eine bestimmte Anzahl von Verbindungen vorzuweisen haben; wichtiger ist, ob die Menschen, mit denen Sie sich verbunden fühlen, Ihre persönlichen autonomen Bedürfnisse erfüllen.

2. Stellen Sie fest, *wie oft* Sie zu den Menschen, die zu Ihrem Netzwerk gehören, in Kontakt treten. Entspricht Ihr Kontaktverhalten den Bedürfnissen der übrigen Beteiligten, empfinden Sie das als stärkend; besteht hingegen eine Diskrepanz zwischen Ihrem Wunsch nach Verbundenheit und Ihrem tatsächlichen Erleben von Verbundenheit, so ist das schmerzhaft.

3. Schauen Sie sich an, *wie* Sie in Verbindung treten.
    - Zeichnen Sie ein Tortendiagramm, um Ihre Arten von Verbindungen darzustellen. Benutzen Sie die Kommunikationskategorien, die zu Ihnen passen. Die beiden Beispiele in Abbildung 8.3 zeigen sehr unterschiedliche Verbindungsprofile, aber beide Urheber der Diagramme demonstrieren, daß sie sich mit ihrem persönlichen Netzwerk sehr tief verbunden fühlen.
4. Schauen Sie sich an, was Sie tun, wenn Sie in Verbindung treten.
    - Momente der Stille
    - Abenteuer körperlicher Aktivität
    - hinausgehen oder drinnen bleiben
    - Lieblingsaktivitäten, die Sie gern immer wieder aufgreifen
    - neue Dinge, die Sie ausprobieren wollen.

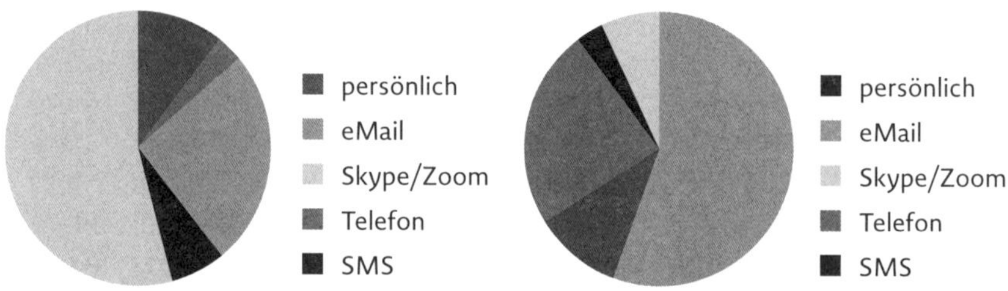

Abbildung 8.3. Arten von Verbindung

ÜBUNG

Mit Dankbarkeit

DER HINTERGRUND

Manchmal nimmt Dankbarkeit die Form lebenserhaltender oder lebensrettender Handlungen an (wenn Ihnen beispielsweise ein Fremder eine Niere spendet oder wenn jemand nicht von Ihrer Seite weicht, während Sie sich in einem Zustand tiefer Verzweiflung befinden), die unwiderruflich Ihre Art, über die Welt zu denken und sich in ihr zu bewegen, verändern. Häufiger begegnen wir Geschenken der Dankbarkeit in Form alltäglicher Erlebnisse. Einfache Interaktionen mit anderen Menschen (das Aufhalten einer Tür, ein Lächeln, die Würdigung des Beitrags eines anderen), das Verhalten von Haustieren (wenn Ihr Hund Sie an der Haustür begrüßt, Ihre Katze Sie am Morgen durch ihre freundlichen Liebkosungen weckt) oder Naturerlebnisse (die Rückkehr der Sonne nach einem Regenschauer oder der Regen nach einer Dürreperiode, das erste Anzeichen für den Frühling) sind Gelegenheiten, Dankbarkeit zu zeigen. Dankbarkeit ist gut für Körper und Gehirn (weniger körperliche Beschwerden, bessere Herzgesundheit, weniger Depression und Angst, mehr Glück). Eine Dankbarkeitspraxis hilft Ihnen, sich kleine alltägliche Erlebnisse von Güte bewußt zu machen, die andernfalls unbemerkt blieben.

DIE SCHRITTE

1. Führen Sie eine Dankbarkeitsliste. Gewöhnen Sie sich an, auf Dinge zu achten, die Sie bisher als selbstverständlich abgetan hätten.
2. Finden Sie Möglichkeiten, Ihre Dankbarkeit zum Ausdruck zu bringen. Sagen Sie Dank. Erwidern Sie einen Gefallen.
3. Benutzen Sie eine Atemübung, um sich in die Würdigung zu vertiefen.
   - Stellen Sie sich vor, Sie atmen in den Ursprung Ihres ventralen Vagus an der Schädelbasis hinein. Folgen Sie dem Weg des Nervs, der zum Herzen verläuft, und atmen Sie durch das Herz aus. Folgen Sie diesem Atemzyklus, und stellen Sie sich vor, daß Ihr ANS Ihr Erleben von Dankbarkeit unterstützt.
   - Atmen Sie mit einem Wort ein, das einem Augenblick, für den Sie dankbar sein sollten, Anerkennung zollt. Atmen Sie mit einem Wort aus, das Ihre Dankbarkeit zum Ausdruck bringt.

ÜBUNG

Mitfühlende Verbindungen

DER HINTERGRUND

Mit den Augen des Mitgefühls können Sie aus der Perspektive Ihres eigenen regulierten Nervensystems das dysregulierte System eines anderen Menschen betrachten, regulierend darauf einwirken und mit Güte dazu in Kontakt treten. Von der Energie Ihres ventral-vagalen Systems ausgehend, können Sie auch zu sich selbst innerlich in Verbindung treten und in einem Akt des Selbstmitgefühls Ihrem eigenen Leiden beistehen. Anhaltendes Erleben stärkt die Fähigkeit, mitfühlend in Kontakt zu treten. Stellen Sie Übungen zusammen, die Ihr ventral-vagales System zum Leben erwecken. Schaffen Sie eigene mitfühlende Verbindungen.

DIE SCHRITTE

1. Äußern Sie in der Sprache des ANS Mitgefühl.
   - Benutzen Sie eine sprachliche Formulierung, die dem dysregulierten Zustand eines anderen Menschen Rechnung trägt und benennt, wie Ihr ventral-vagaler Zustand Ihnen hilft, die andere Person mitfühlend zu sehen.
   - Legen Sie fest, in welchem Zeitrahmen Sie Ihre Äußerung verwenden wollen. Beispielsweise können Sie sich vornehmen, jede Woche oder jeden Tag eine neue Aussage zu entwickeln.
   - Achten Sie auf Menschen, die Mitgefühl brauchen, und nutzen Sie Ihre Aussage, um den Betroffenen entweder schweigend oder in gesprochener Form eine Botschaft zu übermitteln.
2. Integrieren Sie diese dreiphasige Mitgefühlsübung fest in Ihr Alltagsleben.
   - Suchen Sie Ihren ventral-vagalen Anker.
   - Schauen Sie durch den Filter der Energie Ihres ventral-vagalen Systems. Sehen Sie die andere Person nicht als schlecht oder unwürdig, sondern als in einen Zustand der Dysregulation verstrickt, in eine sympathische oder dorsal-vagale Reaktion der Schutzsuche hineingezogen und nicht in der Lage, sich zu regulieren.
   - Halten Sie die andere Person in Ihrer eigenen ventral-vagalen Energie. Lassen Sie zu, daß Ihr Nervensystem der anderen Person Signale für Sicherheit übermittelt.

3. Formulieren Sie mit Hilfe der Sprache des ANS eine Aussage über Selbstmitgefühl.
   - Benutzen Sie eine Ausdrucksweise, die Ihrem eigenen Zustand der Dysregulation Rechnung trägt, die Dysregulation als ein normales menschliches Erlebnis anerkennt und Sie daran erinnert, daß Ihr ANS den Weg zurück in den Zustand der Regulation kennt.
   - Legen Sie einen Zeitrahmen für die Nutzung Ihrer Aussage fest. Beispielsweise können Sie sich dafür entscheiden, jede Woche oder jeden Tag eine neue Aussage zu formulieren.
   - Beachten Sie, wann Sie selbst Mitgefühl brauchen, und wiederholen Sie Ihre Aussage dann entweder innerlich, oder sprechen Sie sie laut aus.

ÜBUNG

Ehrfurcht wecken

DER HINTERGRUND

Sie fühlen sich bewegt, wenn Sie von Ehrfurcht erfüllt sind, und reglos, wenn Ehrfurcht Sie ergreift. Ehrfurcht kann sich in einem Spektrum von gewöhnlich bis außergewöhnlich manifestieren. Manche Momente lassen Sie auf Ihrem Weg erstarren und erfordern Ihre Aufmerksamkeit. Andere Augenblicke des Alltags gehen unbemerkt vorüber. Menschen, die Natur, die Architektur, die Künste, spirituelle Erlebnisse und unerklärliche Ereignisse können Gefühle der Ehrfurcht wecken. Wo sind die Augenblicke der Ehrfurcht, die Sie Tag für Tag erleben und die nur darauf warten, von Ihnen entdeckt zu werden?

DIE SCHRITTE

1. Bauen Sie ein Reservoir von Erinnerungen an Erlebnisse von Ehrfurcht auf.
   - Erinnern Sie sich an einen Augenblick der Ehrfurcht.
   - Lassen Sie diesen Augenblick in Ihrem Geist Revue passieren, und rufen Sie sich seinen Reichtum in Erinnerung.
   - Versetzen Sie sich durch das Schreiben erneut in die Situation, um das Erleben zu vertiefen.

2. Stellen Sie fest, wo in Ihrem Leben Sie Ehrfurcht finden.
   - Bestimmte Menschen wecken Ehrfurcht. Bei wem ist das für Sie der Fall? Das können Menschen sein, die Sie kennen und zu denen Sie eine Beziehung unterhalten, oder Menschen, die Sie nur aus der Ferne bewundern.
   - Orte, die Architektur eines bestimmten Gebäudes und äußere Naturphänomene lassen immer wieder Erlebnisse von Ehrfurcht entstehen.
   - Kunst und Musik rufen zuverlässig Ehrfurcht hervor.
   - Auch spirituelle Erlebnisse wecken häufig Ehrfurcht.

3. Treten Sie entweder physisch oder in Form einer Erinnerung zu den Ehrfurcht weckenden Menschen, Orten und Ereignissen in Verbindung, die Sie in Schritt 2 dieser Übung identifiziert haben. Physisch in die betreffende Situation zurückzukehren oder sie sich ins Gedächtnis zu rufen läßt ein Erlebnis und Ihre ventral-vagale Reaktion darauf wieder zum Leben erwachen.

4. Seien Sie offen gegenüber unerklärlichen und unerwartet eintretenden Ereignissen. Lösen Sie sich von dem Bedürfnis, solche Augenblicke zu verstehen und zu erklären, und lassen Sie das Erleben von Ehrfurcht zu.

Literatur

Abel, J., & Clarke, L. (2018). Compassion is the best medicine. *Resurgence and Ecologist,* March/April. https://www.resurgence.org/magazine/article5050-compassion-is-the-best-medicine.html

Achtziger, A., Gollwitzer, P. M., & Sheeran, P. (2008). Implementation intentions and shielding goal striving from unwanted thoughts and feelings. *Personality and Social Psychology Bulletin, 34*(3), 381–393. doi:10.1177/0146167207311201

Alkon, A. et al. (2014). Prenatal adversities and Latino children's autonomic nervous system reactivity trajectories from 6 months to 5 years of age. *PloS ONE, 9*(1), e86283. doi:10.1371/journal.pone.0086283

Amati, V. et al. (2018). Social relations and lifesatisfaction: the role of friends. *Genus, 74*(1), 7. doi:10.1186/s41118-018-0032-z

American Psychiatric Association (2013). *Diagnostic and statistical manual of mental disorders* (5th ed.). Arlington: Author.

Andersson, U., & Tracey, K. J. (2012). A new approach to rheumatoid arthritis: Treating inflammation with computerized nerve stimulation. *Cerebrum,* 2012, 3.

Aucouturier, J. J. et al. (2016). Covert digital manipulation of vocal emotion alter speakers' emotional states in a congruent direction. *Proceedings of the National Academy of Sciences, 113*(4), 948–953. doi:10.1073/pnas.1506552113

Bateson, P. (2014). Play, playfulness, creativity and innovation. *Animal Behavior and Cognition,* 2, 99–112. doi:10.12966/abc.05.02.2014

Baumeister, R. F., & Leary, M. R. (1995). The need to belong: Desire for interpersonal attachments as a fundamental human motivation. *Psychological Bulletin, 117*(3), 497–529. http://dx.doi.org/10.1037/0033-2909.117.3.497

Beckwith McGuire, K. M., Greenberg, M. A., & Gevirtz, R. (2005). Autonomic effects of expressive writing in individuals with elevated blood pressure. *Health Psychology, 10*(2), 197–209. https://doi.org/10.1177/1359105305049767

Bell, S. et al. (2015). Seeking everyday wellbeing: The coast as a therapeutic landscape. *Social Science & Medicine,* 142. doi:10.1016/j.socscimed.2015.08.011

Bhullar, N., Schutte, N. S., & Malouff, J. M. (2011). Writing about satisfaction processes increases well-being. *Individual Differences Research, 9,* 22–32.

Blanco C. A. (2014). The principal sources of William James' idea of habit. *Frontiers in Human Neuroscience, 8,* 274. doi:10.3389/fnhum.2014.00274

Bolwerk, A. et al. (2014). How art changes your brain: Differential effects of visual art production and cognitive art evaluation on functional brain connectivity. *PLoS ONE, 9*(7), e101035. doi:10.1371/journal.pone.0101035

Brieber, D. et al. (2014). Art in time and space: Context modulates the relation between art experience and viewing time. *PloS ONE, 9*(6), e99019. doi:10.1371/journal.pone.0099019

Brown, D. K., Barton, J. L., & Gladwell, V. F. (2013). Viewing nature scenes positively affects recovery or autonomic function following acute-mental stress. *Environmental Science & Technology, 47*(11). doi:10.1021/es305019p

Buchanan, M. (2007, July 4). Why we are all creatures of habit. http://cdn2.hubspot.net/hub/41475/file14044534-pdf/pdf%20downloads/new.scientist._being_human.pdf

Bush, N. R. et al. (2017). Effects of pre- and postnatal maternal stress on infant temperament and autonomic nervous system reactivity and regulation in a diverse, low-income population. *Development and Psychopathology, 29*(5), 1553–1571. doi:10.1017/S0954579417001237

Cacioppo, J. T., & Cacioppo, S. (2014). Social relationships and health: The toxic effects of perceived social isolation. *Social and Personality Psychology Compass, 8*(2), 58–72. http://doi.org/10.1111/spc3.12087

Carnevali, L. et al. (2018). Autonomic and brain morphological predictors of stress resilience. *Frontiers in Neuroscience, 12*, 228. doi:10.3389/fnins.2018.00228

Carter, C. S., & Porges, S. W. (2012). The biochemistry of love: An oxytocin hypothesis. *EMBO Reports, 14*(1), 12–16. doi:10.1038/embor.2012.191

Chanda, M. L., & Levitin, D. J. (2013). The neurochemistry of music. *Trends in Cognitive Sciences, 17*(4),179–193. doi:10.1016/j.tics.2013.02.007

Cigna (2018). U. S. Loneliness Index.
https://www.cigna.com/assets/docs/newsroom/loneliness-survey-2018-fact-sheet.pdf

Cole, S. W. (2009). Social regulation of human gene expression. *Current Directions in Psychological Science, 18*(3), 132–137. doi:10.1111/j.1467-8721.2009.01623.x

Cole, S. W. (2014). Human social genomics. *PLoS Genetics, 10*(8), e1004601.
doi:10.1371/journal.pgen.1004601

Cole, S. W. et al. (2015). Loneliness, eudaimonia, and the human conserved transcriptional response to adversity. *Psychoneuroendocrinology, 62*, 11–17.
doi:10.1016/j.psyneuen.2015.07.001

Collet, C. et al. (2013). Autonomic nervous system correlates in movement observation and motor imagery. *Frontiers in Human Neuroscience, 7*, 415. doi:10.3389/fnhum.2013.00415

Costa, J. M. et al. (2018). Regulating feelings during interpersonal conflicts by changing voice self-perception. *CHI 2018. CHI '18 Proceedings of the 2018 CHI Conference on Human Factors in Computing Systems Paper No. 631.* doi:10.1145/3173574.3174205

Critchley, H., & Harrison, N. (2013). Visceral influences on brain and behavior. *Neuron, 77*(4), 624–638. doi:10.1016/j.neuron.2013.02.008

Dana, D. (2018). *The polyvagal theory in therapy: Engaging the rhythm of regulation.* New York: Norton; dt. (2018). *Die Polyvagal-Theorie in der Therapie: Den Rhythmus der Regulation nutzen.* Lichtenau: G. P. Probst Verlag.

Darwin, C. (1872). *The expression of the emotions in man and animals.* London: John Murray; dt. (1872): *Der Ausdruck der Gemüthsbewegungen bei dem Menschen und den Thieren.* Stuttgart: E. Schweizerbart'sche Verlagshandlung.

De Jong Gierveld, J., & Van Tilburg, T. (2010). The De Jong Gierveld short scales for emotional and social loneliness: Tested on data from 7 countries in the UN generations and gender surveys. *European Journal of Ageing, 7*(2), 121–130. doi:10.1007/s10433-010-0144-6

DePierro, J. M., D'Andrea, W., & Frewen, P. (2014). Anhedonia in trauma related disorders: The good, the bad, and the shut-down. In: M. S. Ritsner (Ed.), *Anhedonia: A comprehensive handbook: Neuropsychiatric and physical disorders* (pp. 175–189). New York: Springer Science + Business Media. doi: 10.1007/978-94-017-8610-2_7

de Vries, S. et al. (2016). Local availability of green and blue space and prevalence of common mental disorders in the Netherlands. *BJPsych Open, 2*(6), 366–372. doi:10.1192/bjpo.bp.115.002469

Demougeot, L. et al. (2009). Discrete and effortful imagined movements do not specifically activate the autonomic nervous system. *PloS ONE, 4*(8), e6769. doi:10.1371/journal.pone.0006769

DiMenichi, B. C. et al. (2018). Writing about past failures attenuates cortisol responses and sustained attention deficits following psychosocial stress. *Frontiers in Behavioral Neuroscience, 12,* 45. doi:10.3389/fnbeh.2018.00045

Doidge, N. (2015). *The brain's way of healing.* New York: Penguin Books; dt. (2015). *Wie das Gehirn heilt.* Frankfurt/M.: Campus.

Dorrance, A., & Fink, G. (2015). Effects of stroke on the autonomic nervous system. *Comprehensive Physiology, 5,* 1241–1263. doi:10.1002/cphy.c140016

Duros, P., & Crowley, D. (2014). The body comes to therapy too. *Clinical Social Work J, 42,* 237. doi:10.1007/s10615-014-0486-1

Emmons, R. A., & Stern, R. (2013). Gratitude as a psychotherapeutic intervention. *Clinical Psychology, 69,* 846–855. doi:10.1002/jclp.22020

Evans, S. et al. (2013). Heart rate variability as a biomarker for autonomic nervous system response differences between children with chronic pain and healthy control children. *Pain Research, 6,* 449–457. doi:10.2147/JPR.S43849

Fifer, W. P. et al. (2009). Effects of alcohol and smoking during pregnancy on infant autonomic control. *Developmental Psychobiology, 51*(3), 234–242. doi:10.1002/dev.20366

Fisher, S. (2014). *Neurofeedback in the treatment of developmental trauma.* New York: Norton.

Flores, P., & Porges, S. (2017). Group psychotherapy as a neural exercise: Bridging polyvagal theory and attachment theory. *Intern. Journal of Group Psychotherapy, 67,* 202–222. doi:10.1080/00207284.2016.1263544

Furman, D. J. et al. (2013). Interoceptive awareness, positive affect, and decision making in major depressive disorder. *Journal of affective disorders, 151*(2), 780–785. doi:10.1016/j.jad.2013.06.044

Füstös, J. et al. (2012). On the embodiment of emotion regulation: Interoceptive awareness facilitates reappraisal. *Social cognitive and affective neuroscience, 8*(8), 911–917. doi: 10.1093/scan/nss089

Fowler, J. H., & Christakis, N. A. (2008). Dynamic spread of happiness in a large social network: Longitudinal analysis over 20 years in the Framingham Heart Study. *BMJ (Clinical Research Ed.), 337,* a2338. doi:10.1136/bmj.a2338

Franz, E. A., & Gillett, G. (2011). John Hughlings Jackson's evolutionary neurology: A unifying framework for cognitive neuroscience. *Brain, 134* (Pt 10), 3114–3120. doi:10.1093/brain/awr218

Friis, A. M., Consedine, N. S., & Johnson, M. H. (2015). Does kindness matter? Diabetes, depression, and self-compassion: A selective review and research agenda. *Diabetes Spectrum, 28* (4), 252–257. doi:10.2337/diaspect.28.4.252

Fukushima, A. et al. (2011). Assessment of fetal autonomic nervous system activity by fetal magnetocardiography: Comparison of normal pregnancy and intrauterine growth restriction. *Pregnancy, 2011,* 218162.

Geiger, P. J., Morey, J. N., & Segerstrom, S. C. (2016). Beliefs about savoring in older adulthood: Aging and perceived health affect temporal components of perceived savoring ability. *Personality and Individual Differences, 105,* 164–169. doi.org/10.1016/j.paid.2016.09.049

Georgiou, K. et al. (2018). Can wearable devices accurately measure heart rate variability? A systematic review. *Folia Medica, 60*(1), 7–20. doi:10.2478/folmed-2018-0012

Gerbarg, P. L., & Brown, R. P. (2016, Nov 30). Neurobiology and neurophysiology of breath practices in psychiatric care. *Psychiatric Times.* http://www.psychiatrictimes.com/special-reports/neurobiology-and-neurophysiology-breath-practices-psychiatric-care

Gladwell, M. (2000). *The tipping point.* New York: Little, Brown and Company; dt. (2000). *Der Tipping-Point: Wie kleine Dinge Großes bewirken können.* Berlin: Berlin-Verlag.

Gollwitzer, P., & Sheeran, P. (2006). Implementation intentions and goal achievement: A meta-analysis of effects and processes. *Advances in Experimental Social Psychology, 38,* 69–119. doi:10.1016/S0065-2601(06)38002-1

Gopnik, A. (2005, Jan 16). How we learn. https://www.nytimes.com/2005/01/16/education/edlife/how-we-learn.html

Gould van Praag, C. D. et al. (2017). Mind-wandering and alterations to default mode network connectivity when listening to naturalistic versus artificial sounds. *Scientific Reports, 7,* 45273. doi:10.1038/srep45273

Graham, L. (2018). *Resilience.* Novato: New World Library; dt. (2020). *Resilienz: Wirkungsvolle Übungen, um nach Schwierigkeiten, Enttäuschungen und Katastrophen wieder ins Gleichgewicht zu kommen.* Freiburg: Arbor.

Gray, A. (2018). Roots, rhythm, reciprocity. In: S. W. Porges & D. Dana (Eds.), *Clinical application of the polyvagal theory.* New York: Norton; dt. (2019). Wurzeln, Rhythmus, Reziprozität: Von der Polyvagal-Theorie inspirierte Tanztherapie mit Traumatisierten. In: S. W. Porges & D. Dana (Hrsg.), *Klinische Anwendungen der Polyvagal-Theorie.* Lichtenau: G. P. Probst Verlag.

Grippo, A. J., Lamb, D. G., Carter, C. S., & Porges, S. W. (2007). Social isolation disrupts autonomic regulation of the heart and influences negative affective behaviors. *Biological Psychiatry, 62*(10), 1162–1170. doi:10.1016/j.biopsych.2007.04.011

Haase, L. et al. (2015). When the brain does not adequately feel the body: Links between low resilience and interoception. *Biological Psychology, 113,* 37–45. doi:10.1016/j.biopsycho.2015.11.004

Halifax, J. (2012). A heuristic model of enactive compassion. *Current Opinion in Supportive and Palliative Care, 6*(2), 228–235. doi:10.1097/spc.0b013e3283530fbe

Hall, S. E., Schubert, E., & Wilson, S. J. (2016). The role of trait and state absorption in the enjoyment of music. *PLoS ONE, 11*(11), e0164029. doi:10.1371/journal.pone.0164029

Hambleton, M. T. et al. (2013). Autonomic nervous system function following prenatal opiate exposure. *Frontiers in Pediatrics, 1,* 27. doi:10.3389/fped.2013.00027

Haviland-Jones, J. et al. (2005). An environmental approach to positive emotion: Flowers. *Evolutionary Psychology, 3*(1). doi:10.1177/147470490500300109

Hawkley, L., & Cacioppo, J. (2010). Loneliness matters: A theoretical and empirical review of consequences and mechanisms. *Annals of Behavioral Medicine, 40*(2), 218–227. doi:10.1007/s12160-010-9210-8

Herbert, R. (2011). An empirical study of normative dissociation in musical and non-musical everyday life experiences. *Psychology of Music, 41*(3), 372–394. doi:10.1177/0305735611430080

Herbert, C., Sfarlea, A., & Blumenthal, T. (2013). Your emotion or mine: Labeling feelings alters emotional face perception – an ERP study on automatic and intentional affect labeling. *Frontiers in Human Neuroscience, 7,* 378. doi:10.3389/fnhum.2013.00378

Holt-Lunstad, J., Robles, T. F., & Sbarra, D. A. (2017). Advancing social connection as a public health priority in the United States. *American Psychologist, 72*(6), 517–530. doi:10.1037/amp0000103

Homan, K. J., & Sirois, F. M. (2017). Self-compassion and physical health: Exploring the roles of perceived stress and health-promoting behaviors. *Health Psychology Open, 4*(2). doi:10.1177/2055102917729542

Ikei, H. et al. (2014). The physiological and psychological relaxing effects of viewing rose flowers in office workers. *Physiological Anthropology, 33*(1), 6. doi:10.1186/1880-6805-33-6

IJzerman, H. et al. (2012). Cold-blooded loneliness: Social exclusion leads to lower skin temperatures. *Acta Psychologica, 140*(3),283–288. doi:10.1016/j.actpsy.2012.05.002

James, W. (1890). *Habit.* New York: Henry Holt.

Jamieson, J. P., Nock, M. K., & Mendes, W. B. (2011). Mind over matter: Reappraising arousal improves cardiovascular and cognitive responses to stress. *Journal of Experimental Psychology. General, 141*(3), 417–422. doi:10.1037/a0025719

Jefferies, A. L., Canadian Paediatric Society, Fetus and Newborn Committee (2012). Kangaroo care for the preterm infant and family. *Paediatrics & Child Health, 17*(3), 141–146.

Jerath, R. et al. (2006). Physiology of long pranayamic breathing: Neural respiratory elements may provide a mechanism that explains how slow deep breathing shifts the autonomic nervous system. *Medical Hypotheses, 67,* 566–571. doi:10.1016/j.mehy.2006.02.042

Jo Cox Loneliness (n.d.). https://www.redcross.org.uk › *media › documents › about-us › combatting-loneliness.*

Jose, P. E., Lim, B. T., & Bryant, F. B. (2012). Does savoring increase happiness? A daily diary study. *Positive Psychology, 7*(3), 176–187. doi:10.1080/17439760.2012.671345

Joung, D. et al. (2015). The prefrontal cortex activity and psychological effects of viewing forest landscapes in autumn season. *International Journal of Environmental Research and Public Health, 12*(7), 7235–7243. doi:10.3390/ijerph120707235

Kahn, P. H., Severson, R. L., & Ruckert, J. H. (2009). The human relation with nature and technological nature. *Current Directions in Psychological Science, 18*(1), 37–42. doi:10.1111/j.1467-8721.2009.01602.x

Kanbara, K., & Fukunaga, M. (2016). Links among emotional awareness, somatic awareness and autonomic homeostatic processing. *Biopsychosocial Medicine, 10,* 16. doi:10.1186/s13030-016-0059-3

Kang, S. H. (2016). Spaced repetition promotes efficient and effective learning: Policy implications for instruction. *Policy Insights from the Behavioral and Brain Sciences, 3*(1), 12–19. doi:10.1177/2372732215624708

Keltner, D., & Haidt, J. (2003). Approaching awe, a moral, spiritual, and aesthetic emotion. *Cognition and Emotion, 17*(2), 297–314. doi:10.1080/02699930302297

Kim, J. H., Bae, H. S., & Park, S. S. (2016). The effects of breath-counting meditation and deep breathing on heart rate variability. *Korean Medicine, 37,* 36–44. doi:10.13048/jkm.16019

Kinsella, M. T., & Monk, C. (2009). Impact of maternal stress, depression and anxiety on fetal neurobehavioral development. *Clinical Obstetrics and Gynecology, 52*(3), 425–440. doi:10.1097/GRF.0b013e3181b52df1

Kirby, J. N. et al. (2017). The current and future role of heart rate variability for assessing and training compassion. *Frontiers in Public Health, 5,* 40. doi:10.3389/fpubh.2017.00040

Kobayashi, H. et al. (2018). Forest walking affects autonomic nervous activity: A population-based study. *Frontiers in Public Health, 6,* 278. doi:10.3389/fpubh.2018.00278

Kok, B. E., & Fredrickson, B. L. (2011). Upward spirals of the heart: Autonomic flexibility, as indexed by vagal tone, reciprocally and prospectively predicts positive emotions and social connectedness. *Biological Psychology, 85*(3), 432–436. doi:10.1016/j.biopsycho.2010.09.005

Kok, B. E. et al. (2013). How positive emotions build physical health: Perceived positive social connections account for the upward spiral between positive emotions and vagal tone. *Psychological Science, 24*(7), 1123–1132. doi:10.1177/0956797612470827

Laborde, S., Mosley, E., & Thayer, J. F. (2017). Heart rate variability and cardiac vagal tone in psychophysiological research — Recommendations for experiment planning, data analysis, and data reporting. *Frontiers in Psychology, 8,* Article ID 213. doi:10.3389/fpsyg.2017.00213

Lally, P. et al. (2010). How are habits formed: Modelling habit formation in the real world. *European Journal of Social Psychology, 40,* 998–1009. doi:10.1002/ejsp.674

Lally, P., Wardle, J., & Gardner, B. (2011). Experiences of habit formation: A qualitative study. *Psychology, Health & Medicine, 16,* 484–489. doi:10.1080/13548506.2011.555774

Lee, M. S. et al. (2015). Interaction with indoor plants may reduce psychological and physiological stress by suppressing autonomic nervous system activity in young adults: A randomized crossover study. *Physiological Anthropology, 34*(1), 21. doi:10.1186/s40101-015-0060-8

Lepecki, A. (2001). Undoing the fantasy of the (dancing) subject: ›Still Acts‹ in Jérôme Bel's the last performance. In: St. de Belder & K. Tachelet (Eds.), *The Salt of the Earth. On dance, politics and reality.* Brüssel: Vlaams Theater Instituut.

Long, C. R., & Averill, J. R. (2003). Solitude: An exploration of benefits of being alone. *Journal for the Theory of Social Behavior, 33,* 21–44.

Lucardie, D. (2014). The impact of fun and enjoyment on adult's learning. *Procedia – Social and Behavioral Sciences, 142,* 439–446. doi:10.1016/j.sbspro.2014.07.696

Lucas, A. R., Klepin, H. D., Porges, S. W., & Rejeski, W. J. (2018). Mindfulness-based movement: A polyvagal perspective. *Integrative Cancer Therapies, 17*(1), 5–15. doi:10.1177/1534735416682087

Luo, X., Qiao, L., & Che, X. (2018). Self-compassion modulates heart rate variability and negative affect to experimentally induced stress. *Mindfulness, 9*(2). doi:10.1007/s12671-018-0900-9

Ma, X. et al. (2017). The effect of diaphragmatic breathing on attention, negative affect and stress in healthy adults. *Frontiers in Psychology, 8,* 874. doi:10.3389/fpsyg.2017.00874

Maas, J. et al. (2009). Is green space in the living environment associated with people's feelings of social safety? *Environment and Planning A: Economy and Space, 41*(7), 1763–1777. doi:org/10.1068/a4196

Manini, B. et al. (2013). Mom feels what her child feels: Thermal signatures of vicarious autonomic response while watching children in a stressful situation. *Frontiers in Human Neuroscience, 7,* 299. doi:10.3389/fnhum.2013.00299

Maran, T. et al. (2017). Lost in time and space: States of high arousal disrupt implicit acquisition of spatial and sequential context information. *Frontiers in Behavioral Neuroscience, 11,* 206. doi:10.3389/fnbeh.2017.00206

Mazur, M. et al. (2012). Autonomic nervous system activity in constipation-predominant irritable bowel syndrome patients. *Medical Science Monitor, 18*(8), CR493–499. doi:10.12659/MSM.883269

McCraty, R., & Zayas, M. A. (2014). Cardiac coherence, self-regulation, autonomic stability, and psychosocial well-being. *Frontiers in Psychology, 5,* 1090. doi:10.3389/fpsyg.2014.01090

McCullough, M., Tsang, J. A., & Emmons, R. A. (2004). Gratitude in intermediate affective terrain: Links of grateful moods to individual differences and daily emotional experience. *Personality and Social Psychology, 86*(2), 295–309. doi:10.1037/0022-3514.86.2.295

McPherson, M. J. et al. (2016). Emotional intent modulates the neural substrates of creativity: An fMRI study of emotionally targeted improvisation in jazz musicians. *Scientific Reports, 6,* 18460. doi:10.1038/srep18460

Merz, C. N., Elboudwarej, O., & Mehta, P. K. (2015). The autonomic nervous system and cardiovascular health and disease: A complex balancing act. *JACC: Heart Failure, 3*(5), 383–385. doi:10.1016/j.jchf.2015.01.008

Milne, S., Orbell, S., & Sheeran, P. (2002). Combining motivational and volitional interventions to promote exercise participation: Protection motivation theory and implementation intentions. *British Journal of Health Psychology, 7,* 163–184. doi:10.1348/135910702169420

Mojet, J. et al. (2016). The emotional influence of flowers on social perception and memory: An exploratory study. *Food Quality and Preference, 53,* 143–150. doi:10.1016/j.foodqual.2016.06.003

More, T. A., Long, C., & Averill, J. (2004). Solitude, nature, and cities. In: Murdy, James, comp., ed. Proceedings of the 2003 Northeastern Recreation Research Symposium; 2003 April 6–8. Bolton Landing.

Neal, D. T. et al. (2011). The pull of the past: When do habits persist despite conflict with motives? *Personality and Social Psychology Bulletin, 37*(11), 1428–1437. doi.org /10.1177 /0146167211419863

Neff, K. D., & Germer, C. (2017). Self-compassion and psychological wellbeing. In: J. Doty (Ed.), *Oxford Handbook of Compassion Science,* Chap. 27. Oxford: Oxford Univ. Press.

Neyfakh, L. (2014, July 20). What playfulness can do for you. https://www.bostonglobe.com/ideas/2014/07/19/what-playfulness-can-for-you/Cxd7Et4igTLkwpkUXSr3cO/story.html

Nguyen, T. T., Ryan, R. M., & Deci, E. L. (2018). Solitude as an approach to affective self-regulation. *Personality & Social Psychology Bulletin, 44*(1), 92–106. doi:10.1177/0146167217733073

Ostlund, B. D. et al. (2017). Shaping emotion regulation: Attunement, symptomatology, and stress recovery within mother-infant dyads. *Developmental Psychobiology, 59*(1), 15–25. doi:10.1002/dev.21448

Ozbay, F. et al. (2007). Social support and resilience to stress: From neurobiology to clinical practice. *Psychiatry (Edgmont), 4*(5), 35–40.

Park, G., & Thayer, J. (2014). From the heart to the mind: Cardiac vagal tone modulates top-down and bottom-up visual perception and attention to emotional stimuli. *Frontiers in Psychology, 5,* 278. doi:10.3389/fpsyg.2014.00278

Pelowski, M. et al. (2016). Visualizing the impact of art: An update and comparison of current psychological models of art experience. *Frontiers in Human Neuroscience, 10,* 160. doi:10.3389/fnhum.2016.00160

Pennebaker, J. W. (2018). Expressive writing in psychological science. *Perspectives on Psychological Science, 13*(2), 226–229. doi:10.1177/1745691617707315

Petersen, S. et al. (2014). Categorical interoception: Perceptual organization of sensations from inside. *Psychological Science, 25*(5), 1059–1066. doi:10.1177/0956797613519110

Philippe, F. L., Lecours, S., & Beaulieu-Pelletier, G. (2009). Resilience and positive emotions: Examining the role of emotional memories. *Journal of Personality, 77,* 139–176. doi:10.1111/j.1467-6494.2008.00541.x

Porges, S. W. (2003). Social engagement and attachment. *Annals of the New York Academy of Sciences, 1008*(1), 31–47; dt. (2010): Soziales Engagement und Bindung. In: *Die Polyvagal-Theorie. Neurophysiologische Grundlagen der Therapie.* S. 193–209. Paderborn: Junfermann.

Porges, S. W. (2004). Neuroception: A subconscious system for detecting threats and safety. *Zero to Three* (J), 24(5), 19–24; dt. (2010): Neurozeption. In: *Die Polyvagal-Theorie. Neurophysiologische Grundlagen der Therapie*. S. 29–41. Paderborn: Junfermann.

Porges, S. W. (2006). The polyvagal perspective. *Biological Psychology, 74*(2), 116–143. doi:10.1016/j.biopsycho.2006.06.009

Porges, S. W. (2009). Reciprocal influences between body and brain in the perception and expression of affect: A polyvagal perspective. In: D. Fosha, D. Siegel & M. Solomon (Eds.), *The healing power of emotion*. New York: Norton; dt. (2010): Reziproke Einflüsse zwischen Körper und Gehirn ... In: *Die Polyvagal-Theorie. Neurophysiologische Grundlagen der Therapie*. S. 283–301. Paderborn: Junfermann.

Porges, S. W. (2010). Music therapy and trauma: Insights from the polyvagal theory. In: K. Stewart (Ed.), *Symposium on music therapy and trauma*. New York: Satchnote Press; dt. (2010). Musiktherapie und Trauma aus der Sicht der Polyvagal-Theorie. In: *Die Polyvagal-Theorie. Neurophysiologische Grundlagen der Therapie*. S. 257–264. Paderborn: Junfermann.

Porges, S. W. (2011). *The polyvagal theory: Neurophysiological foundations of emotions, attachment, communication, self-regulation*. New York: Norton; dt. (2010). *Die Polyvagal-Theorie. Neurophysiologische Grundlagen der Therapie*. Paderborn: Junfermann.

Porges, S. W. (2012). Polyvagal theory: Why this changes everything [Webinar]. In: NICABM Trauma Therapy Series.

Porges, S. W. (2014). Talk presented at meeting of New England Society for Trauma and Dissociation. Lexington.

Porges, S. W. (2015a). Making the world safe for our children: Downregulating defence and up-regulating social engagement to ›optimise‹ the human experience. *Children Australia, 40*(2), 114–123. doi:10.1017/cha.2015.12

Porges, S. W. (2015b). Play as a neural exercise: Insights from the polyvagal theory. In: D. Pearce-McCall (Ed.), *The power of play for mind-brain health* (pp. 3–7). http://mindgains.org/

Porges, S. W. (2016). Mindfulness & co-regulation. (Serge Prengel, Interviewer) (Transcript) https://somaticperspectives.com/zug/transcripts/Porges-2016-09.pdf

Porges, S. W. (2017a). *The pocket guide to the polyvagal theory: The transformative power of feeling safe*. New York: Norton; dt. (2017). *Die Polyvagal-Theorie und die Suche nach Sicherheit: Traumabehandlung, soziales Engagement und Bindung*. Lichtenau: G. P. Probst Verlag.

Porges, S. W. (2017b). Vagal pathways: Portals to compassion. In: E. M. Seppälä et al. (Eds.). *Oxford Handbook of Compassion Science*. New York: Oxford University Press; dt. (2019). Vaguspfade – Zugänge zum Mitgefühl. In: D. Rahm & S. Meggyesy (Hrsg.), *Somatische Erfahrungen in der psychotherapeutischen und körpertherapeutischen Traumabehandlung*. S. 209–232. Lichtenau: G. P. Probst Verlag.

Porges, S. W. (2017c). The significance of stillness. *Human Givens Journal, 24*(2), 28–35.

Porges, S. W., & Carter, C. S. (2017). Polyvagal theory and the social engagement system:

Neurophysiological bridge between connectedness and breath. In: P. L. Gerbarg, P. R. Muskin, & R. P. Brown (Eds.), *Complementary and integrative treatments in psychiatric practice.* Arlington: American Psychiatric Association.

Porges, S. W., & Furman, S. A. (2011). The early development of the autonomic nervous system provides a neural platform for social behaviour: A polyvagal perspective. *Infant and Child Development, 20*(1), 106–118. doi:10.1002/icd.688

Porges, S. W., & Lewis, G. F. (2009). The polyvagal hypothesis: Common mechanisms mediating autonomic regulation, vocalizations and listening. *Handbook of Behavioral Neuroscience,* 19, 255–264; dt. (2010): Die Polyvagal-Hypothese. In: *Die Polyvagal-Theorie. Neurophysiologische Grundlagen der Therapie.* S. 213–224. Paderborn: Junfermann.

Rabellino, D. et al. (2017). Neural correlates of heart rate variability in PTSD during sub- and supraliminal processing of trauma-related cues. *Biological Psychiatry, 81,* S149–S150. doi:10.1016/j.biopsych.2017.02.382

Reger, J. et al. (2017). Predation drives local adaptation of phenotypic plasticity. *Nature Ecology & Evolution, 2,* 100–107. doi:10.1038/s41559-017-0373-6

Rejeski, W. J., & Gauvin, L. (2013). The embodied and relational nature of the mind: Implications for clinical interventions in aging individuals and populations. *Clinical Interventions in Aging, 8,* 657–665. doi:10.2147/CIA.S44797

Ruini, C., Offidani, E., & Vescovelli, F. (2015). Life stressors, allostatic overload, and their impact on posttraumatic growth. *Loss and Trauma, 20*(2). doi:10.1080/15325024.2013.830530

Sahar, T., Shalev, A., & Porges, S. (2001). Vagal modulation of responses to mental challenge in posttraumatic stress disorder. *Biological Psychiatry, 49,* 637–643. doi:10.1016/S0006-3223(00)01045-3

Schwartz, R. (2001). *Introduction to the internal family systems model.* Oak Park: Trailheads Publications.

Segerstrom, S. C., & Sephton, S. E. (2010). Optimistic expectancies and cell-mediated immunity: The role of positive affect. *Psychological Science, 21*(3), 448–455. doi:10.1177/0956797610362061

Seppälä, E., Rossomando, T., & Doty, J. (2013). Social connection and compassion: Important predictors of health and well-being. *Social Research, 80*(2), 411–430. doi:10.1353/sor.2013.0027

Shiota, M. N., Keltner, D., & Mossman, A. (2007). The nature of awe: Elicitors, appraisals, and effects on self-concept. *Cognition and Emotion, 21*(5), 944–963. doi:10.1080/02699930600923668

Siegel, D. J. (2007). Mindfulness training and neural integration: Differentiation of distinct streams of awareness and the cultivation of well-being. *Social Cognitive and Affective Neuroscience,* 2(4), 259–263. doi:10.1093/scan/nsm034

Song, C., Ikei, H., & Miyazaki, Y. (2017). Sustained effects of a forest therapy program on the blood pressure of office workers. *Urban Forestry & Urban Greening, 27,* 246–252. doi:10.1016/j.ufug.2017.08.015

Song, C., Ikei, H., & Miyazaki, Y. (2018). Physiological effects of visual stimulation with forest imagery. *International Journal of Environmental Research and Public Health, 15*(2), 213. doi:10.3390/ijerph15020213

Speer, M. E., Bhanji, J. P., & Delgado, M. R. (2014). Savoring the past: Positive memories evoke value representations in the striatum. *Neuron, 84*(4), 847–856. doi:10.1016/j.neuron.2014.09.028

Stellar, J. E. et al. (2015). Affective and physiological responses to the suffering of others: Compassion and vagal activity. *Personality and Social Psychology, 108*(4), 572–585. doi:10.1037/pspi0000010

Stillman, T. F. et al. (2009). Alone and without purpose: Life loses meaning following social exclusion. *Experimental Social Psychology, 45*(4), 686–694. doi:10.1016/j.jesp.2009.03.007

Stuckey, H. L., & Nobel, J. (2010). The connection between art, healing, and public health: A review of current literature. *American Journal of Public Health, 100*(2), 254–263. doi:10.2105/AJPH.2008.156497

Sullivan, M. B., Erb, M., Schmalzl, L., Moonaz, S., Noggle Taylor, J., & Porges, S. W. (2018). Yoga therapy and polyvagal theory: The convergence of traditional wisdom and contemporary neuroscience for self-regulation and resilience. *Frontiers in Human Neuroscience, 12,* 67. doi:10.3389 /fnhum.2018.00067

Taylor, R. P. (2006). Reduction of physiological stress using fractal art and architecture. *Leonardo, 39,* 245–251. doi:10.1162/leon.2006.39.3.245

Taylor R. P., & Spehar, B. (2016). Fractal fluency: An intimate relationship between the brain and processing of fractal stimuli. In: A. Di Ieva (Ed.), *The fractal geometry of the brain.* New York: Springer.

Thayer, J. F., & Sternberg, E. (2006). Beyond heart rate variability. *Annals of the New York Academy of Sciences, 1088,* 361–372. doi:10.1196/annals.1366.014

Tillich, P. (1963). *The eternal now.* New York: Charles Scribner's Sons; dt. (1964). *Das Ewige im Jetzt.* Stuttgart: Evangelisches Verlagswerk.

Tronick, E. Z., & Gianino, A. (1986). Interactive mismatch and repair: Challenges to the coping infant. *Zero to Three, 6*(3), 1–6.

Turkle, S. (2011). *Alone together.* New York: Basic Books; dt. (2012). *Verloren unter 100 Freunden: Wie wir in der digitalen Welt seelisch verkümmern.* München: Riemann.

Utz, S., & Breuer, J. (2017). The relationship between use of social network sites, online social support, and well-being: Results from a sixwave longitudinal study. *Media Psychology, 29*(3), 115–125. doi:10.1027/1864-1105/a000222

Vaillancourt, M. et al. (2017). Autonomic nervous system involvement in pulmonary arterial hypertension. *Respiratory Research, 18*(1), 201. doi:10.1186/s12931-017-0679-6

Van Cauwenbergh, D. et al. (2014). Malfunctioning of the autonomic nervous system in patients with chronic fatigue syndrome: A systematic literature review. *European Journal of Clinical Investigation, 44*(5), 516–526. doi:10.1111/eci.12256

van den Berg, M. M. et al. (2015). Autonomic nervous system responses to viewing green and built settings: Differentiating between sympathetic and parasympathetic activity.

International Journal of Environmental Research and Public Health, 12(12), 15860–15874. doi:10.3390/ijerph121215026

van der Kolk, B. (2014). *The body keeps the score.* New York: Penguin Books; dt. (2015). *Verkörperter Schrecken: Traumaspuren in Gehirn, Geist und Körper und wie man sie heilen kann.* Lichtenau: G. P. Probst Verlag.

Wakefield, J. et al. (2016). The relationship between group identification and satisfaction with life in a cross-cultural community sample. *Journal of Happiness Studies.* doi:10.1007/s10902-016-9735-z

Webb, T. W. L. et al. (2013). »The Ostrich Problem«: Motivated avoidance or rejection of information about goal progress. *Social and Personality Psychology Compass, 11*(7), 794–807. doi:10.1111/spc3.12071

Wells, N. M., & Evans, G. W. (2003). Nearby nature: A buffer of life stress among rural children. *Environment and Behavior, 35*(3), 311–330. doi:10.1177/0013916503035003001

White, M. et al. (2010). Blue space: The importance of water for preferences, affect and restorativeness ratings of natural and built scenes. *Environmental Psychology, 30,* 482–493. doi:10.1016/j.jenvp.2010.04.004

Wieber, F., Thurmer, J. L., & Gollwitzer, P. M. (2015). Promoting the translation of intentions into action by implementation intentions: Behavioral effects and physiological correlates. *Frontiers in Human Neuroscience, 9,* 395. doi:10.3389/fnhum.2015.00395

Williamson, J. B., Porges, E. C., Lamb, D. G., & Porges, S. W. (2015). Maladaptive autonomic regulation in PTSD accelerates physiological aging. *Frontiers in Psychology, 5,* 1571. doi:10.3389/fpsyg.2014.01571

Wilson, T. et al. (2014). Just think: The challenges of the disengaged mind. *Science, 345,* 75–77. doi:10.1126/science.1250830

York III, G., & Steinberg, D. (2011). Hughlings Jackson's neurological ideas. *Brain, 134*(10), 3106–3113. doi:10.1093/brain/awr219

Personen- und Stichwortverzeichnis

Über die Autorin

Deb Dana, LCSW, ist als Therapeutin und Beraterin darauf spezialisiert, Menschen zu helfen, in einer sicheren Umgebung die Folgen traumatischer Erlebnisse zu untersuchen und aufzulösen. Sie fungiert als Beraterin des Traumatic Stress Research Consortium im Kinsey Institute, lehrt international über Möglichkeiten, die Polyvagal-Theorie in der therapeutischen Arbeit nutzbar zu machen, und arbeitet mit Organisationen zusammen, die einen der Polyvagal-Theorie gemäßen Ansatz der Arbeit mit Klienten entwickeln wollen. Sie hat das klinische Training mit Namen *Rhythm of Regulation* entwickelt und bringt diesen auf der Polyvagal-Theorie basierenden Ansatz Psychotherapeuten auf der ganzen Welt bei.

Deb Dana ist Autorin des Buches *Die Polyvagal-Theorie in der Therapie: Den Rhythmus der Regulation nutzen,* hat das *Polyvagal-Flip-chart* entwickelt und zusammen mit Stephen Porges den Reader *Klinische Anwendungen der Polyvagal-Theorie: Ein neues Verständnis des Autonomen Nervensystems und seiner Anwendung in der therapeutischen Praxis* herausgegeben.

Eine ausführliche Präsentation sämtlicher lieferbaren und geplanten Titel unseres Verlages finden Sie im Internet unter *www.gp-probst.de*

DEB DANA IM G. P. PROBST VERLAG

Band 36 – Dana: *Die Polyvagal-Theorie in der Therapie* (4. Aufl.)
Band 38 – Porges & Dana (Hrsg.): *Klinische Anwendungen der Polyvagal-Theorie*
Band 44 – Dana: *Leben mit der Polyvagal-Theorie*
Band 51 – Dana: *Flipchart Polyvagal-Theorie* (2. Aufl.)

TITELLISTE – AUSWAHL

Band 02 – Emerson & Hopper: *Trauma-Yoga* (5. Aufl.)
Band 03 – Williams & Poijula: *Das PTBS-Arbeitsbuch* (3. Aufl.)
Band 10 – Hyman & Pedrick: *Arbeitsbuch Zwangsstörungen* (2. Aufl.)
Band 12 – Putnam: *Handbuch Dissoziative Identitätsstörung* (2. Aufl.)
Band 13 – Scaer: *Das Trauma-Spektrum* (2. Aufl.)
Band 23 – van der Kolk: *Verkörperter Schrecken* (9. Aufl.)
Band 24 – Emerson: *Trauma-Yoga in der Therapie* (2. Aufl.)
Band 28 – Shapiro: *Ego-State-Interventionen – leicht gemacht* (3. Aufl.)
Band 29 – Porges: *Die Polyvagal-Theorie und die Suche nach Sicherheit* (5. Aufl.)
Band 32 – Steele, Boon & van der Hart: *Die Behandlung traumabasierter Dissoziation* (2. Aufl.)
Band 34 – Schwartz: *Arbeitsbuch Komplexe PTBS* (2. Aufl.)
Band 35 – Najavits: *Trauma, Sucht und die Suche nach Sicherheit* (2. Aufl.)
Band 40 – Mischke-Reeds: *Somatische Psychotherapie – ein Werkzeugkasten* (2. Aufl.)
Band 41 – Bentzen: *Neuroaffektive Meditation* (2. Aufl.)
Band 42 – Schwartz & Maiberger: *EMDR-Therapie und Somatische Psychologie*
Band 45 – Delahooke: *Mehr als Verhalten* (2. Aufl.)
Band 46 – Schwartz: *Vom Trauma genesen – ein Übungsbuch*
Band 48 – Porges: *Heilen mit der Polyvagal-Theorie* (2. Aufl.)
Band 49 – Kurtz: *HAKOMI – eine körperorientierte Psychotherapie*
Band 50 – Fisher: *Traumaspuren transformieren*
Band 53 – Schwartz: *Die Praxis der Behandlung komplexer PTBS*
Band 54 – Anderson: *Traumata überwinden mit der IFS-Therapie*
Band 55 – Sanders & Thompson: *Die Polyvagal-Theorie und die Entwicklung des Kindes*
Band 56 – Schwartz: *Therapeutisches Yoga und Polyvagal-Theorie*
Band 57 – Delahooke: *Brain-Body Parenting*
Band 58 – Truitt: *Die heilende Macht des Self-Havening*
Band 59 – Porges & Porges: *Sicherheit und Heilung finden*
Band 60 – Ackermann & Fiebig: *Über das Herz zur Polyvagal-Theorie*
Band 61 – Erickson & Rossi: *Der Februarmann*